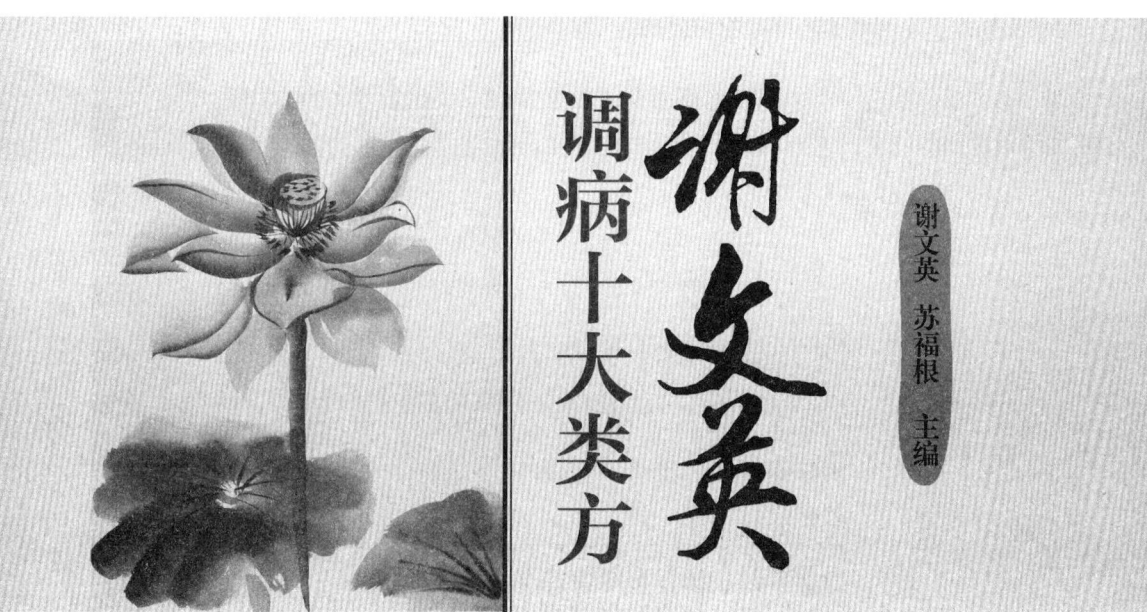

谢文英调病十大类方

谢文英 苏福根 主编

山东科学技术出版社
·济南·

图书在版编目（CIP）数据

谢文英调病十大类方 / 谢文英，苏福根主编．—济南：山东科学技术出版社，2021.4
ISBN 978-7-5723-0836-9

Ⅰ．①谢… Ⅱ．①谢… ②苏… Ⅲ．①方剂 - 汇编 Ⅳ．① R289.2

中国版本图书馆 CIP 数据核字 (2021) 第 029037 号

谢文英调病十大类方
XIEWENYING TIAOBING SHIDA LEIFANG

责任编辑：孙雅臻　庞晓峰
装帧设计：孙　佳

主管单位：	山东出版传媒股份有限公司
出 版 者：	山东科学技术出版社
	地址：济南市市中区英雄山路 189 号
	邮编：250002　电话：（0531）82098088
	网址：www.lkj.com.cn
	电子邮件：sdkj@sdcbcm.com
发 行 者：	山东科学技术出版社
	地址：济南市市中区英雄山路 189 号
	邮编：250002　电话：（0531）82098071
印 刷 者：	日照梓名印务有限公司
	地址：山东省日照市莒县城区潍徐南路西侧
	邮编：276500　电话：（0633）6826211

规格：16 开（165 mm × 240 mm）
印张：23　　字数：350 千　　印数：1~1000
版次：2021 年 4 月第 1 版　2021 年 4 月第 1 次印刷
定价：67.00 元

引子(代前言)

一

何谓中医？中医就是无数个主地客天的普通先民积累的生命医养防护经验,而又被后人形而上之冠以神秘仗以口水的活人术。术者,方法也。

简言之,中医就是人们在生存实践中,总结积累的解除病人痛苦使人健康活着的方法。

主地客天,就是人们以地为主,以天为客,即我们的先民长期踞地生存,身沐霞霜雨雪,仰观日月星辰,所获得的感悟,归纳、总结、梳理出的理性认识。将受外界客袭概括为风暑湿燥寒,由此而产生了五运六气之说。

根据动物活体和人体的解剖,人们把主要脏腑分为肝、心、脾、肺、肾和胃、胆、大肠、小肠、膀胱等。《吕氏春秋》云:"人有三百六十节,九窍,五脏六腑。"九窍为两耳、两眼、两鼻、口和前阴、后阴。先民发现,所有五脏,都是红色的,与血与精有关,于是有了心肺生血,肝藏血,脾统血,肾藏精之说。而六腑都为囊体,能装食物,消化水谷,主排泄,就有了五脏属阴,主阴血阴精阴津之说,故"藏精气而不泻""满而不能实"。实者,食也,意思是说五脏是内部主血液循环的密闭统一体,不能装东西消化水谷。而把六腑归纳为"传化物而不藏""实而不能满",是说六腑都是内空之囊体,是用来饮食入胃,消化水谷,排泄糟粕的,是不能闭塞,不能梗阻的。我们吃的一些动物的心、肝、肺、肾,都是暗红色的,是用血来滋润的。而胃、大肠、小肠都是白色的,是用水谷来濡养的。这就有了"伤胃""拉肚子""饿肚子"之说法。

纵观中华意识文化,无非两种:一曰信仰,各种教派(如儒、释、道,基督教、天主教)以及信仰(如马克思列宁主义,共产党学说)等。一曰预测,如易经、阴阳五行、命相四柱、八字八卦等。说到底,中医也是预测文化大范畴的一种。望、闻、问、切不用病理解剖检验,即可推知病愈生死。

五行即木、火、土、金、水;相生即木生火,火生土,土生金,金生水,水生木。相克即木克土,土克水,水克火,火克金,金克木。方位为西属金,南属火,北属水,东属木,中属土。配以数字为,金4和9,木3和8,火2和7,水1和6,土5和0。把五脏配上五行方位,配上颜色,配上时间,又与六腑相表里,同九窍相联系,就形成了一整套完整的独具中医特色的脏腑辨证体系。

肝属木,主藏血。其性直,其情和,其色青,其液泪,其声呼,其志怒,其季春,其方东。肝藏血,主筋。其华在爪,开窍于目,与胆相照。肝气不足时,易患肝胆、头颈、四肢关节、筋脉、眼、神经等病。同时,青菜养肝,酸味入肝,怒气伤肝等。

心属火,主神志。其华在面,开窍于舌,其液为汗。其味苦,其色赤,其季夏,其方南。心主小肠,主舌,主汗,主喜,主笑,意思是说心主夏季,心血管病患者夏季会好些,冬季就会差。因冬季属水属肾,肾水克心火,冬季患心血管病就较难愈。

脾主统血,主运化,主肌肉,主四肢,表于胃,窍于口。其味甘,其色黄,其气湿,其方中,其液涎,其志思,其声歌。脾胃好的人,往往都嘴唇嫩红。脾主思,其华在面,芳于唇是也。湿重伤脾,燥湿药大多养脾,如薏苡仁、茯苓、白术等。黄色食物,可健脾,如小米、黄豆、蛋黄、玉米等。

肺属金,主气司呼吸,主肃降,管皮毛,窍于鼻。其色白,其味辛,其气燥,其季秋,其液涕,其志悲,其声哭。故而老年悲哭,多为肺虚。

肾属水,藏精。主生殖,主骨,主纳气,开窍于耳及二阴。其方北,其季冬,其色黑,其气寒,其味咸,其志恐,其声呻,其液唾。肾虚时,易患膀胱、头、足、泌尿、子宫、腰等部位的疾病。

其实,五脏就是一个大家庭,哪个成员"耍横",这个家就得了实证,就得泻这个成员所在脏器的实火,理气就是把气理顺。同理,哪个成员不作为,不发挥作用,我们就说这个成员所在脏器虚了,要补。而五脏家庭的和谐,就是身体健康的最高境界。任何一脏独盛,都可能导致身体的病变。

二

其实中医并不神秘,也不难学,中医有很多规律可循。

比如,五脏六腑对应一天的十二个时辰,人们休养生息和教化习惯一直都遵循着这个规律。子时属胆,肝胆相照,"卧以养肝"。要求晚上十一时起必须卧眠。如果长时间子时不眠,就会得肝胆疾病,诸如口苦、咽干、头晕、目眩和脸上长斑等少阳病。丑时属肝,年轻人酒后滋事,往往在凌晨一时至三时更甚,酒壮人胆,而在三时过后便趋于平静。因丑时过后,寅时肺金当令,肺金克肝木,一些肺虚老人往往寅时咳喘不已。卯时大肠经当令,人们常在早上五时至七时规律性排便。辰时属胃,早上七时至九时,养胃醒脾食早餐。巳时属脾,脾主思。学校所有主课(如语文、数学、英语)都安排在巳时(即上午九时至十一),因这一时段精力集中、思维敏捷。午时心经当令,子午觉一刻千金。未时小肠经当令,中午烈日下顽童赤脚戏耍往往尿不出来,这是因为,太阳小肠经当令时,循经上火了。申时属阳金,金者乾也,刚健有力。故国家很多重要的会议,都在下午三时准时开幕。而酉时,又都是肾、膀胱家族当令,所以下午五时至七时,学校体育课进行跳马、做操、球类运动,以养膀胱、肾、腰。因肾主二便,体育活动有助于运化排毒。戌时心包经当令,晚上七时至九时,街舞、广场练歌,怒放心花,以养心包。晚九时至十一时为亥时三焦经当令,是一天中上、中、下三焦通畅之时令,全身放松,进入梦乡。

人们饮食作息,遵循了这个规律,就不容易生病,有病也容易调理好。

三

何者为病?病者,偏也。风、暑、湿、燥、寒、火(热)客表于身,或自身脏腑运行不畅,导致身体某些元素偏多或偏少。多了宜泻,少了需补,"过与不及之为病"。吃多了、暴饮伤胃,是偏,是病;不吃饭或不定时吃饭,也伤脾胃,也是偏,是病。古人不叫治病,叫瞧病、看病,就是说看看五脏六腑,哪儿不和谐了,哪儿不顺畅了,就帮它调畅调畅。

这是因为,人体就像一个天体,是一个独立的,内部多方面都非常完善、非常和谐的整体。多个器官的良性运行,在胎儿时期就非常完善了。这种完善,就是自身免疫系统,维持着自身各元素之间的平衡运行,运行平衡了,和谐了,全身就健康了。

老年人说,这一春可"贴"！这个贴就是妥贴、贴切,没有不得劲、不舒服的意思。

中医的瞧病、看病,就是帮助免疫系统纠偏促谐。而破坏这个系统,或者是另造一个系统,都是极端错误的。西医不问病因,动辄就开刀手术,大伤元气。破坏了内平衡,结果导致一些病越治越病,越治越不好治。喜来乐控制疫情,把甘草装成麻袋投入井内,就是让百姓喝水煮饭时,就增加免疫力,提高抗病力。南京中医药大学黄煌教授,直接把人体状况归纳为药物调理类型。他把虚胖体质归为黄芪体质;把怕冷易受外感体质直接称为桂枝体质;把舌苔黑又厚,直接称为大黄舌;把内热实证阳明证将军肚,称之为石膏肚;把虚细脉象称为附子脉。这就直接进入了纠偏环节,减少了病因、病机、辨证等冗长的过程。用这些有名药物作主药,补泻得宜。

毛主席说,让哲学从哲学家的课堂上和书本里解放出来,变为群众手里的锐利武器。中医也同样需要解放,中医更不该神秘。因为创制中医的先祖原本都是平民百姓,代代沿袭成了规律,后又被一帮文人形之以上,就离百姓远了。所谓秘方,无非是经验方。秘而不宣,还冠以学名一长,无非自欺欺人。

四

不可能人人都成为名医,但是人人都需要有中医思想。中医思想,就是用整体观、和谐观、中庸来行医瞧病。就是人的整体的各个身体器官、身体微观都整体和谐,不可独胜,不能偏移,不能只满足一方,而不顾其余。如过去一广告词:"喝了娃哈哈,吃饭就是香"。喝了娃哈哈饮料吃饭是香了,一天不喝就不香了,怎么办？龙牡壮骨冲剂补钙,姥爷姥姥整天让外孙吃,结果影响了孩子发育,个头比爸妈都低。因为发育时期,骨膜疏松的生长环境破坏了。有个九十多岁的老先生,大腿骨折,骨科大夫要做手术,说术后两小时就能站起来。一听很神,但你要用中医思想来分析,就漏洞百出:做完手术,站起来了,他能屈伸自由吗?会解溲蹲便吗?不分析老人骨折原因,不定哪天另一个部位又骨折了,你再给他动手术吗?高龄老人伤口能很快愈合吗?手术之后,影响其他脏腑病变咋办?这就是缺乏整体考虑,缺乏中医辨证思想。

中医辨证思想与生活息息相关。"早吃姜是药方,晚吃姜如砒霜",这是因为,早上食姜辛辣动血,醒脾开胃口,可多食早餐,为全身补充能量。晚上身体各部位都处于藏血休眠状态,你再食姜,就违反休息睡眠规律了。当人们胃口大开时,你要考虑一下,这东西吃下去,美味是享了,胃肠能消化吗?肝肾能排毒吗?其他部位能负担得起吗?如喝酒吃肉食糖,一顿饭都有了,结果脏腑功能受不了,吃出病来了。胃肠说:"我消化不了。"于是完谷不化、泻泄。肝肾说:"我排不了毒了,容纳不了啦。"于是糖尿病、尿酸高、血脂稠都来了。为啥过去吃这些东西病少呢?是因为劳动人民整天干活,促进了消化,现在条件好了,养尊处优,高脂高醇高糖高能量,无数的富贵病应运而生。

五

中医断病,无非望、闻、问、切。望色嗅味问病情看舌苔把脉象。十问歌曰:"一问寒热二问汗,三问头身四问便,五问饮食六问胸,七聋八渴俱当辨,九问旧病十问因,再将诊疗经过参,个人家庭当问遍,妇女经带病胎产,小儿传染接种史,痧痘惊疳嗜食偏。"通过望、闻、问、切,辨证病情的寒热虚实而对症下药。虚则补之,实则泻之,湿则燥之,渴则消之,燥则润之,热则凉之,不虚不实,以经调治,此乃良医之大法也。湖南中药大学教授朱文峰,总结出的辨实证之"热、红、干、数、乱"和虚证之"冷、白、迟、痛、倦",就抓住了证候特点,即身热、面红、便干、脉数、神乱,可辨为实证、热证,反之,身冷肢寒、面色苍白、脉搏迟缓、痛而不通,加上倦怠无力,可辨为表虚证、阴寒证。当然,阴阳虚实寒热,还需要一系列的辨证过程,如阴虚化火,思虑过度,暗耗精血。精血属阴,阴不制阳,阴亏必然阳亢。人身就是一个天平,阴阳各具天平的两端,一边亏虚,另一边必然亢实。补多了,胀气;泻多了,失津;汗多了,则亡血……总之,中医理念就是靠和谐平衡而存在,依阴阳辨证而发展,用"和为贵""通为用"来指导医理。

一般说来,正常舌象,舌质为淡红舌,舌苔为薄白苔。舌质见淡白,则为血虚,深红则为血热,暗红则见血瘀。舌质淡白反映血虚血少,并伴见面色㿠白缺少血色、脉象虚细,有的脉管中空。而舌质暗红多见气血不和多经痛或腹痛,多为气血瘀阻,脉见弦紧,或弦数而沉。血虚以生血养血补血为大法,而血瘀必以温通为法治。

诸如大便不通或干结,舌苔多见黄厚老苔;泻泄或长期便不成形,则多见舌苔胖大腻滑。脉象也多有不同,便结多弦硬而实,便泻则多见滑中起伏。总之,经验多了,就成了规律。有人说,你总结了一万个脉象,你就研懂了脉学,你看好了一万个患者,你就成了名医。这话,不无道理。

其实,中医就是个圆。你在哪里切入,都有道理。一病当前,有人急于治标,有人先于治本,有人主张标本兼治。有人想速效,有人主张置之死地而后生。还有人先试其方,以观察患者反应。有人主张滋阴,培土生津以熄火。有人直泻其火,火熄阴自生。

同一张桂枝汤方,为张仲景千古名方,后人追捧能调理一切营卫疾病。但很多情况下,单一桂枝汤却治不了伤风外感。河南中医药大学王付教授就认为,这是张仲景故意把方子拆开了,于是出现了合方说,并多见于合方实践和他的合方专著。对此,明朝太医龚信,已早有著说,认为张仲景为伤寒病所开的方子,桂枝汤、麻黄汤和桂枝麻黄各半汤,以及小青龙汤、大青龙汤均为正伤寒所设,不治偏伤寒。认为正伤寒是有冬季特征的,只有冬季得伤寒才叫正伤寒,其余春、秋、夏季伤风感冒,统称为偏伤寒,偏伤寒不能用麻黄汤和桂枝汤。对此,龚太医又专门疏了偏伤寒治方,如"羌活冲和汤"专治春夏秋感冒暴寒,和太阳寒水之足太阳膀胱经受邪。"葛根解肌汤"治足阳明胃经受邪。"桂枝大黄汤"治足太阴脾经受邪。而把麻黄汤、桂枝汤正治用来治疗冬月正伤寒和冬月正伤风。

其实,仗以口水是好事,百家争鸣是祖国医学不断前进的不竭动力。但无论哪种医学流派,无一不以中医精髓思想为指导,这就是根。根植于博大精深、源远流长的中华文化辨证平衡中庸理念之中。

2014年,经我儿子李亮和学生胡文豪介绍,在校继续教育学院2013级学生苏福根来我处跟师抄方。这是个勤奋好学的学生,曾任平顶山市公安局宣传处长和市交警支队领导,退二线后即考入河南中医学院苦读中医。他把每天跟师抄方的手抄本,整理成册,拿给我看,让我大吃一惊,半路出家的公安干警,做起中医学问来,却也有模有样,而且用自己独特的视角,来诠释中医妙理。最难能可贵的是,如今当了平顶山市的作家协会副主席、平顶山市公检法司作协主席,写起医学著作还带有诗人独特的浪漫气息,用作家兼医家的笔触,来解读祖国医学,让人耳目一新。

书中大多医案,都是我在门诊瞧病的真人真事,原汁原味,没有半点虚构,读者可在阅读中领会。

谢文英
二零二零年十月

写在前面的话

祖国医学,源远流长,浪涛风范千古;仲师以降,岐黄集以大成。滋阴、火神,流派繁多,经方时方,一脉传承。

吾师谢文英者,河南中医药大学教授、硕导,学科带头人。出身中医世家,自幼遵承祖传。随父悬壶,几得秘真。寓经方时方之原谛,研医理药理于一方。潜心宏志,终摘正果。世间百病,以能吃会睡为调宗;医理方药,赖健脾安神为基石。妇科杂症,多以活血温通;不孕难育,不外气血阴阳。皮肤诸疡,常用宣肺凉血;血病再障,法当生血补血;咳喘顽疾,正道平逆化痰。潜心数十年自身医践,研发爱罗,终获国家专利,奖以科技发明,捧得终生荣誉。

吾师自幼聪颖,钻研刻苦,深领奥慧,大器早成。"弱冠"之年,便享誉乡里。患者以瞧病谢先为荣耀,而排队长龙。直至中医读研,更有慕名顽症血证,房租校园,求方妙春者,不胜枚举。

公子李亮,才情达人,过目成诵。研读河中医,就职学生会,医贯独到,且歌喉绕梁。与白浪滔天时,洞悉幽燕;在万千学子中,脱颖出新。

胡氏文豪,人称开山门徒。志虑忠厚,学思潜心。恩师偏爱,学妹敬尊。思效四方千里好男,不负担当;胸寄鸿鹄远志,边陲悬疆。

福根不才,幸投大医门下。初赴继续教育,仰视殿堂深邃。常怀呕心背篓,纵使立雪程门。孜孜长恨夜短,难成春蚕;常慕三指妙言,倒悬解民。

初聆大师王付,同出亮豪师门。经方仲理,点亮千盏心灯;妙用十八反药,一朝扭转乾坤。出书瞧病,常列学院冠首;三更雄鸡,早唱东方既白。

荐赖公子开山,躬拜王谢二师。实习抄方,知症问诊。师德恩厚,和颜可亲,深受患者敬仰;精阐病理,释怀重负,远播疗效喜人。滋阴养血,眠足可医百病;通调脾胃,培土自生万金。妇科囊肿,一朝拨云见日;不孕不育,孕男不过数诊;血液再障,病除即跨千山;红斑狼疮,亦可妙手阳春!

师怀寄托，赠我名著三卷；夜不成寐，繁星思度仲魂：过与不及之为病，气血阴阳赖秘平，虚则补之实者下，寒热温凉指间明，举一反三终觉浮浅，只书难尽大医精诚。

　　此书一些内容，为跟师学医抄方实录，书中尽量再现老师书方习惯。

　　因精力才学浅限，疏漏且不规范，部分心得，亦不乏错谬。在此谨致歉意，万望海涵。

苏福根

二零二零年十月于平顶山

目 录

第一章 调咳喘 (1)
- 一、调咳喘序 (1)
- 二、历代名家调咳喘方略 (1)
- 三、谢文英调咳喘四大证型——咳、痰、喘、闷 (6)
- 四、治咳立方——五炙饮 (6)
- 五、痰证治法 (9)
- 六、古方推介 (18)
- 七、喘证治法 (23)
- 八、闷证治法 (27)
- 九、咳痰喘闷危症治验医案 (30)
- 十、论师说气 (35)
- 十一、谢文英调病抄方实录 (37)

第二章 调月经病 (43)
- 一、话说月经 (43)
- 二、月经的脉象 (44)
- 三、月经量少补肾活血汤 (46)
- 四、月经过多温经摄血汤 (50)
- 五、经期延长益气补肾汤 (52)
- 六、月经紊乱疏肝理气方 (54)
- 七、经间期出血养阴固冲汤 (57)
- 八、痛经立方参芪痛安汤 (63)
- 九、历代医家论闭经:从多囊春秋到春秋多囊 (67)
- 十、谢文英调月经抄方实录 (80)

第三章 调孕嗣 (85)

一、孕嗣密码 (85)

二、孕嗣之胎养与脉象 (87)

三、谢文英调孕方略 (89)

四、经典案例之一：八年不孕孕男婴案例 (92)

五、经典案例之二：多发性子宫内膜息肉孕男医案 (99)

六、经典案例之三：男女同调不孕案 (106)

七、谢文英调孕案实录 (110)

第四章 调睡眠 (120)

一、历代医家论不寐 (120)

二、历代不寐名方 (121)

三、谢文英调理失眠方略——不寐汤 (123)

四、谢文英调理不寐经典案例 (127)

第五章 调脾胃 (131)

一、脾胃是一首诗 (131)

二、历代名医说脾胃 (131)

三、谢文英之脾胃观 (133)

四、谢文英调脾胃经典案例——结肠泄泻 (135)

五、谢文英调脾胃——胃下垂案 (138)

六、谢文英调脾胃——胃烧灼案 (140)

七、谢文英调脾胃经典案例——贲门肿瘤案 (142)

八、谢文英调脾胃经典案例——泛酸吐酸、胃胀案 (143)

第六章 调头窍 (146)

一、历代医家调头窍 (146)

二、谢文英调治头痛方略 (160)

三、变通熄风汤 (169)

四、调头窍之脱发篇 (173)

五、调头窍之眩晕篇 (185)

六、调头窍之鼻窍篇 ………………………………………………… (193)
　　七、调头窍之耳鸣篇 ………………………………………………… (204)
　　八、调头窍之唇风篇 ………………………………………………… (206)
　　九、调头窍之口疮篇 ………………………………………………… (213)
第七章　调皮肤病 ……………………………………………………… (221)
　　一、龚太医治皮肤病方略 …………………………………………… (221)
　　二、李可调治皮肤病方略 …………………………………………… (230)
　　三、谢文英调治皮病肤方略 ………………………………………… (232)
第八章　调精神病 ……………………………………………………… (249)
　　一、心风说 …………………………………………………………… (249)
　　二、痰结说 …………………………………………………………… (251)
　　三、情志说 …………………………………………………………… (252)
　　四、解郁宁神汤 ……………………………………………………… (253)
　　五、调理精神病案例 ………………………………………………… (253)
第九章　调血液病 ……………………………………………………… (260)
　　一、慢性再生障碍性贫血篇——温肾益髓生血汤 ………………… (260)
　　二、再生障碍性贫血医案 …………………………………………… (261)
　　三、缺铁性贫血篇——补铁生血汤 ………………………………… (269)
　　四、缺铁性贫血医案 ………………………………………………… (270)
　　五、白细胞减少症篇——益气生白汤 ……………………………… (272)
　　六、白细胞减少医案 ………………………………………………… (274)
第十章　调免疫杂症 …………………………………………………… (281)
　　一、免疫性不孕症篇——增免助孕汤 ……………………………… (281)
　　二、免疫性不孕医案 ………………………………………………… (282)
　　三、系统性红斑狼疮篇 ……………………………………………… (288)
　　四、红斑狼疮医案 …………………………………………………… (288)
　　五、类风湿关节炎篇——补气养血消痹汤 ………………………… (291)
　　六、类风湿关节炎医案 ……………………………………………… (292)

七、强直性脊柱炎篇——补肾强脊汤 …………………………（298）
　　八、强直性脊柱炎医案 ……………………………………………（299）
第十一章　从中西医文化的比较中,看谢文英调病养生的时代意义
………………………………………………………………………（304）
　　一、东西文化的比较 ………………………………………………（304）
　　二、对西方医学的现代反思 ………………………………………（305）
　　三、祖国医学的精髓和使命 ………………………………………（307）
　　四、谢文英调病养生的现实意义 …………………………………（309）
参考书目 ……………………………………………………………（323）
附：苏福根医案分享 ………………………………………………（324）
　　医案分享之一：顽固性失眠伴半身不遂前兆 …………………（324）
　　医案分享之二：脑梗死后遗症 …………………………………（325）
　　医案分享之三：顽固性便泻并面疹见症 ………………………（326）
　　医案分享之四：胆气虚伴失眠顽症 ……………………………（328）
　　医案分享之五：子宫摘除并更年期综合征 ……………………（329）
　　医案分享之六：少儿遗尿顽症兼肠系膜淋巴结炎 ……………（331）
　　医案分享之七：刘教授的屁症、痰症和张老师的遗尿症 ……（332）
　　医案分享之八：降龙伏虎调"三高" ……………………………（334）
　　医案分享之九：调治牛皮癣 ……………………………………（340）
　　医案分享之十：高龄危重病人回春记 …………………………（342）
　　医案分享之十一：狂证患者康复记 ……………………………（346）

第一章　调咳喘

一、调咳喘序

"医生不治喘，治喘丢了脸"。这句话是说咳喘难治，其病因病机复杂，几乎涉及当代疾病的呼吸系统、循环系统、内分泌系统、泌尿系统和运动系统等各个系统。或气逆，或痰涎，或肾不纳气，或土不养金，或感冒伤风，或寒热过敏，或咽痒引动，无所不到，无所不及。咳不离肺，也不止于肺，涉及全身各个脏腑。千百年来，无数医家仁人，前赴后继，探索出了咳喘调理大方，世代医家的谢文英教授就是其中的一位名医。

自古难得医师病。这是因为医师得病，自身体会深刻，用药亲验，获得第一手资料，对理法方药把握准确，拿捏得当。早在谢文英在河南中医学院读研时，患上了咳喘病，早也咳，晚也咳，上课也咳，找老师疏了个方子，吃了一段不治病，而且课堂上咳得更响亮了。她就下决心钻研咳喘医理，边读研边治自己的病。她把每个名医名方，每味药理，都悉心研究，反复比较、对比，争取最佳疗效。经过数年的研究，终于研制出了攻克咳喘顽症的名方——爱罗咳喘宁！谢教授又和研究生一起，通过多次的白鼠实验，获取了实验室科学数据，并已申请国家专利。目前已惠及万千患者，并用于讲课实践。谢教授在行医实践中所创制的五灸饮、寒咳清、补肺益肾汤、益脾温肾定喘汤、清肺化痰汤，以及平喘除闷汤在广泛运用于医学实践的同时，也体现了她师从训典、不泥经纲，尊古创今、注重疗效的辨证思想。

二、历代名家调咳喘方略

谢师之成功，来源于对前辈医理的把握，亦来源于祖国医学的一代传承。

咳喘顽症，伴随灵长人类久矣，折磨人类亦久矣。想那东汉末年，饿殍遍野，赤地千里，先民饱受战乱、饥寒，特别是疾病的折磨，常常被咳喘折磨得死去活来。一日咳喘，百日不宁，且来势凶猛，或吼哮震天，死去活来；或喘咳不止，以头呛地；或五脏俱痛，生不如死；或轻轻重重，缠绵数年；或引发重症，涂炭生灵。

不为名相，即为名医。想那南阳太守张仲景，一个才情八斗的文人，一个寄天下于己任的名医，挽狂澜于既倒，扶大厦之将倾！他要研制出名方名药，他要医治天下苍生！于是，一张张名方傲然出世，这里单说小青龙！"伤寒表不解，心下有水气，干呕发热而咳，或渴，或利，或噎，或小便不利，少腹满，或喘者，小青龙汤主之""伤寒，心下有水气，咳而微喘，发热不渴。服汤已渴者，此寒去欲解也。小青龙汤主之"。

一口气治疗八种病症！怪不得后人把他尊为医圣。医圣自有医圣的才情！青龙腾云驾雾，招来祥云一片；青龙呼风唤雨，铺驾彩虹万端！麻黄是他的龙头，桂枝是他的龙颈，细辛是他的龙须，半夏、五味是他的脏腑，干姜、炙甘草是他腾云的鳞甲龙爪！任你咳痛欲死，任你顽劣难医，有我麻黄、桂枝，大、小青龙，保你咳平喘定，妙手春回！

泱泱大国之医脉，从来就不乏浪漫的。景天红日放豪歌（红景天），人道寄奴流百世（刘寄奴）。仲景若是写诗，才情绝不亚于放翁。医圣医咳喘圣方，后人代代仿效，也代代补充，渐趋完整。毕竟，这个星球在一天天变暖，方略也不能一成不变。毕竟，一方难治百病。同样是调病，皇上和黎民是不一样的。特别是后宫，有些是不能近身舌诊的，于是那些个战战兢兢的太医们，心细如丝，但求无过，他们在病机脉象上就有了新的见解。

咳嗽所因，浮风、紧寒、数热、细湿、涩难房劳。右关濡者，饮食伤脾；左关弦短，疲极肝衰。浮短肺伤，法当咳嗽。五脏之嗽，各视其部，沉紧虚寒，沉数实热，洪滑多痰，弦涩少血。形盛脉细，不足以息。

其症状如下。

伤风咳者，脉浮，憎寒壮热，自汗恶风，口干烦躁，鼻流清涕，欲语未竟而咳也。

伤寒咳者，脉紧，憎寒发热，无汗恶寒，烦躁不渴，遇寒而咳。

伤暑咳者，脉数，烦热引饮，口燥，或吐涎沫，声嘶咯血。

伤湿咳者，脉细，骨节烦疼，四肢重着，或自汗，小便涩。

明朝龚太医把咳喘病因分为伤风、伤寒、伤暑、伤湿四种，提出了他的止咳方略。

咳者，无痰而有声，肺气伤而不清也。治以防风、桔梗、升麻、杏仁、五味子、生姜、甘草、桑白皮、苏子、枳壳。无痰有声为伤肺，肺虚者当咳。

嗽者，无声而有痰，脾湿动而为痰也。治以半夏、白术、五味子、枳壳、防风、甘草、枳实、山楂、苍术、橘皮。无声有痰为伤脾，脾虚者当嗽。

咳嗽者，有痰有声，因伤肺气而动脾湿也。治以半夏、白术、五味子、桔梗、枳壳、桑白皮、麦门冬、甘草之类。有声有痰为伤肺又伤脾，肺虚拉动脾湿者法当咳嗽。

风寒嗽者，鼻塞声重，恶风恶寒，或自汗，或无汗者是也。治当以发散行痰，用二陈汤加麻黄、桔梗、杏仁。

风寒郁热于肺夜嗽者，治以三拗汤加知母。脉大而浮，有热，加黄芩、生姜。风寒郁热脉大而浮，当记！

痰嗽者，嗽动便有痰声，痰出嗽止者是也。主豁痰，用二陈汤，或以半夏、瓜蒌仁各五两，桔梗、贝母各一两，枳壳一两半，知母一两，姜汁蒸饼为丸服。火郁者，有声痰少，面赤者是也。主降火清金化痰。

太医就是太医，瞧病心细如丝。

干咳嗽者，系火郁之甚，难治。乃痰郁火，邪在肺中，用桔梗开之，再用补阴降火之药。不已则成劳，须行倒仓法。此症多是不得志者有之。有痰因火逆上者，必先治其火。然亦看痰与火孰急，若痰急，则先治痰而后治火，在乎医者之随机变可也。

劳嗽者，痰多盗汗是也。或作寒热，宜补阴清金，四物汤加竹沥姜汁。阴虚火动而嗽者，四物、二陈，顺而下之。加黄柏、知母尤妙。

阴虚喘嗽，或吐血者，四物汤加黄柏、知母、五味子、麦门冬、桑白皮、地骨皮、牡丹皮、山栀子。咳嗽声嘶者，乃血虚受热也。用青黛、蛤粉，蜜调服。一方用芩连四物汤。好色之人元气虚，咳嗽不已者琼玉膏。在此强调四物汤，可见已病入血分。

肺胀而嗽者，动则喘满，气急息重者是也。宜收敛肺气，用诃子、杏仁、青黛、海粉、半夏、香附、瓜蒌仁之类。肺胀郁遏不得眠者难治。

凡治咳嗽，最要分肺虚肺实。若肺虚久嗽，宜五味子、款冬花、紫菀、马兜铃之类敛而补之；若肺实有邪，宜黄芩、天花粉、桑白皮、杏仁之类散而泻之。

凡治嗽，有用五味子者，以收肺气，乃火热必用之剂。若有外邪而骤用之，恐闭住邪气，必先发散，然后可用。诃子味酸苦，有收敛降火之功。杏仁散肺中风寒，然形实有热，因于寒者为宜。桑白皮泻肺气，然性不纯良，用之者当戒。马兜铃去肺热而补肺也。生姜辛能发散也。罂粟壳不可骤用，乃后收功药也。人参以其气虚，或新咳挟虚者可用。若风寒邪盛，或久嗽肺有郁火者，不可用也。瓜蒌仁甘能补肺，润能降气，胸中有痰者自降。

凡咳嗽口燥咽干有痰者，不可用南星、半夏，宜用瓜蒌仁、贝母。若饮水者，又不宜瓜蒌，恐泥膈不松快耳。

谆谆教诲：五味子收敛，恐闭邪气；杏仁有热，干寒为宜；桑白皮泻肺，用之当戒；罂粟壳收功之药，不可骤用；人参补气虚，久咳郁火不用；瓜蒌仁甘润，痰家自清。

不求药到病除，但求剂剂向好，构成了太医文化的全部特征。不难看出，这些诚惶诚恐的太医，用药未免有些保守和细腻，这也难怪，甫说看坏，就是效不显著，立马就是杀头之罪。

历史发展到了民国，西方医学的融入，脏腑解剖更趋清晰，张锡纯用方更为独特而直接。认为咳喘在肺。他打的是阵地战。注重基础建设。著名的黄芪膏，就可见一斑。

治肺有劳病，薄受风寒即喘嗽，冬时益甚者。

生箭芪四钱，生石膏（捣细）四钱，净蜂蜜一两，粉甘草（细末）二钱，生怀山药（细末）三钱，鲜茅根（锉碎如无鲜者可用干者二钱代之）四钱。

上药六味，先将黄芪、石膏、茅根，煎十余沸去渣，澄取清汁二杯，调入甘草、山药末同煎，煎时以箸搅之，勿令二末沉锅底，一沸其膏即成。再调入蜂蜜，令微似沸，分三次温服下，一日服完，如此服之，久而自愈。然此乃预防之药，喘嗽未犯时，服之月余，能拔除病根。

张锡纯认为，咳喘肺胞之体，原玲珑通彻者也。因其玲珑通彻，故具启辟之机，而司呼吸之气。其启辟之机无碍，即呼吸之气自如也。有时肺脏有所损伤，其微丝血管及肺胞涵津液之处，其气化皆湮淤凝滞，致肺失其玲珑之体，即有碍于启辟之机，呼吸即不能自如矣。然当气候温和时，肺叶舒畅，呼吸虽不能自如，犹不至甚剧。有时薄受风寒，及令届沍寒之时，肺叶收缩，则瘀者益瘀，能启而不能辟，而喘作矣。肺中之气化，瘀而且喘，痰涎壅滞，而嗽亦作矣。故用黄芪以补肺之阳，山药以滋肺之阴，茅根以通肺之窍，俾肺之阴阳调和，窍络贯通，其辟之力自适均也。用石膏者，因其凉而能散，其凉也能调黄芪之热，其散也能助茅根之通也。用甘草者，因其味甘，归脾益土，即以生金也。用蜂蜜者，因其甘凉滑润，为清肺润肺、利痰宁嗽之要品也。

张锡纯以热胀冷缩之理论，诠释肺体随气候寒温之舒张启辟，实为振聋发聩之语！其提示了气候变化对肺体的影响和致病原因，创制了保肺救肺润肺的膏方。养肺于既然，保肺于未然，防肺于忽然。

茅根禀初春少阳之气，升而能散，原肺脏对宫，肝家之药也。夫肺金主敛，肝木主散，此证因肺金之敛太过，故用茅根导引肝木之气，入肺以宣散之，俾其启辟之机自若，而喘嗽均不作矣。

此公之大胆，提出治咳病用茅根！从肝升肺降入手，引肝木之气，入肺气宣散。代代相传的祖国医学，就是这样在继承中创新！

或问：凡药之名膏者，皆用其药之原汁，久经熬炼而成膏。今仅取黄芪、石膏、茅根之清汁，而调以山药、甘草之末与蜜，以成膏者，何也？答曰：古人煎药，皆有火候，及药之宜先入后入，或浸水掺入；及药之宜汤、宜膏、宜丸、宜散之区别，然今人不讲久矣。如此方黄芪、茅根过炼，则宣通之力微，石膏过炼，则清凉之力减，此三味所以不宜熬膏也。然犹恐药入胃之后，由中焦而直趋下焦，其力不能灌注于肺。故加山药、蜂蜜之润而黏，甘草之和而缓者，调入成膏。使人服之，能留恋胃中不遽下，俾其由胃输脾，由脾达肺也。

或问：调之成膏者，恃山药、蜂蜜也。至甘草何不与黄芪、石膏同煎取汁，而亦为末调入？答曰：西人谓，甘草微有苘（苘即薄荷）辣之味，煎之则甘味减，而苘辣之味转增。是以西人润肺之甘草水，止以开水浸之，取其味甘且清轻之气上升也。此方将甘草调入汤中，止煎一沸，亦犹西人作甘草水之意也。

你看看人家张锡纯，煎膏之法心有多细。认为连服一个月，必能铲除病根。

三、谢文英调咳喘四大证型——咳、痰、喘、闷

谢师之不同，就在于不拘泥、不仿造，一切以患者的病理疗效为依据，常常能获得显效。谢师治咳喘，就是一个理念，一个医病的体系。这个体系，包括咳、痰、喘、闷四个证型。这个医理，常常贯穿在她的瞧病实践中，出现在她的医案里。

四个证型的划分，比之前辈，又进了一步。

谢师认为，咳证为现代人的常见病、多发病，属于祖国医学咳嗽、痰饮、哮喘的范畴，尤以支气管炎常见。慢性者常反复发作经久不愈，并发肺气肿、肺源性心脏病，严重威胁患者的身体健康，甚至危及生命。

四、治咳立方——五炙饮

立方医理：症见咳嗽频频，或阵咳不已，也有咳而遗尿、呕吐、胸痛、不眠、汗出。口燥咽干，舌经缺津，脉弦滑或细数。

治则：养阴清肺，宁嗽化痰。

方药：益气甘平滋润之五炙饮。

太子参15克，炙麻黄6克，炙杏仁10克，炙款冬花6克，炙甘草6克。

1. 咯吐黄痰加黄连2克。
2. 咯痰过多加葶苈子15克。
3. 胸闷胸痛加枳壳10克。

4. 咳而兼喘加大炙麻黄 9 克。

5. 久咳肾虚加山茱萸 15 克。

6. 干咳无痰加五味子 6 克。

7. 口苦加黄芩 6 克。

8. 食减加麦芽 20 克。

9. 咳嗽日久，但不重，咯痰不多去杏仁、款冬花。

10. 兼风热表证，可加芦根 15 克、白茅根 10 克、薄荷 9 克。

11. 若遇风寒表证，脉浮紧，麻黄 6 克生用，酌加桂枝。

12. 风寒痰证，一身尽痛，加细辛 6 克、干姜 6 克。

五炙饮重在治咳。此方特点就是一个"炙"字。太子参药本平性，平补中焦，阴阳皆宜，性和、味甘，补气生津。对于脾胃虚弱，倦怠乏力、食欲不振、干咳少痰、病后体虚、盗汗之症，太子参可以提高免疫功能，改善心功能。在此平补中焦阴阳。

此方主药是麻黄。麻黄在《中药学》中占有重要位置，在临床实践中也颇受争议，正因为此，很多医家都给麻黄戴上了紧箍咒，有的说麻黄三禁，有的说麻黄九禁，无非是说麻黄发汗峻利，怕伤了元气，毕竟，元气对于患者是十分重要的。

而说得最多的，是拿张仲景的话做依据，张仲景在《伤寒论》中指出：咽喉干燥者，不可发汗。淋家，发汗必便血。疮家，不可发汗，汗出则痉。衄家，不可发汗，汗出必额上陷，脉急紧，直视不得眠。亡血家，不可汗，发汗则寒栗而振。汗家，重发汗，必恍惚心乱，小便已阴疼。病人有寒，复发汗，胃中冷，必吐蛔。脉浮紧者，尺中迟（主营血不足）者，不可发汗，何以知然？以荣气不足，血少故也。脉浮数者，法当汗出而愈。若下之，身重（正气虚）心悸者，不可发汗，当自汗出乃解。所以然者，尺中脉微（阳气虚），此里虚。须表里实（充实），津液自和，便自汗出愈。

凡此种种，凡是阴阳气血诸不足，或湿热、毒热、虚热、内盛，皆慎用汗解。因而有"有汗不得用麻黄"之说，而这一说法，竟成了千年之训，好像麻黄这一宝药，像戴了紧箍的孙猴子，不能越雷池一步。一个汗法九禁怎么就成了麻黄九禁？归根结底，在古人"有汗不得用麻黄"这句话上，而这里说的麻黄，是指麻黄汤，绝非麻黄这味药。对此，中药学大师张廷模专章论述。他指出，《本草正义》云："麻黄若不与桂枝并行，其不专主散寒发汗。"他认为这是一个很精辟的论述！张廷模说，古人"有汗不得用麻黄"这样的说法，其实指的是麻黄汤，不是指单味麻黄，后人把这个字省略了！

一语惊醒梦中人，一个字的省略，导致了一个中药学概念的理解偏差！导致了一个千年谬误，把一个发汗方剂、一群发汗类方的禁忌，讹传成一个单味药的禁律，这就不仅仅是概念上的荒谬了。错不在仲景，错在后人粗放的理解和习惯的省略。麻黄的配伍，常出现在古方中，如在《太平惠民和剂局方》的十神汤中，麻黄和紫苏叶同用，当代很有名气的临床专家蒲辅周先生，他有一个走马如胜汤，治疗四季普通感冒，就两味药，麻黄配甘草，是一个通治普通风寒表证的药。还有人把麻黄和疏散风热的牛蒡子配伍一起，组成辛平解表方，伤风寒热都可以治。麻黄分为生麻黄和炙麻黄，虽然生麻黄和炙麻黄都有发汗、平喘、消肿利水的作用，但是它们的功效还是有所区别的。有咳喘症状的人需要用炙麻黄来治疗，生麻黄主要是发汗、利尿的。若在换季的时候，出现咳喘症状，可以在医生指导下服用炒炙麻黄。生麻黄重在宣肺解表发汗，蜜炙的麻黄解表力减，化痰平喘力强，因蜂蜜自身就有化痰之功。有咳喘症状的人要用蜜炙麻黄来治疗。因此说，风寒闭表多生用麻黄，咳喘多炙用麻黄。

方中具有止咳平喘、润肠通便功能的杏仁，主要用于咳嗽气喘、胸膈痞闷、肠燥便秘等。苦杏仁就像是治咳家族的老好人，麻黄配伍它，止咳化痰；芦根配伍它，清化涎痰；桔梗配伍它，降气化痰。但它有小毒，炙杏仁主要是为了去掉毒性，可放胆使用。谢师组方，严谨又细心，学习谢师之组方，主要是学习谢师之治医精神，学习其高度的责任心。

款冬花之炙，与杏仁不同，蜜炙过的款冬花下气平喘、化痰作用更大。款冬花作用很广，润肺下气时，甘能补，辛能散，温能散寒，多能用于肺胀、肺痨、肺痈等证，还可用于肺痿，因肺气虚弱、气不化津、津液为涎，症见咯吐涎沫，清稀量多，不渴，气短，神疲乏力，用本品配健脾燥湿之品。止咳平喘方面：它有温化寒痰、润肺养阴、化痰止咳之功效，可治疗寒邪袭肺而引起的咳嗽、哮喘证。用于痰嗽哮喘、遇冷则发，可与炙麻黄、杏仁等药同用；若咳嗽带血，可与杏仁、贝母、五味子等同用。

纵观全方，养中有清，补中用降。炙麻黄主升，炙杏仁主降，一升一降，相反相成，助呼吸，清热咳，在升降中建功。炙杏仁和炙款冬花同为化痰平喘，相须而用，同气相生。杏仁得款冬花，化痰之力更益；款冬花得杏仁，下气补肺益增。太子参和炙甘草，同在中焦，同处进补，是辛甘化阳之用。太子参得甘草，知己相投；甘草得太子参，同甘共苦。两药补中益气，同佐炙麻黄、炙杏仁、炙款冬花以宣肺平喘、降气化痰。

谢师的组方五炙饮，给我们三个启示：一是咳喘必用蜜炙麻黄以增加平喘疗效；二是调治热咳，炙麻黄、炙杏仁、炙款冬花配伍，升升降降中清化热痰；三是调治热痰咳喘，须有补中气之药。中气补，咳喘平。止咳平喘药、清化热痰药、补中益气药三类药配伍成局，可相得益彰。

此方对于婴幼儿、少儿、孕妇之久咳不愈者，尤效！实际上，在实践中，五炙饮冷咳热咳是通治的。若遇风寒表证，脉浮紧，麻黄6克生用，酌加桂枝。风寒痰证，一身尽痛，加细辛6克、干姜6克。笔者常用五炙饮治疗寒咳证，其架构不变，酌加风热药，屡试不爽。

五炙饮就是麻杏石甘汤的变方！麻杏石甘去石膏加补中的太子参和化痰的款冬花，这一补一化中，就是本方的核心思想，体现了谢文英老师百病不离脾土的观念。药量虽轻，但配伍得当，自有千钧之力！古有麻杏石甘，今有五炙饮。

五、痰证治法

作为病理性产物的痰证，伴随人类成长发育的全过程，历来为医家之患，也成为历代医家的研究对象。

先贤云，痰证之脉象，沉弦细滑，大小不匀，皆痰气为病。偏弦为饮，双弦为寒饮。左右手关前脉浮弦大而实者，膈上有稠痰也，宜吐而愈。

老人年迈，肺气不运，多有此证。笔者常以芦根、杏仁药对宣肺而痰出。

病患百药不效，关上脉伏而大者，痰也。眼泡及眼下如灰烟熏黑者，痰也。丹溪曰：久得涩脉，痰饮胶固，脉道阻滞也，卒难侍开，必费调理。

对于痰因，先贤是这样论述的。夫痰属湿，乃津液所化。因风寒湿热之感，或七情饮食所伤，以致气逆液浊，变为痰饮。或吐咯上出，或凝滞胸膈，或留聚肠胃，或流注经络四肢，随气升降，遍身无处不到。其为病也，为喘为咳，为恶心呕吐，为痞隔壅塞。关格异病，为泄利，为眩晕，为嘈杂，为怔忡惊悸，为癫狂，为寒热，为痛，为胸膈辘辘有声，或背脊一点，常如冰冷，或四肢麻痹不仁，皆痰所致。

百病中多有兼痰者，世无不知也。痰有新久、轻重之殊，新而轻者，形色清白稀薄，气味亦淡；久而重者，黄浊稠黏凝结，咳咯难出，渐成恶味，酸、辣、腥、臊、咸、苦，甚至带血而出。

痰证治法，医家各有千秋。《古今医鉴》云：痰生于脾胃，宜实脾燥湿，又随气而升，宜顺气为先，分导次之。又气升属火，顺气在于降火。按照此论，所有升气之药，如麻、桂、参，皆生热痰？香附、木香、陈皮皆能降痰？治痰之法，升升降降，在升降中化痰于无形。

热痰则清之，湿痰则燥之，风痰则散之，郁痰则开之，顽痰则软之，食积痰则消之，在上者吐之，在中者下之，又中气虚者，宜固中气以运痰，若攻之太重，则胃气虚而痰愈盛矣。此辨证之法也。

治痰之法，非二陈莫属！二陈汤一身之痰都管，乃治痰之要药也。欲下行，加引下药，黄柏、木通、防己之类；欲上行，加引上药，升麻、柴胡、防风之类。又曰：二陈加升提之药，能使大便润而小便长。

此二陈汤就是四味药，然其变化多端，随证通治一切痰证。

陈皮（去白，一说橘红）一钱，半夏（汤泡）二钱，茯苓（去皮）一钱，甘草五分。

上锉一剂，生姜三片，水煎温服。

陈皮偏于理气，橘红偏于化痰。此用陈皮，此药偏于理气。

小青龙之于二陈汤，更多的是治标，呼风唤雨，兴云布雨，风扫残云，小青龙尽显风流，猛剂猛药，解民倒悬，往往雷厉风行，几剂下去，药到病减。然二陈汤更能标本兼治，重在治本。在人类医学史上，二陈汤的名气比起小青龙，要大一些，效果要好一些，用途药广泛一些。

下面是二陈汤的加减辨证。

1. 胖人多痰，久病多痰，酒客多痰，肉客多痰，虚人多痰，闺秀多痰，宅男多痰。湿痰多软，这些多痰之人往往身体倦怠、四肢不举、食后懒动，凡此之症要加苍术、白术。

2. 如寒痰痞塞胸中，必倍半夏。

3. 倦怠甚者，酌加麻黄、细辛之类。

4. 如遇风痰，加天竺黄、天南星、枳壳、白附子、天麻、僵蚕、牙皂之类。

5. 气虚者，可加竹沥，气实者，加荆沥，然加竹沥、荆沥时，俱用姜汁佐之。

6. 对于热痰，加黄连、黄芩。

7. 甚若火盛逆上，宜降火为先，酌加白术、黄芩、石膏之品。

8. 眩晕嘈杂者，火动其痰也，加山栀子、黄连、黄芩。

9. 血虚有痰者，加天冬、知母、瓜蒌仁、香附、竹沥、姜汁。

10. 滞血者，更加黄芩、白芍、桑白皮。

11. 血滞不行，中焦有饮者，加竹沥、姜汁、韭汁三五盏，必胸中烦躁不宁而后愈。

12. 气虚有痰者，加人参、白术。

13. 脾虚者，宜补中益气降痰，加白术、白芍、神曲、麦芽，兼用升麻提升。谢教授在医诊实践中，枳壳、莱菔子、麦芽此类升降升发之品用得最多，在升升降降中痰化咳清。

14. 如有食积痰，可加麦芽、山楂、神曲、炒黄连、枳实。对于黄连，谢文英用药很轻，有时用炒，有时用到1克，或0.5克，恐伤胃气。

15. 对于老痰，用海石、半夏、瓜蒌仁、香附、连翘之类。五倍子佐他药为丸，大治顽痰。

16. 喉中有物，咯不出，咽不下，此结痰也。宜瓜蒌仁、杏仁、海石、桔梗、连翘、香附，少佐朴硝、姜汁，炼蜜和丸噙化，此咸能软坚也；谢文英治顽痰，往往用芦根、杏仁，效如桴鼓。月前，笔者就用芦根18克、杏仁12克，治一位83岁的患者，痰在咽喉，久咳不出，3剂病减，10剂病瘥。

17. 气实痰热结者，吐不出，咽不下，气滞者难治。痰在膈上，必用吐法吐之。

18. 泻之不去，胶固稠浊者，宜吐之。脉浮，吐之。痰在经络间，非吐不可，吐中就有发散之义。凡用吐药，如防风、川芎、桔梗、芽茶、生姜之类，或瓜蒂散宜升提其气，便吐，凡吐用布紧勒腹于不通风处行之。

19. 痰在肠胃间，可下而愈。用枳实、大黄、芒硝之类。

20. 对于痰在胁下，非白芥子不能达。《本草新编》云：白芥子味辛，气温，无毒。入肝、脾、肺、胃、心与胞络之经。白芥子能去冷气，安五脏，逐膜膈之痰，辟鬼祟之气，消癖化疟，降息定喘，利窍明目，逐瘀止疼，俱能奏效。白芥子亦能消能降，能补能升，助诸补药，尤善收功。近人不知用白芥以化痰，而频用半夏、南星以耗气，所不解也。白芥子善化痰涎，皮里膜外之痰无不消去，实胜于半夏、南星。半夏性燥而铄阴，南星味重而损胃。独白芥子消化痰涎，又不耗损肺、胃、肝、心之气，入于气分而实宜，即用于血分而亦当者也。

以上二十种变证，必以二陈汤作主方，根据病情，随证加味，不可照搬。二陈汤犹如食客们的火锅底料，食用时可根据口味所需，随点随加，但无论加菜多少，其口味不变，实乃底料决定，二陈汤就是底料。但是，如果把底料作主汤食，不放肉食、菜类、主食，那就大错特错了，那只是一锅鲜汤。同理，所有立方的主方只是基础方，它的随证加减的变证方案，才是方证的精华，吃透弄活加减的方药，才能掌握立方的精髓。

时间到了民国，二陈汤遇到了千年挑战！攻擂手就是张锡纯。他的治痰立方"理痰汤"就是挑战书。

方曰：治痰涎郁塞胸膈，满闷短气。或溃于肺中为喘促咳逆。停于心下为惊悸不寐。滞于胃口为胀满哕呃。溢于经络为肢体麻木或偏枯。留于关节，着于筋骨，为俯仰不利，牵引作疼。随逆气肝火上升，为眩晕不能坐立。

生芡实一两，清半夏四钱，黑芝麻（炒捣）三钱，柏子仁（炒捣）二钱，生杭芍二钱，陈皮二钱，茯苓片二钱。

而下面这段话就是他的攻擂宣言，他说：世医治痰，习用宋《局方》二陈汤，谓为治痰之总剂。不知二陈汤能治痰之标，不能治痰之本。何者？痰之标在胃，痰之本原在于肾。肾主闭藏，以膀胱为腑者也。其闭藏之力，有时不固，必注其气于膀胱。膀胱膨胀，不能空虚若谷，即不能吸引胃中水饮，速于下行而为小便，此痰之所由来也。又肾之上为血海，奇经之冲脉也。其脉上隶阳明，下连少阴。为其下连少阴也，故肾中气化不摄，则冲气易于上干。为其上隶阳明也，冲气上干，胃气亦多上逆，不能息息下行以运化水饮，此又痰之所由来也。

此方以半夏为君，以降冲胃之逆。即重用芡实，以收敛冲气，更以收敛肾气，而浓其闭藏之力。肾之气化治，膀胱与冲之气化，自无不治，痰之本原清矣。用芝麻、柏实者，润半夏之燥，兼能助芡实补肾也。用芍药、茯苓者，一滋阴以利小便，一淡渗以利小便也。用陈皮者，非借其化痰之力，实借其行气之力，佐半夏以降逆气，并以行芡实、芝麻、柏实之滞腻也。

谢文英认为，此方半夏以降，芡实以敛，芍药、茯苓淡渗滋阴，陈皮行气化痰，芝麻、柏实滋腻补肾。理痰汤继承了二陈之精髓，应看作是二陈之加减补充方。对于肾不纳气之咳痰，往往显效。谢文英之加味二陈汤就是揉进了历代医家的精髓所立。

先贤之所有立方，都有独到之理。小青龙尤宜于伤寒之咳喘，二陈汤对于由痰所引起的痰喘，理痰汤对痰溢经络、满闷短气所出现的咳喘，各有其妙，各支撑一方天空而为后代医家所景仰。

加味二陈汤（阳虚）

谢文英立此方：症见咳嗽多痰，痰质稀白，咯吐痰利，口淡无味，不思饮食，面色萎黄，或面青肢冷，形体消瘦，舌质淡红，苔薄白或白腻，脉象细弱。

治则：温化寒饮。

处方：陈皮 10 克，半夏 10 克，杏仁 10 克，款冬花 6 克，紫菀 6 克，干姜 6 克，茯苓 20 克，甘草 6 克。

(1) 兼风寒袭表证者加麻黄 6 克、紫苏叶 10 克、干姜 6 克。

(2) 兼喘者加麻黄、细辛。

(3) 久咳呈现脾肾阳虚者加红参、白术、附子、补骨脂、沙苑子。

(4) 痰多者加紫苏子、白芥子。

从用量上，陈皮、半夏、杏仁为一比一结构，提示行气、降逆、化痰等量齐观，三轮驱动。

上述治法可用于急性支气管炎、慢性支气管炎急性发作，或肺气肿发作期。缓解之后可根据肺肾阴虚、肺肾阳虚，或气阴两虚分别选用生脉散、七味都气丸、金匮肾气丸等中成药巩固疗效，预防复发。

肺若悬钟，撞之则鸣。何物以撞？逆气者，寒饮者，湿痰者，皆可以撞。夫肺之生理，宣发与肃降是也。因其主气、司呼吸之生理特性，气以降为顺，以升为逆，盖因饮食以入息息下行是也。然何气为逆，何气为顺？诚以一呼一吸的顺畅为度。曰呼多吸少，或曰吸多呼少，曰咳，曰喘、曰哮、曰吼哮，皆为气逆。

二陈汤出自宋代官方编纂的《太平惠民和剂局方》，为祛痰剂，具有燥湿化痰、理气和中之功效，主治湿痰证。咳嗽痰多，色白易咯，恶心呕吐，胸膈痞闷，肢体困重，或头眩心悸，舌苔白滑或腻，脉滑。煎时加生姜 7 片、乌梅 1 个，水煎温服此方。

谢文英立加味二陈汤。即半夏、陈皮（最早是橘红）、茯苓、甘草组成的二陈汤，加上杏仁、款冬花、紫菀、干姜而成。

本方证多由脾失健运，湿无以化，湿聚成痰，郁积而成。湿痰为病，犯肺致肺失宣降，则咳嗽痰多；停胃令胃失和降，则恶心呕吐；阻于胸膈，气机不畅，则感痞闷不舒；留注肌肉，则肢体困重；阻遏清阳，则头目眩晕；痰浊凌心，则为心悸。治宜燥湿化痰，理气和中。

方中半夏辛温性燥，善能燥湿化痰，且又和胃降逆，为君药。陈皮为臣，既可理气行滞，又能燥湿化痰。君臣相配，寓意有三：一为等量合用，不仅相辅相成，增强燥湿化痰之力，而且体现治痰先理气，气顺则痰消之意；二为半夏、陈皮皆以陈久者良，而无过燥之弊，故方名"二陈"；三为湿痰壅滞必生气滞，而半夏没有行气的作用，伍陈皮增强燥湿化痰之力的同时，还可弥补半夏不能行气之不足。此为本方燥湿化痰的基本结构。

佐以茯苓健脾渗湿，渗湿以助化痰之力，健脾以杜生痰之源。鉴于陈皮、茯苓是针对痰因气滞和生痰之源而设，故二药为祛痰剂中理气化痰、健脾渗湿的常用组合。

方中生姜，既能制半夏之毒，又能协助半夏化痰降逆、和胃止呕。甘草调和百味以见长，伍杏仁，为苦甘化阴，阴性下行。紫菀以化痰为主，款冬花止咳力优。紫菀伍冬花，优势互补。紫菀长于祛痰，款冬花长于止咳，两者结合，可为天作之合。

用量上，半夏、陈皮、杏仁是一比一的关系，三足鼎立，提示燥湿化痰、理气行气、止咳平喘三驾马车同时发力，同心同德。这是谢文英立方加味二陈汤温化寒湿咳喘的核心药组，茯苓同半夏、陈皮、杏仁是二比一的关系，加大了渗湿利水、健脾除湿的强度和力度，也提示了寒痰咳喘，其根在脾。脾虚生痰，止咳必健脾利湿，提示了阳虚寒咳中健脾利湿的极其重要性。

下面两个医案，供读者参阅。

【病案1】患者，女，67岁。2017年3月3日初诊。

主诉：咳嗽、气喘、胸闷5年余，加重半个月。

自诉5年前开始每遇天气转冷即咳嗽、咳痰，清晨咳嗽较剧。痰量少、白、黏，咳甚则胸闷、气喘；半个月前不慎感凉后咳嗽、咯痰加重。现症：咳声重浊，痰多、色白、清稀，胸闷，气喘，咽痒，纳差，眠差，困倦乏力，大便日一次，不成形。体胖，面色暗，舌质淡胖，苔白腻，脉濡滑。

西医诊断：慢性阻塞性肺疾病。

中医诊断：肺胀，辨证为痰湿阻肺、肺肾气虚。

治则：燥湿化痰，理气和中。

用药：加味二陈汤。

按语：该患者平素体胖，病程较长，现感凉后引动痰湿，痰湿阻肺，肺失宣降，气逆于上则为咳，升降失常而为喘；肺之主气功能失常，影响呼吸出入，肺气壅滞，还于肺间而致肺气胀满；痰湿易困脾胃，致脾胃运化功能失常，致使水液代谢失常，积湿生痰，故而纳差，大便不成形。痰湿内扰心神故而失眠。根据缓则治其本，急则治其标，采用治本之法以燥湿化痰，理气和中。

【病案 2】患者，男，32 岁。2017 年 7 月 26 日初诊。

主诉：咳嗽、咯痰 1 周。

患者 1 周前贪凉吹空调后出现发热、头困重、鼻塞、流浊涕、咳嗽、咯痰、痰白黏，自行服药（具体不详）后效果不佳。现症：咳嗽，咯痰，痰白黏，阵咳剧烈，晨起咳重，遇凉后加重。四肢困重，纳差，恶心，大便黏，舌苔白腻，脉弦滑。患者平素喜食油腻，善饮酒。

西医诊断：急性支气管炎。

中医诊断：咳嗽，辨证为痰湿阻滞。

治则：健脾燥湿，化痰止咳。

用药：加味二陈汤。

按语：该患者平素喜食油腻，善饮酒，痰湿内生，正值夏季，贪凉引动内湿，痰湿阻肺故而咳嗽、咯痰、痰白黏。痰湿困脾，故纳差、大便黏。痰湿流于四肢，湿性重浊，故而四肢困重。健脾燥湿以治本，化痰止咳以治标。

清肺化痰汤（肺热）

对于呼吸急促，喉中痰鸣，痰胶黏不易咯出，往往食辛辣肥甘而加重，口干而苦，常欲饮冷，苔黄，脉滑数，多有荨麻疹病史。

治则：清化痰热，宣肺定喘。

方药：清肺化痰汤。

组成：麻黄，杏仁，生石膏，甘草，黄芩，枳壳，葶苈子。

加减：兼有荨麻疹者可加苦参、白鲜皮等。

此方是麻杏石甘的加味方，在原方基础上加了黄芩、枳壳、葶苈子。麻杏石甘汤有镇咳、平喘、化痰、散热之功效，被誉为辛凉解表、清肺平喘的名方。

谢文英方加黄芩。这味药主清肺热，是谢师立方的不二药选，因而，谢文英把它放在麻杏石甘加味药的第一味，在清肺化痰汤中举足轻重，在清肺咳、泻肺火、退肺热、解热毒中立下功劳。对于肺脏热证，黄芩最主要功效是清肺热，治疗一般的肺热咳嗽，黄芩一味清金散，就能肺降咳平。对于热邪壅盛所致的胎动不安，黄芩也具安胎之功。

性寒味苦的葶苈子在方中清泻力强，逐痰水、消浮肿，适用于痰水壅滞的一切咳喘实证。在泻肺平喘、利水消肿中屡建奇功，是谢文英手中的王牌味药。对于一身浮肿咳喘，心源性心脏病、老年慢性支气管炎引起的慢性阻塞性心脏病，对于水中痰多、喘息不能卧的疾病，葶苈子都能一试身手而不负所望！

《神农本草经百种录》：葶苈滑润而香，专泻肺气，肺如水源，故能泻肺即能泻水。凡积聚寒热从水气来者，此药主之。大黄之泻从中焦始，葶苈之泻从上焦始，故《伤寒论》中承气汤用大黄，而陷胸汤用葶苈也。

对于葶苈子，先贤纷纭。《本草正义》云："葶苈子苦降辛散，而性寒凉，故能破滞开结，定逆止喘，利水消肿。《本经》主治，皆以破泄为义。惟寒泄之品，能通利邪气之有余，不能补益正气之不足，苟非实热郁窒，自当知所顾忌。《别录》久服令人虚，本是至理。然肺家痰火壅塞，及痰饮弥漫，喘急气促，或为肿胀等证，亦必赖此披坚执锐之才，以成捣穴犁庭之绩。自徐氏之才，论十剂之泄以去闭，偶以大黄、葶苈二物并举，而东垣遂谓葶苈气味俱厚，不减大黄，景岳从而和之，石顽且谓苦寒不减硝黄，丹溪亦有葶苈性急，病涉虚看，杀人甚捷之说，遂令俗人不辨是否，畏如蛇蝎，即寻常肺气喘满、痰饮窒塞之证，亦几有不敢轻试之意，其亦知实在性质，不过开泄二字，且体质本轻；故能上行入肺，而味又甚淡，何至猛烈乃尔？"

有人说它披坚执锐、捣穴犁庭，有人对它畏如蛇蝎、杀人甚捷，足见其定喘猛烈，消肿快捷。谢文英深得其妙，用葶苈子如神，加入填土补肾之品，九十老翁也能用到20克而不虚！此乃韩信将兵，不仅仅是胆略，还得有破痰之策。

黄芩伍葶苈子，是相须而用。黄芩得葶苈子，清肺热之力更效，葶苈子得黄芩，泻肺消肿之功力雄。枳壳助黄芩、葶苈子泻肺平喘，黄芩、葶苈子助枳壳行气化痰。在这里，麻杏石甘汤成了辛凉宣泄、清肺的基础构架，而黄芩、葶苈子才是斩关夺隘的猛将。猛将出山，所向披靡！只有谢文英，才有此雄识！

清肺化痰汤医案

患儿成某，女，15岁。2016年12月8日初诊。

主诉：发热，咳嗽3日。

曾在外院化验血常规：白细胞 $3.4\times10^9/L$。X线示双肺纹理增粗，可见斑点状阴影。诊断为支气管肺炎。静脉注射头孢克肟、炎琥宁治疗3天，仍高热。

症见：壮热不退，咳嗽咯痰，气急鼻翼煽动，面颊红赤，心烦不安，流黄涕。查体：体温39.3℃，咽部色红双肺呼音粗，可闻及细小湿啰音，舌尖红，苔白厚，指纹色紫，现于气关之上。

辨证：热毒壅盛，痰闭肺窍。

治则：清热化痰，宣肺开闭。

用药：清肺化痰汤。

按语：肺热咳喘常因感受温热之邪，或秋令燥气，肺卫受邪而成；或因护养不当，衣着过暖，肺受热迫所致。该患者感受外邪，外邪闭肺，痰热内敛，气机阻塞，宣展失司，肺郁而咳，上逆而喘。治宜清热化痰，宣肺开闭。

六、古方推介

跟师学习期间，谢文英教授赠我雄文三卷，三卷书共一千万字数万医方。现将几张咳痰名方摘录如下，以飨读者。其出自谢老师参与编写的《中国医学名著珍品全书》。

（一）清热导痰汤

对于内伤七情，痰迷心窍，神不守舍，神出则舍空，舍空则痰聚，必憎寒壮热，头目昏沉迷闷，上气喘急，口出涎沫。清热导痰汤宜之。

黄连（炒）一钱半，枳实（炒）一钱半，瓜蒌仁一钱，南星（制）一钱半，半夏（制）一钱半，陈皮一钱，白茯苓一钱，桔梗一钱，黄芩（炒）一钱，白术（炒）一钱，人参八分，甘草六分。

上锉一剂，姜枣水煎，入竹沥姜汁各三匙，同服。

（二）滚痰丸

先贤云：痰证古今未详，方书虽有悬饮、流饮、支饮、痰饮、溢饮之异，而莫知其为病之原。下列几十种症状都是痰在作祟。

或头风目昏，眩晕耳鸣。

或口眼蠕动，眉棱、耳叶瘙痒。

或四肢游风肿硬，似痛非痛。

或齿颊浮肿，痛痒不一。

或嗳气吞酸，嘈杂呕哕。

或咽嗌不利，咯之不出，咽之不下，色如煤炱，形如破絮。

或如桃胶、蚬肉之状；或心下如停冰雪，冷痛时作。

或梦寐奇怪鬼魅之类。

或足腕痿软，腰背卒痛，或四肢骨节疼痛，并无常处，乃至手麻臂痛，状若挫闪。

或脊中每有一掌，如冰冻之寒痛者。

或浑身习习如虫行者。

或眼沿涩痒，口糜舌烂，甚为咽肿喉闭。

或绕项结核，似痛非痛。

肿块初起，色白不红者，皆痰也。

或胸胁间如有二气交纽，噎塞烦闷。

或如烟气上冲；头面烘热，或为失志癫狂。

或为中风瘫痪；或为劳瘵荏苒之疾。

或为风痹香港脚，或心下怔忡惊悸，如畏人将捕。

或喘嗽呕吐，冷涎绿水黑汁。

甚为肺痈、肠毒、便脓、挛跛。其为内外奇怪疾病，非止百端，皆痰之所致也。

盖津液既凝，为痰为饮。而汹涌上焦，故口燥咽干；流滞于下，则大小便闭塞，面如枯骨，毛发焦干；妇人则经闭不通；小儿则惊痫搐搦。治法以此先逐去败痰，然后调理。

凡此种种，皆以痰过。下法滚痰丸以治。

大黄（酒拌，蒸）半斤，黄芩（去梗）半斤，沉香石五钱，青礞石（捶碎，焰硝一两，同入砂罐内，瓦片盖之，铁钱缚定，盐泥固济，晒干红，候冷取出）一两。

上为细末，净水为丸，如梧桐子大。每服三五十丸，量虚实加减，各随引下。

一切丧心失志，或癫痫狂妄等症，每服百丸。

人壮气实，能饮食，狂甚者，一百二十丸，以上至二三百丸，以效为度。

一切中风瘫痪，痰涎壅塞，大便或通或闭者，每服八十丸。人壮气实者百丸，常服三二十丸。无大便不利之患，自然上清下润之妙。

一切阳症风毒香港脚，遍身游走疼痛，每服八九十丸，未效再加丸数。

一切走刺气痛，每服七八十丸、未效随症再加，一切无病之人，遍身筋骨平白疼痛，不能明状者，每服七八十丸，以效为度。

一切头痛，非头风证牙疼，或浮或痒，非风蛀牙者，每服八十丸。

一切因风因寒，鼻塞身重，身体不疼，非伤寒症者，每服八九十丸。

一切嗳气吞酸及噎膈反胃，痞块攻心，呕吐痰沫者，每服八九十丸。进退加减，存乎病者元气之虚实。

一切心下怔忡恍惚，如畏人将捕之状，怵惕不安，阴阳关格，变生乖症，每服七八十丸。

一切伤饥失饱。忧思过虑，至于心下嘈杂，饥不能食，每服七八十丸。

一切新久痰气喘嗽，或呕吐涎沫，或痰结实热，或头目眩晕；每服八九十丸。虚羸者五六十丸，未效再加十丸。

一切急慢喉闭赤眼，每服八九十丸。

一切颈项腮颊肿硬，环绕结核，成瘰者，正服此药。若年深岁久，宜多服之。

一切口糜舌烂，咽喉生疮者，每服六七十丸，同蜜少许一处嚼破噙睡，徐徐咽下。些小口疮，如此噙二三夜，即瘥。

一切遍身无故游走疼痛，或肿或挛，或无常痛，无定所，肿不在一处，酸软沉滞者，每服七八十丸，量虚实加减。

一切心气冷痛，如停冰块，或通身散入腹中绞痛，上攻头面肿硬，遍身四肢痿软，或痛或痒，或溃或不溃，或穿而复闭，或此消而彼长，渐成笃疾，皆系痰毒内攻。或使烂痰臭，或作肠痈内疽，服之以下恶物立效。日浅脓近者，刻日全安。

一切胃脘作痛，下连小腹，面黄羸瘦，痛阵日发，必呕吐绿水黑汁冷涎，乃至气绝，心下温暖者，每服八九十丸，立见生意。然后续续服之，以瘥为度。

这个方剂，很有特点。通治所有痰证，而且不加药不减药，只增减丸量。有丸药兴趣的医家，可以一试。而症状冠以"一切"，足见医家自信十足。

（三）竹沥达痰丸

此药能运痰如神，不损元气，其痰从大便中出。丹溪云：痰在四肢，非竹沥不开。

《丹溪心法》云：竹沥滑痰，非姜汁不能行经络。痰在膈间，使人癫狂，或健忘，或风痰，皆用竹沥，亦能养血。竹沥行痰，通达上下百骸毛窍诸处，如痰在巅顶可降，痰在胸膈可开，痰在四肢可散，痰在脏腑经络可利，痰在皮里膜外可行。又如癫痫狂乱，风热发痓者可定；痰厥失音，人事昏迷者可省，为痰家之圣剂也。

说到竹沥之寒，自身一番争议：《本草》谓之大寒，泛观其意，以与石膏、芩、连等同类，而诸方治产后胎前诸病及金疮口噤与血虚自汗，消渴尿多，皆阴虚之病，无不用。《内经》曰：阴虚发热，大寒而能补，正与病对。薯蓣寒而能补，世或用之，惟竹沥因大寒置疑。竹沥味甘性缓，能除阴虚之有大热者，大寒者言其功也，非以气言，幸相与可否，若曰不然，人吃笋自幼至老者，可无一人因笋寒而有病，沥即笋之液也，况假于火而成者，何寒如此之甚？如此看来，竹沥不仅是痰家圣药，亦是糖尿病用药。名中医李可的加味小青龙，还有很多治癌之用方，都用大毫升竹沥，滋阴退热尤效。

而丹溪所云，痰在四肢，非竹沥不开，重在取象比类原理。竹沥是节竹之水，实乃节竹形状如膝，节竹之液，犹如节竹之血，滋润节竹拔高茁壮。

方如：半夏（汤泡七次，生姜汁浸透，晒干切片，瓦上微炒熟用之）二两，橘红二两，人参一两五钱，茯苓二两，大黄（酒蒸晒干）二两，黄芩（酒炒）二两，沉香五钱，甘草（炙）一两半，礞石一两。

上为细末，竹沥二大碗，生姜自然汁三盅，为丸如桐子大。每服五七十丸，食后白汤送下。方中竹沥两大碗引诸药入病灶，生姜乃竹沥的引药，有了生姜，竹沥的祛痰作用将发挥得淋漓尽致。这就是祖国医学的妙理。

（四）清气化痰丸

治一切痰饮咳嗽，头旋目眩，胸膈痞闷气滞，食积酒积，呕吐恶心。

天南星、半夏、白矾、牙皂（不锉）、生姜各二两。

上先将南星、半夏、牙皂、生姜，用水浸一宿，将星、半、姜锉作粗片，入白矾同煮至南星无白点，去皂，不用余者，晒干入后药。

青皮（麸炒）五钱，陈皮（去白）一两，枳实（麸炒）一两，白术一两，干葛五钱，白茯苓一两，紫苏子（炒）一两，莱菔子（炒）一两，瓜蒌仁一两，黄连五钱，黄芩八钱，海粉七钱，香附一两，神曲（炒）二两，麦芽（炒）二两，山楂肉一两。

气滞加白豆蔻一两。一方去海粉、黄连，加人参、干姜各五钱，杏仁、桔梗、前胡、甘草各一两。

上为细末，竹沥姜汁，调蒸饼作丸，如梧桐子大。每服五七十丸，食后姜汤送下。

(五) 清火豁痰丸

治上焦郁火，痰涎壅盛，胸膈不利，咽喉烦躁噎塞，吐不出，咽不下，如鲠状。

大黄（酒蒸）三两，礞石（研末）五钱，沉香二钱，黄芩（酒炒）二两，黄连（酒炒）二两，栀子（炒）二两，连翘一两，天南星（制）二两，半夏（制）二两，白术（炒）二两，枳实（炒）二两，贝母（去心）一两五钱，天花粉一两，陈皮一两，白茯苓一两，神曲（炒）一两，青黛五钱，玄明粉七钱，甘草五钱，白芥子（炒）二两。

七、喘证治法

喘证最难治，以支气管哮喘常见。支气管哮喘是一种以支气管平滑肌痉挛为主的全身性病态反应性疾患，本证属于"哮症"范畴，具有较强的季节性、环境性，并与遗传有关，为常见病之一，可因治疗不当发展为肺源性心脏病（简称肺心病）。

祖国医学认为，本病是由痰饮内伏，偶有风寒之扰，七情之犯，房事不节，饥饱劳倦则引动宿痰，痰随气升，气为痰阻，交阻于肺，气道不利，气体升降，搏击宿痰，产生哮鸣。

喘证治法，谢文英教授分别从肾阴不足、脾肾阳虚入手，立以下两方。

肾阴不足型——补肺益肾汤

症见：喘息痰鸣，口燥咽干，咯痰白黏，或面红足冷，舌质红，脉细数或正常。

治则：滋阴敛阳，纳气平喘。

方药：五味子6克，山茱萸15克，熟地黄10克，山药15克，枸杞子15克，沙苑子10克，北沙参10克。

此方立方严谨，丝丝入扣。五味子伍山茱萸，同气相求，固肾涩精。熟地黄配山药，填精补阴，对肾咳釜底抽薪。枸杞子与沙苑子，相须相求，同补免疫。而熟地黄配山药，枸杞子伍沙苑子又可提升肾气。五味子对北沙参，敛肺降咳平喘。山茱萸、山药、枸杞子之比，是一比一，提示了它们的等量关系。熟地黄、沙苑子、北沙参之比，是一比一的等量关系。而独五味子为6克，不可太多，不可收敛太过，否则不利肾气的提升。此方补益药占比压到多数，提示肾阴虚咳喘以补阴填精为主，阴补咳自去，精满喘自平。

此方辨证要点是肾精不足而喘。患者常常动则虚汗，动则喘息。

1. 症见腰痛腿酸加补骨脂20克。
2. 症见房事早泄或梦泄，加煅牡蛎20克、生龙骨20克。
3. 症见便干时加火麻仁10克、肉苁蓉10克。
4. 症见小便短、便涩、尿红、尿黄，加茯苓15克、黄柏10克。

方中五味子有三大功效，介绍如下。

敛肺止咳：作用于虚咳、气喘，常与补肾药一同服用。

敛汗：作用于盗汗等症状，可与牡蛎一同服用。

梦遗滑精：用于遗精、久泻。

山茱萸，收敛固涩，熟地黄、山药峻补肾精，沙苑子、北沙参滋补肺阴。而山茱萸，对肾阴虚患者，更是药黄金，张锡纯常用单药治病，常获捷效。

山茱萸：味酸性温，大能收敛元气，振作精神，固涩滑脱。因得木气最浓，收涩之中兼具调畅之性，故又通利九窍，流通血脉，治肝虚自汗，肝虚胁疼腰疼，肝虚内风萌动，且敛正气而不敛邪气，与其他酸敛之药不同，是以《神农本草经》谓其逐寒湿痹也。其核与肉之性相反，用时务须将核去净，其核味涩，性亦主收敛，常服恐使小便不利。

山茱萸得木气最浓，酸收之中，大具开通之力，以木性喜条达故也。《神农本草经》谓主寒湿痹，诸家本草，多谓其能通利九窍，其性不但补肝，而兼能利通气血可知。所以，凡咳脱、尿脱、汗脱、血脱者常用。

熟地黄同当归一样，活血生血。然当归主动，故补血用之。熟地黄主静，故填精补精用之。熟地黄（用鲜地黄和酒，屡次蒸晒而成，古有九蒸九晒之说，谓之九地）性微温，甘而不苦，为滋阴补肾之主药。阴虚发热，阴虚不纳气作喘，劳瘵咳嗽，肾虚不能漉水，小便短少，积成水肿，以及各脏腑阴分虚损者，熟地黄皆能补之。和生山药配伍，为补精固肾之对药！

沙苑子含有20多种氨基酸，又名潼蒺藜、沙苑蒺藜、潼沙苑等。其补肾养肝而且性平和，味甘、性温，但温而不燥，且具有柔润的优点。功能为补肝益肾，明目固精。对肝肾阴虚引起的腰膝酸软、头昏目眩、遗精早泄、小便频数、遗尿尤效。

说起沙苑子，还有一段历史故事呢。据传唐玄宗之女永乐公主少时体弱多病，"安史之乱"时奶妈带她逃到大荔县沙苑，被一位70多岁老人收留。她每天除家常便饭外，常喝老人给她配制的一种茶，2年之后，公主竟然疾病全无，脸色红润，眼睛明亮，娇美动人。在她离别时，老人又送她一葫芦药，并说："此药既可治先天不足，又能治后天之伤，你留着用吧！"公主回宫后将此药献给皇兄肃宗，肃宗连服半月，便觉精力充沛，且目明心爽，因其为公主在沙苑带回的，便赐药名为"沙苑子"，并指定为贡品。

或问：谢文英立方中沙参有什么作用？北沙参的功效如何？

沙参有南北之分。南沙参味甘、微苦，性凉；北沙参味甘、苦，性淡、平。南、北沙参均具有养阴清肺、祛痰止咳等功效，适用于肺热燥咳、虚劳久咳、咽干喉痛等证。

张锡纯有医方篇一味薯蓣饮，足见山药之妙用。山药：色白入肺，味甘归脾，液浓益肾。能滋润血脉，固摄气化，宁嗽定喘，强志育神，性平可以常服多服。山药能滋补肾经，使肾阴足，而小便自利。

再说枸杞子。其富含枸杞多糖，枸杞多糖具有生理活性，能够增强非特异性免疫功能，提高抗病能力，抑制肿瘤生长和细胞突变。可以免疫调节，抗衰老抗肿瘤，抗疲劳抗辐射，降血脂降血糖，降血压，提高视力，提高抗病能力，保护肝脏，增强造血功能，滋润肌肤，保护生殖系统，治疗不孕不育。

而北沙参在方中起引导作用，引导众药填精补阴为平喘，或曰是为平喘而补肾。此方补益药占压倒多数，提示肾阴虚咳喘以补阴填精为主，阴补咳自去，精满喘自平。

笔者在谢文英医案中做了统计比较，精亏而喘服药后，一诊而愈者占87%，二诊治愈者占11%。并发他证治愈者占2%。

脾肾阳虚型——益脾温肾定喘汤

症见：面青肢冷，形瘦神疲，呼长吸短，动则气急，心悸汗出，咯痰稀薄，或兼食少、便溏，舌质淡，苔薄白，脉沉细。

治则：温阳健脾，纳气归肾。

方为：党参，白术，云苓，砂仁，菟丝子，五味子，甘草。

加减如下：

1. 重症合真武汤。
2. 喘不止加白果、蛤蚧。

参家众多，皆可进补，如西洋参、人参、太子参、玄参、沙参等，然此用党参者，谢文英教授用药意深。党参味甘、微苦，性微温，归脾、肺、心、肾经，气雄体润，升多于降，具有补气固脱、健脾益肺、宁心益智、养血生津的功效，适宜身体虚弱者、气血不足者、气短者、贫血者、神经衰弱者。党参主治：大病、久病、失血、脱液所致的元气欲脱，神疲脉微；脾气不足之食少倦怠，呕吐泄泻；肺气虚弱之气短喘促，咳嗽无力；心气虚衰之失眠多梦，惊悸健忘，体虚多汗；津亏之口渴，消渴；血虚之萎黄，眩晕；肾虚阳痿，尿频，气虚者。

由药测证，党参主治大病、久病、喘急、咳促，气短体虚而多汗。

关于菟丝子，笔者曾对《中药学》做过一番研究，认为所有的壮阳补益药都是热药，枸杞子除外。所有的滋阴养精药都是凉药，菟丝子除外。这是因为，菟丝子和枸杞子，阴阳都补，所以，你很难划清它的药性，缺阴它补阴，少阳它补阳。

用砂仁者皆因其有行气、宽中、化湿、开胃、止泻、暖脾胃、安胎之功效。胎都能安，足见健脾之功。

此方乃香砂六君子之变方，由香砂六君子去木香、陈皮、半夏，加菟丝子、五味子而成。其健脾温肾意味更浓。

此方调制体虚而喘。其方意见证一派虚寒，虚汗、虚痰、虚溏。脉为冷，虚为细，面青肢冷，形瘦神疲，冷到肾，冷到骨节，冷到经络血脉。

如果说，调治肾阴虚之补肾益肺汤是重在补肾的话，此方重在调理脾胃，兼调肾阳。脾不统血，故面青肢寒，肾阳之冷，冷到呼短便溏。百病不效，求之于脾，是也。

此方较之于补肾益肺汤，症状更进了一步，喘也更深了一步。白果、蛤蚧就是明证，合真武汤说明咳喘喘极，已经堵塞了水路，出现了水肿，此证之后果已现，不可等闲！

正是：

> 看喘不治喘，
> 阳虚是关键。
> 砂仁中军坐，
> 四君效帐前。
> 一见菟丝子，
> 喘家笑开颜。

八、闷证治法

咳久必闷，十咳九闷。特别是顿咳、哮吼、哮喘，从腹肌到心下胸腔皆闷，甚则喘闷窒息欲死。所谓喘在喉头，闷在心胸是也。胸闷病因很多，病机复杂，这里但论述喘咳之闷。

定喘除闷汤

立方以三子养亲汤为基础，加减而成。

方为：紫苏子10克，白芥子10克，莱菔子16克，西洋参20克，蛤蚧1对，炒杏仁12克，肉苁蓉18克，竹茹12克，葶苈子15克。

立方医理如下：

1. 朱丹溪在《丹溪心法》中明确指出"哮喘专主于痰"，认为伏藏于肺内的风痰是哮喘发作的根源。风痰伏肺是支气管哮喘的主要病机，且贯穿整个发病过程。三子养亲汤出自明代《韩氏医通》。其中：紫苏子归肺、大肠经，降气化痰，止咳平喘；白芥子归肺、胃经，温肺化痰，行气散结；莱菔子归肺、脾、胃经，消食除胀，降气化痰。此方具有祛风化痰、降气平喘的功效。"三子"系入太阴肺经，但均与表里之脾胃大肠相联系，故其功效除降肺气外，亦有健脾胃、化痰消食之功，三者合用，气顺、痰化、食消。

中医认为，风痰阻肺是支气管哮喘发病的基本病机。药理研究发现，三子养亲汤具有抗炎、止咳、平喘、祛痰的药理作用。

哮是一种发作性痰鸣气喘疾病。病理因素以痰为主，"伏痰"遇感引触，痰随气升，气因痰阻，相互搏结，壅塞气道，肺管狭窄，通畅不利，肺气宣降失常，引动停积之痰，而致痰鸣如吼，气息喘促。

2. 治疗原则应该是培元固本，急则治其标，缓则治其本。用三子养亲汤加减为主治其标，加补肾益肺药物治其本。肺肾虚，有痰是标，本虚标实。

3. 服药方法：在上午10点左右服药，此时阳气初升，有助于大补元气的药物发挥疗效，患者感觉不饱不饿，使得汤汁不会因空腹而在胃内停留过短，也不会因饱餐后和胃肠道接触面积减少而影响吸收。脾主运化，助消化。

4. 对于久咳气虚，重用西洋参。西洋参为主药，补气养阴，清热生津。因久咳致气阴两虚，治疗需以滋补气阴为主。久咳郁而化热，西洋参偏苦寒，兼能补阴，具有补气养阴不助热的特点，适宜气阴两伤而有热者。

5. 对于肾不纳气，重用蛤蚧，特别是上年纪的老年人和久病虚人，必加大蛤蚧用量。蛤蚧味咸性平，归肺、肾经，补肺益肾，纳气平喘助阳益精，主要用于治疗肺肾亏虚导致的肾不纳气的气喘，用于治疗虚劳气促、劳嗽咳血、阳痿遗精等病症。同时对于年老岁迈，肺肾不足者，蛤蚧体现其标本兼治之效。蛤蚧为血肉有情之品，运用动物有血、有肉、有骨的特点，类似于人体脏腑组织的传统动物补益药，与滋补药一起熬制，有助于引药直达病所，促进滋补药材被人体吸收，从而补充人体五脏的物质亏损，增强功能活性，扶助正气，增强体质，改善机体衰弱状态。

6. 肺与大肠相表里，肺气壅塞，失于宣降，气不下行，津不下达，可引起腑气不通，肠燥便秘。用炒苦杏仁、肉苁蓉润肠通便。

7. 若大肠实热，传导不畅，腑气阻滞，可影响肺的宣降，出现胸闷咳喘，可酌加用杏仁、麻黄。两药一宣一降，杏仁还可润肠通便，调节肺的宣发肃降功能。

8. 肺宣发肃降功能失常，致肺气行水功能失常，以至于脾转输到肺的水液不能正常散布，聚而为痰饮水湿，水饮积于肺中，阻塞气道，影响气体交换，导致咳嗽痰多的表现，甚至不能平卧。哮喘有痰，壅阻气道，酌加竹茹以豁痰为主。

9. 竹茹甘微寒，善于清热化痰，治肺热咳嗽，痰黄质稠。

10. 竹茹与葶苈子同用增强清热化痰功效。葶苈子苦泄辛散，泄肺之实而下气定喘，善泄肺中水饮及痰火。泄肺平喘，利水消肿，多治痰壅邪盛之喘咳不得平卧及胸腹积水。

11. 痰喘生燥，热壅肺间，咳喘黄痰，加黄连以清热。

12. 脾为生痰之源，湿聚成水，水聚成饮，饮凝成痰，为杜绝生痰，加豆蔻以化湿开胃，温中行气，止呕消食。豆蔻还能促进胃液分泌，增进胃肠蠕动，制止肠内异常发酵，祛除胃肠积气，有良好的芳香健胃作用，且能止呕。

13. 炒酸枣仁，对久咳失眠者，有养心补肝、宁心安神、生津敛汗之效。加酸枣仁，理肝阴、心阴不足，并防止肝血不足导致的木火刑金。

14. 脾胃虚寒者，加豆蔻以温脾胃。

15. 久喘必生食积，食积必消化不良。鸡内金消食化积作用强，广泛应用于米、面、薯芋、乳肉等各种食积证，与麦芽同用可增强消食化积之力。

16. 炒火麻仁，质润多脂，老年人，产妇，体弱、津血不足的肠燥便秘者，可酌加炒火麻仁。炒火麻仁，质润多脂，与杏仁合用，可增强通便作用。火麻仁在肠中遇到碱性肠液后产生脂肪酸，刺激肠壁，使蠕动增强从而达到通便作用，还可降血压及阻止血脂升高。

16. 肺虚久咳加乌梅，乌梅入肺经能敛肺气，止咳嗽，适用于肺虚久咳少痰或干咳无痰之证，可与苦杏仁同用，增强疗效。

17. 咳喘剧烈，睡卧不宁，加五味子。五味子敛肺降气，咳嗽剧烈必用。

18. 久咳虚喘骨蒸加紫河车。紫河车又名胎盘，味甘咸，性温，归心、肺、肾经，补肺气，益肾精，纳气。平喘单用，与蛤蚧、冬虫夏草同用治肺、肾两虚，嗽久咳虚喘骨蒸劳。紫河车可提高免疫力，增强机体抗病能力，减轻疲劳，改善睡眠，改善阳虚状态下能量代谢低下的病理变化。

19. 久病多虚，虚人必有血瘀，血瘀必有胸闷，可用活血化瘀之品三七。40岁以后一般体内有瘀，三七可促进瘀血去，新血生。咳喘虚劳必用三七，以促进血液循环再生。

或问，定喘除闷汤怎么没有开胸之药？没有桂枝、薤白、瓜蒌？喘闷既不同于桂枝薤白瓜蒌散胸痹胸闷症，也不同于半夏厚朴汤之胸膈满闷，不能用开破之药，喘闷之症，以补肾固本救肺为要。

喘证既除，闷症自消。见证不治证，是祖国医学治疗疾病的最高境界！

九、咳痰喘闷危症治验医案

郝某，男，86岁，肺病危症。哮病20年。昼夜不止，家人聘请4个保姆轮流伺候。但不解病痛。20年来，当地各个医院都住过，北京、上海也去了不少医院，但一直轻轻重重，喘哮难除。

患者30年前患老年慢性支气管炎，10年转肺气肿，近几年加重，医院诊断为肺病危症，怀疑为间质性肺炎，希望去北京确诊。家人考虑年迈病久，随时都有生命危险，遂请谢师疏方。

4月4日初诊：喘咳闷痰，动则加剧。由众人推抬进门诊，喘声连连，耸肩佝偻，满楼咳痰声如锯，走廊皆闻其喘息声。

刻诊，即全身抖动，心悸，恐惧，自汗，暴喘。反复发作。

患者面色灰暗，如有薄薄一层雾气笼罩，殊为罕见，恐非吉兆。唇指发绀，颈脉动甚，咳喘频频，痰如拽锯，痰稀而味咸。腰困如折，畏寒，入冬以来足不出户。失眠，神魂不宁。食纳尚可，便干结，三五日一行，小便余沥不尽。四末冷，双膝尤冷。舌质瘀暗，脉象混沌散乱，细辨左弦急，右虚数。考咳喘一症，初病在肺，久必及肾。患者年高，肾气本衰。

加之久病耗伤，重伤肾气。肾在变动为"栗"，今病而颤抖，正是"栗"意义。肾为先天之本，诸气之根，元阴元阳之所居，又为封藏之本。今肾之阴阳两虚，其封藏、纳气、固守之能大衰。又适逢春天肝阳来复，扰动肾宫，致元气不能下守，时时上奔欲脱。自汗者，非卫气之虚，乃肾不主闭藏也；暴喘者，非痰实气壅，乃肾不纳气也；经气之行，全赖肾气之充，今肾气衰，经气起步难。心中恐惧者，肾在志为恐也。

肾元失固，且挟冲脉之上奔也；稀痰上涌而味咸者，肾液上乘也；腰困如折者，肾将惫也；且肾主二阴，阴亏失濡则大便难，阳衰失统则小便多；至若四末冷，亦火之衰，阳气难达四末也。

种种见证，无一不属于肾虚欲脱。若盲目用药，必有暴脱之变。救治之法，全在一个"固"字，一个"救"字，一个"补"字。万病不治，求之于肾。

沧海横流，方显英雄本色！医师之道，在于挽狂澜于既倒，扶大厦之将倾。说话间，谢文英开出良方，疏方如下。

予西洋参 30 克急补中气以救肺，蛤蚧 1 对、炒火麻仁 15 克急救肾元以降气通便，炒苦杏仁 10 克化痰止咳以息喘，炒酸枣仁 20 克以安魂宁卧。槟榔 10 克、竹茹 10 克以降气行水，黄连 5 克清心除烦，甘草 6 克调和百味以固本。12 剂，嘱其 4 小时服一次，昼夜不停。

4月18二诊：喘咳闷痰，动则加剧，但已能入眠，魂魄已宁。首战告捷，成效已见。脉象初见清晰，但还细数，舌质瘀见白苔。补救方案理想，现于攻痰泻喘。

西洋参 30 克，蛤蚧 1 对，炒紫苏子 15 克，葶苈子 15 克，槟榔 10 克，甘草 6 克，炒火麻仁 15 克，炒苦杏仁 10 克，竹茹 10 克，黄连片 2 克。

葶苈子大苦、大寒、大辛，泻肺平喘，利水消肿，破坚逐痰。一般用量不到 10 克，谢教授不经试探，直用 15 克，足见大师风范，韩信用兵，能攻善战。

5月2日三诊：咳嗽减轻，乏力改善，饮食增加，精神较佳，心慌。脉象缓和，细数见弦，舌质瘀退苔白。

西洋参 30 克，蛤蚧 1 对，炒紫苏子 15 克，葶苈子 15 克，槟榔 10 克，甘草 6 克，炒火麻仁 20 克，竹茹 10 克，肉苁蓉 20 克，紫河车 10 克。

加紫河车调理免疫，泻中有补，攻补有度。

5月16日四诊：胸闷，腹胀，便秘。此有两种原因，一是咳痰加剧急症调理后，出现调理中胸闷，此乃吉兆，说明病情向好。二是连续攻泻，痰饮化留胸膈而闷。急急理气下行，不使滞留，给予三子养亲汤。

西洋参 40 克，炒紫苏子 15 克，炒火麻仁 15 克，炒苦杏仁 10 克，竹茹 10 克，肉苁蓉 15 克，乌梅 6 克，炒莱菔子 15 克。

另加紫河车 30 克。

5月30日五诊：不忘初心，继续泻肺平喘，不使反弹，顺势健脾化湿。谢师之疏方，点水不漏，不能不让人佩服。

西洋参 30 克，蛤蚧 1 对，炒紫苏子 15 克，葶苈子 15 克，槟榔 10 克，甘草 10 克，炒火麻仁 15 克，炒苦杏仁 10 克，竹茹 10 克，炒麦芽 20 克，豆蔻 3 克，黄连 3 克，三七 3 克，紫河车 6 克。

6月13日六诊：活动后喘闷，此为好转吉象，患者由 4 人看护，可以自由活动。

西洋参 40 克，蛤蚧 1 对，炒紫苏子 15 克，葶苈子 15 克，槟榔 15 克，甘草 10 克，炒火麻仁 20 克，炒苦杏仁 15 克，竹茹 10 克，黄连 3 克，紫河车 15 克。

6月27日七诊：康复中，继续猛攻，乘胜泻肺平喘。

西洋参 40 克，蛤蚧 1 对，炒紫苏子 15 克，葶苈子 15 克，槟榔 15 克，甘草 10 克，炒火麻仁 20 克，炒苦杏仁 15 克，竹茹 10 克。

7月11日八诊：又现胸闷。然此胸闷非彼胸闷，乃是康复过程中的现象，不是病痛。

西洋参 30 克，蛤蚧 1 对，炒紫苏子 15 克，葶苈子 15 克，槟榔 10 克，甘草 6 克，炒火麻仁 15 克，炒苦杏仁 10 克，竹茹 10 克，黄连 3 克，紫河车 15 克，桉柠蒎肠溶软胶囊。

9月5日九诊：一切向好，稳定疗效。暂时去掉攻泻之葶苈子，老师开始了免疫基础建设。

西洋参 40 克，蛤蚧 1 对，槟榔 10 克，甘草 6 克，炒火麻仁 15 克，炒苦杏仁10克,竹茹10克,炒紫苏子20克,太子参30克,黄连3克,紫河车30克。

9月19日十诊:咳痰又起,老病咳喘,不敢有半点疏忽,继续攻泻平喘。

西洋参40克,蛤蚧1对,炒紫苏子15克,葶苈子15克,槟榔10克,甘草6克,炒火麻仁15克,炒苦杏仁10克,竹茹10克,黄连3克,炒酸枣仁20克。

9月26日十一诊:蛤蚧始终不撤,足见肾虚咳喘有多顽固,也说明补肾元有多重要。睡眠见瘥。

西洋参40克,蛤蚧1对,炒紫苏子15克,葶苈子15克,槟榔10克,甘草6克,炒火麻仁15克,炒苦杏仁10克,竹茹10克,炒酸枣仁30克,黄连3克。

10月17日十二诊:此方加炒鸡内金,说明长期服药,胃气已伤。但攻泻仍不敢丝毫疏忽,否则痰喘一旦卷土重来,将前功尽弃。

西洋参40克,蛤蚧1对,炒紫苏子15克,葶苈子15克,槟榔15克,甘草6克,竹茹10克,炒酸枣仁20克,豆蔻6克,炒鸡内金10克,炒麦芽20克,黄连3克,紫河车15克。

10月31日十三诊:此后攻补兼施,养胃行气,此乃谢师基本方略。

西洋参40克,蛤蚧1对,炒紫苏子15克,葶苈子15克,槟榔15克,甘草6克,炒火麻仁20克,竹茹10克,肉苁蓉30克,炒莱菔子15克,紫河车30克,黄连6克。

11月14日十四诊:开始补心气,补是为了更好地攻。

西洋参40克,蛤蚧1对,炒紫苏子15克,槟榔15克,甘草6克,炒火麻仁20克,竹茹10克,肉苁蓉30克,炒莱菔子15克,龙眼肉10克,黄连6克,阿胶10克,紫河车30克。

11月28日十五诊:此方重新加入能攻咳善化痰的葶苈子。

西洋参40克,蛤蚧1对,炒紫苏子20克,葶苈子20克,槟榔15克,炒火麻仁20克,肉苁蓉30克,炒莱菔子20克,炒苦杏仁10克,蜜麻黄6克,黄连6克,阿胶10,紫河车30克。

12月12日十六诊：加蜜炙麻黄，旨在升降中温化顽痰，补泻间调畅气机。

西洋参40克，蛤蚧1对，炒紫苏子20克，葶苈子20克，槟榔15克，炒火麻仁20克，肉苁蓉30克，炒莱菔子20克，炒苦杏仁10克，蜜炙麻黄6克，紫河车15克，阿胶10克，黄连3克，细辛3克。

12月26日十七诊：发起最后猛攻，葶苈子加到20克，加上蜜炙麻黄、苦杏仁，对痰喘开始进行最后清理。

西洋参40克，蛤蚧1对，炒紫苏子20克，葶苈子20克，槟榔15克，炒火麻仁20克，肉苁蓉30克，炒莱菔子20克，炒苦杏仁10克，蜜炙麻黄6克，黄连3克，阿胶10克，紫河车15克。

1月9日十八诊：写到此处，我对谢老师的方略技巧，深深赞叹，攻城略地中难免破气，此用醋五味子重在敛肺，不使肺气有所耗失。

西洋参40克，蛤蚧1对，炒紫苏子20克，葶苈子20克，槟榔15克，炒火麻仁10克，炒苦杏仁10克，蜜炙麻黄6克，醋五味子6克，炒莱菔子20克，黄连6克，阿胶10克，紫河车30克。

1月19日十九诊：又见便秘，加大润肠和通便的力度。

西洋参40克，蛤蚧1对，炒紫苏子20克，葶苈子20克，槟榔15克，炒火麻仁20克，肉苁蓉30克，炒莱菔子20克，炒苦杏仁10克，蜜炙麻黄6克，醋五味子6克，黄连6克，阿胶10克，紫河车30克。

1月23日二十诊：加大收敛作用，给予收敛的醋五味子，配伍化阴酸收的乌梅，加强阴分建设。

西洋参40克，蛤蚧1对，葶苈子20克，槟榔15克，炒火麻仁20克，肉苁蓉30克，炒莱菔子20克，炒苦杏仁10克，蜜炙麻黄6克，醋五味子6克，乌梅6克，黄连6克，阿胶10克，紫河车30克。

2月20日二十一诊：硝烟已过，打扫战场时还不能忘记疾病反弹。葶苈子减到15克。战役已近尾声。肾气已恢复，开天辟地，第一次去掉蛤蚧。

西洋参30克，炒紫苏子15克，葶苈子15克，槟榔15克，甘草6克，炒火麻仁20克，竹茹10克，肉苁蓉20克，炒酸枣仁30克，炒苦杏仁10

克，紫河车15克，黄连6克，阿胶10克。

3月20日二十二诊：全面加强基础建设，塑造全身免疫系统，难怪此公92岁还好于同龄人。

西洋参30克，蛤蚧1对，炒紫苏子15克，葶苈子15克，槟榔10克，甘草6克，炒火麻仁20克，肉苁蓉20克，炒酸枣仁30克，炒苦杏仁10克，醋五味子6克，黄连6克，三七6克，阿胶10克，紫河车15克。

3月6日二十三诊：经过了精心治疗，此公彻底康复了！

西洋参30克，炒紫苏子15克，甘草6克，槟榔12克，炒火麻仁20克，竹茹10克，肉苁蓉30克，炒苦杏仁10克，蛤蚧1对，葶苈子20克，酸枣仁30克，黄连3克，三七6克，紫河车30克。

经谢文英教授调理后，悉如常人，行动如常，优于同龄人。追访6年，现一切如常。92岁老人不要一人伺候，一切都能自理。水肿全消，精神健旺，秋收大忙时节，仍能做些农活。

十、论师说气

伤寒流派鼻祖张仲景，把六经辨证作为辨证的核心，把"观其脉证、知犯何逆，随证治之"贯穿始终，成为一代医圣。张仲景的六经八纲，突出了一个"经"字。

经者，乃道德、思想、行为的标准，是常行不变的历史，更是人的经脉经络，又是治理管理的意思，成为后世医家永亘千秋的医典。

补土派提出了"内伤学说"，认为风、暑、湿、燥、寒各种致病因素最易耗伤人体元气，"内伤脾胃，百病由生"。他们根据《黄帝内经》（简称《内经》）关于四时皆以养胃气为本的理论，治疗上强调调理脾胃、升提中气，需补中益气汤的理论，突出了一个"土"字。

补土派认为土生万金，万病不治，求之于脾。脾乃后天之本。先天不足后天补，著名的《脾胃论》就是他们的纲领，对后世医家影响深远。

扶阳派又称火神派，认为万物离不开阳，有阳则生，无阳则死。这一流派突出了一个"阳"字。

当代古中医派著名老医师李可更是言之凿凿：阳虚十占八九，阴虚百难见一，寒实为病十占八九，火热为害十中一二，这个阳，既是先天之肾，亦是后天脾胃。先天之阳是属火，命门之火叫阳根，阳根一拔，生命之无延。

因此，李可大声呼吁：有了太阳才有了生命，阳就是人身的太阳，阳萎则病，阳衰则危，阳亡则死；所以救阳，护阳，温阳，养阳，通阳，一刻不可忘；治病用药切切不可伤阳。所以古人云：万病不治求之于肾。

河南中医药大学谢文英教授，紧紧抓住一个"气"字而贯穿始终，力挽狂澜，妙理独运，往往药到病除，效如桴鼓。

人活一口气，气可贯长虹。中华语言中有气冲斗牛，气概天高，气薄云天，气象万千，气吞山河，气宇轩昂；也有气息奄奄，气喘吁吁，气急败坏，气竭声嘶。这就说明"气"对于人们生活的极其重要性。

夫混沌即开，阴阳春夏，春升肝气，秋降肺气，这一升一降之运行中，全赖中土之气作枢纽在斡旋，在枢纽斡旋中，风、暑、湿、燥、寒往往乘虚而入以致病。

谢教授调理治病，离不开气，也方方用气药。在气药世界里，尽显风流。

调咳喘病中，谢师用桂枝、麻黄、芦根、白芥子宣肺气以降喘；以葶苈子、槟榔、西洋参清肺气以治喘；以蛤蚧、山药、紫河车、火麻仁、肉苁蓉补肾气以润肠；以甘草、豆蔻、竹茹斡中气以回阳。气韵所向，咳病披靡。

调妇科病，谢师用醋柴胡、生白芍、陈皮、青皮、香附、郁金，疏肝理气。

调脾胃病，谢师用枳壳、鸡内金、生麦芽、莱菔子、香附、砂仁理脾气、升胃气。

就连谢文英最拿手的调理再生障碍性贫血的证治，也是气字当头，峻补中气，土生万金，补脾升血。这一医理，得到了祖国医学界同仁的广泛赞誉。

说起再生障碍性贫血，早在几十年前，谢文英在河南中医学院读研时，就富有名气了，有位身患再生障碍性贫血的姑娘，慕名住宾馆等待谢大夫下课瞧病。

谢文英调病，方就几味药，药量也很轻，然四两拨千斤，柔中充满阳刚，气压江城十四州！有人说她是受到了《脾胃论》的真传，说她医方不离脾土。也有人说她是张锡纯的传人，善于气血阴阳辨证。

现在评价谢文英的历史地位还为时尚早，她的医术精湛在医疗效理，她的口碑屹立在百姓中。气运丹田，谢文英还能走很远。

十一、谢文英调病抄方实录

先将跟师学习期间，所抄的调治咳喘方，分享于后，以期总结出一些理性认识。

1. 感冒咽痛方

李某，男，12岁。2013年10月27日初诊。

感冒发热，咽痛。

炙麻黄6克，炙杏仁10克，桂枝3克，细辛6克，鸡内金10克，麦芽20克，炙五味子3克，甘草6克。2剂，水煎服，日1剂，早、晚2次温服。

2. 虚寒咳喘方（白痰）

胡某，男，26岁。

紫苏叶6克，杏仁10克，党参15克，云苓15克，桂枝3克，细辛3克，五味子6克，枳壳1克，小茴香10克。

3. 感冒咳喘方

范某，女，42岁。

怕冷，感冒咳嗽20天，舌红苔厚腻，脉浮紧。

桂枝6克，细辛6克，白芷10克，芦根15克，太子参15克，杏仁10克，生白芍10克，地骨皮10克，薄荷10克，五味子6克，甘草3克，紫苏子10克。6剂，水煎服，日1剂，早、晚2次温服。

二诊时仍咳，头痛，怕冷，舌红苔厚，脉沉细。

北沙参12克，炙麻黄6克，炙杏仁10克，细辛6克，紫苏叶10克，炙五味子6克，鸡内金10克，桂枝4克，羌活6克，甘草6克，云苓15

克（喉头支气管炎症）。

三诊：症状好转，受凉易咳，舌淡苔白，脉沉细。

北沙参15克，炙杏仁10克，炙五味子6克，桂枝6克，细辛6克，生白芍15克，甘草6克，炙麻黄3克，灵芝15克，云苓20克，枳壳12克。

4. 感冒未起痰黄咽干方

滕某，男，35岁。2014年4月2日初诊。

感冒没起来，痰黄咽干，舌暗红苔薄，脉浮数。

芦根15克，杏仁10克，木蝴蝶10克，细辛6克，木香10克，生白芍15克，云苓20克，橘红6克，太子参15克，黄芩10克，龙胆草6克，甘草6克。

5. 咳嗽20年方

熊某，男，66岁。

咳嗽20年，右膝关节炎2年，舌暗淡，苔中黄，脉左偏数，右稍弦。

党参15克，香附10克，鸡内金10克，麦芽20克，砂仁5克，白术10克，枳壳10克，橘红6克，枸杞子20克。

二诊：夜起工作，咳喘加重，舌暗紫苔白，左细数，右弦数。上方去橘红，加白果16克、蛤蚧1对、五味子6克。

6. 少儿感冒咳嗽方

黄某，男，8岁。

感冒咳嗽，舌淡苔白厚，心律不齐。

杏仁10克，太子参20克，灵芝10克，五味子6克，鸡内金10克，麦芽20克，龙眼肉12克，白术10克，茯神12克。

7. 寒咳嗽方

岳某，女，44岁。

经期提前3天，现经期第5天。最近感冒。受寒咳嗽，晚重，舌淡苔黄薄，脉虚细。

芦根15克，杏仁10克，细辛6克，南沙参15克，桂枝6克，生白芍10克，甘草6克，防风6克，紫苏叶10克，炙款冬花6克。

第一章 调咳喘

8. 活动咳嗽鼻塞方

陈某，女，5岁半。

活动后咳嗽，受凉鼻塞，舌红苔薄，脉沉细。

北沙参12克，乌梅2克，天冬6克，炙葶苈子10克，蛤蚧1对，炙五味子3克，枸杞子10克，紫苏子10克（过敏性变异性支气管哮喘）。

二诊：仍间断性咳嗽鼻塞，舌红苔薄。

太子参15克，杏仁10克，枳壳3克，橘红3克，川贝母1克，鸡内金10克，麦芽20克，石斛3克，木香10克，槟榔10克，炙五味子3克。

9. 咳半年方

胡某，男，30岁。

咽红，晨咳半年，舌红苔薄，脉细数。

桂枝6克，白芍10克，杏仁10克，甘草6克，牛蒡子10克，薄荷10克，沙参15克，五味子6克，石韦10克，木蝴蝶10克，石斛3克。

10. 晨咳胸痛方

王某，女，47岁。

胸痛，咳嗽1年，舌暗红苔白，脉细数。

夏枯草30克，菊花20克，藿香12克，佩兰12克，生薏苡仁20克，陈皮10克，半夏10克，云苓30克，鸡内金10克，麦芽20克，荷叶10克，杏仁10克。

11. 异味过敏咳嗽方

刘某，女，52岁。

醒后咳，异味咳月余，四肢凉，眠差，舌暗苔白厚，脉沉细。

沙参15克，杏仁10克，制紫菀6克，炙款冬花6克，紫苏子10克，细辛6克，炙麻黄6克，桂枝6克，太子参20克。

12. 遇寒咳嗽方

苏某，男，15岁。

遇寒热，过敏咳嗽，年余，夜间咬牙20天，出虚汗，舌嫩苔暗腻，面黄纳少。

桂枝3克，细辛3克，五味子6克，鸡内金10克，杏仁10克，枳壳

10克，沙参12克，麦芽20克，炙款冬花6克，橘红10克。

13．气喘嘶哑方

游某，男，44岁。

气喘10年，感冒加重月余。闷气，心率加快。舌暗红苔黄，脉弦细数，嘶哑1个月。

杏仁10克，木蝴蝶10克，石斛6克，木香6克，寸东10克，鸡内金10克，麦芽20克，酸枣仁10克，丹参15克，地龙15克，紫苏子10克，蛤蚧1对，川贝母3克，蝉蜕10克。

14．再生障碍性贫血浅咳方

李某，男，8岁。

再生障碍性贫血6个月，浅咳咽红，舌红苔黄厚腻，脉细数。

太子参20克，杏仁10克，紫苏叶10克，炙麻黄10克，木蝴蝶10克，牛蒡子10克，薄荷10克，制紫菀6克，炙款冬花6克，防风6克。

15．支气管哮喘痰鸣方

沈某，男，8个月。

支气哮喘，喉咙有痰鸣声。

桂枝3克，杏仁6克，太子参1克，蛤蚧1对，地龙10克，细辛3克，川贝母0.5克，炙甘草3克，炙麻黄3克。

16．支气管哮喘方

刘某，男，10岁。

支气管哮喘，输液六天流清涕。遇冷涕多，食少，舌红苔滑腻，脉细。

太子参15克，杏仁10克，防风10克，蝉蜕10克，紫苏叶10克，桂枝6克，云苓10克，五味子6克，鸡内金10克，麦芽20克，枳壳1克，甘草6克。

17．肺心病方

沈某，男，67岁。

肺源性心脏病，呼吸道通畅，现痰多，咳嗽，舌淡苔白黄，喘重，血压140/90mmHg。

炙麻黄6克，杏仁10克，党参30克，云苓20克，五味子6克，山茱萸15克，诃子6克，细辛6克，枸杞子15克，桂枝3克，甘草6克，枳壳10克，地龙10克，蛤蚧1对。20剂，水煎服，日1剂，早、晚2次温服。

附11月6日初诊方。

哮喘10年，加重2年，舌淡嫩苔白，脉细数弦。

党参20克，杏仁10克，紫苏子10克，枳壳10克，炙麻黄6克，五味子6克，鸡内金10克，麦芽20克，陈皮6克，桂枝6克，细辛6克，蛤蚧1对。6剂，水煎服，日1剂，早、晚2次温服。

18. 咳嗽8年方

王某，女，48岁。10月30日初诊。

咳喘8年，冬重，干咳，舌红苔薄，脉细（肺气虚）。

炙麻黄6克，杏仁10克，款冬花6克，五味子6克，鸡内金10克，麦芽20克，紫苏子10克，蝉蜕5克，乌梅2克，防风10克，枇杷叶10克，紫菀6克。

二诊方：咳轻，舌淡嫩苔白厚，有齿痕，脉细。

拟上方加大乌梅3克，蝉蜕10克，南沙参15克。

三诊：遇冷咳，舌红苔白脉细。

南沙参15克，紫菀6克，款冬花6克，杏仁10克，木蝴蝶10克，紫苏叶10克，蝉蜕10克，防风10克，五味子6克，乌梅2克，紫苏子15克。

19. 老年慢性支气管炎（慢性阻塞性肺疾病）方

朱某，女，70岁。

肾阳虚，慢性支气管炎，肺气肿13年，红细胞沉降率（简称血沉）37mm/h。尿失禁一年多，日便2次，舌暗苔少，脉沉数。

生晒参15克，枸杞子12克，云苓15克，炒白术12克，炒山药15克，枳壳10克，桑螵蛸10克，金樱子10克，地龙10克，覆盆子10克，麦芽20克。

二诊：尿仍失禁，舌红苔薄，脉细沉数滑。

生晒参15克,杏仁10克,枳壳10克,桑螵蛸10克,覆盆子12克,金樱子10克,炒山药15克,菟丝子12克,五味子3克,山茱萸10克。4剂,水煎服,日1剂,早、晚2次温服。

三诊:仍咳,舌红苔少,脉短细滑,还有尿频。

生晒参15克,杏仁10克,枳壳10克,桑螵蛸10克,炒山药12克,五味子12克。

20. 咳喘月余方

吴某,女,60岁。

咳嗽月余,舌红苔黄,脉细数。

麻黄6克,杏仁10克,芦根12克,黄芩6克,川贝母1克,沙参12克,五味子6克,鸡内金10克,麦芽20克,竹茹10克,半夏10克,细辛5克,桂枝6克。

21. 间断性咳嗽方

樊某,男,46岁。

间断性咳嗽6年,喉头遇冷热痛,酒后重,舌暗红苔薄,脉细。

南沙参15克,枳壳10克,细辛6克,桂枝6克,白芍15克,杏仁10克,五味子6克,鸡内金10克,麦芽20克,酸枣仁10克,木香10克,甘草6克,地龙10克。

22. 老年慢性支气管炎方

朱某,女,70岁。

慢性支气管炎几十年,易感冒,伴咳痰,便干,尿频,舌红苔白,脉微弦,心悸。

炙麻黄6克,杏仁10克,五味子6克,桂枝6克,地骨皮10克,鳖甲6克,鸡内金10克,麦芽20克,酸枣仁10克,紫苏子10克。

二诊:头痛,便秘,胃管热,易醒。舌淡苔黄,脉弦细。

沙参15克,紫苏子10克,鸡内金10克,麦芽20克,莱菔子15克,葶苈子10克,杏仁10克,黄连2克,黄芩10克,石斛6克,地龙10克。

第二章 调月经病

经、带、胎、产、孕为女病之大全,归、芎、芍、地为调治女病之总司。本章将带你走进这个错综复杂的病理系统,这个灵长世界的神秘王国。她将跨越时空,跨越意识形态,直击女科难以启齿的秘病,以及这些秘病的调理立方。通过这双秘境之眼,你会看到,谢文英和她的先贤们,怎样在祖国医学的舞台上,尽显风流。

一、话说月经

《黄帝内经》称妇女月经为月事,"三旬一下"。李时珍在《本草纲目》中也明确地论述妇女"其血上应太阴(月亮),下应海潮。月有盈亏,潮有朝夕,月事一月一行,与之相符,故谓之月水、月信、月经。经者,常候也。"现代医学研究证明,正常的月经周期是28天左右。这与月亮盈亏周期十分接近。德国的妇科专家调查了上万名妇女的月经周期后发现,妇女在满月的夜晚月经来潮,出血量可能成倍增加,在月亏的情况下月经来潮,出血量就比较少。成年女性每月有一次出血,这只是我们看到的表面现象。在女人的身体里,发生着更加奇妙的变化,其精密和完美,胜过世上最灵巧的工匠制造的机器。这个变化以28天(一个月)为一个周期,就是月经周期。以最简洁的方式描述:月经期7天,之后增殖期7天,然后分泌期14天,月经周期总共28天。其中排卵是在增殖期末分泌期前,也就是月经过后7天,这附近的几天是最易受孕的时间。

是什么推动女性的身体按着月经周期周而复始地变化,犹如潮汐的涨落?是激素。卵巢和子宫随着血液中雌激素和孕激素的浓度高低而发生变化,雌、孕激素的多少又是由脑垂体分泌的促性腺激素决定的;而脑垂体产生多少促性腺激素听命于下丘脑的安排。所以,下丘脑—垂体—卵巢产生的激素调节着月经周期,而这种轴一样的联系又受中枢神经系统的调控。

我们依据子宫内膜的变化将月经周期分为3个阶段。

(一) 月经期 (出血期)

月经期历时4～7天。此时血液中孕激素和雌激素降到最低水平，子宫内膜的生长失去了支持，子宫内膜中血管痉挛、破裂，引起出血，并将坏死的子宫内膜冲入子宫腔内。另外，子宫分泌一种叫作前列腺素的物质，它导致子宫收缩，促使血液和子宫内膜从子宫腔经阴道排出，形成了月经。因此，经期养颜，楚楚动人，是说月经期，人会漂亮些。

(二) 增殖期 (又称卵泡期)

增殖期约从来月经后第5天开始，历时7～10天，此时血液中雌激素水平逐渐升高。子宫内膜开始修复，子宫内膜逐渐增厚，血管和子宫腺体也随之生长。

(三) 分泌期 (又称黄体期)

分泌期约从来月经后第15天开始，历时14天左右。此时卵巢中的卵泡已经排卵，排卵后形成黄体，分泌的孕激素，使已增厚的内膜中血管增生、充血，并使子宫腺体扩张弯曲，分泌黏液。这些子宫内膜的变化有利于受精卵着床。假如这次月经周期中未受孕，黄体就会由于得不到有关激素的支持作用而发生萎缩，从而停止分泌孕激素和雌激素。此时就又进入了月经期。周而复始，维系着成熟女性生理期的平衡。

二、月经的脉象

先贤曰，女人尺脉常盛，而右手脉大，皆其常也。若肾脉微涩，或浮或滑，而断绝不匀，或肝脉沉而急，皆经期不调之候也。

夫女子十四则月水行，男子十六则阳精溢，此皆合乎阴阳之数，各及其时。故男子之精气宜盛，女子之月水宜调。然则调经之道，贵乎抑其气以行其血，血盛气衰为从，从则百病不生。是说女子多补血，男子多补气。诚如是，则孕育乃成。

且妇人之外感之病，因四时所感，六淫七情所伤，悉与男子治法同。惟胎前产后，七症八瘕，崩漏带下之证为异，故别着方。究其所因，多由月水不调，变生诸证，大概以经候如期为要。

然人为自然之子，焉能不受自然风、暑、湿、燥、寒之影响？于是，先贤之于法治：此或有愆期，当审其冷热而调之。辨寒热。

先期而行者，血热也，法当清之。

过期而行者，血寒也，法当温之。

此为辨寒热而治之。然则又不可不察其有无外感，为之寒热，而后投药。

惊则脉乱！若被惊则血气错乱，经脉渐然不行，逆于上则从口鼻中出，逆于身则为血分劳瘵。

劳脉虚浮！若其时劳力太过，则生虚热，亦为疼痛之根。

痛则沉迟！气脉来盛去衰，若喜怒则气逆，气逆则血逆，逆于腰、腿、心、腹、背、胁之间，遇经行时，则痛而重着。过期又安。

怒脉两寸俱盛，尺常滑虚！若怒极而伤于肝，则又有眼晕、呕吐之症，加之经脉渗漏于其间，遂成窍血淋漓不已。

凡此之时，中风则病风，感冷则病冷，久而不治，崩漏带下，七症八瘕，可立而待矣。

若见妇女右手寸脉浮长，出于鱼际者，气盛也。盖女人善怀多思多妒，每事不遂意则郁，愤满则气无释，血益日消，气益日盛，阴阳交争，乍寒乍热，食减形羸，诸病蜂起。然此脉之妇，惟师尼寡妇、长年闺女、士大夫商贾之妻，并失志之妇者有之。何也？思春是也。

若见厥阴肝脉弦出寸口，又上鱼际者，阴盛也，此思男子不可得也。盖男子以精为主，男子精盛以思室，妇人血盛以怀胎。故肝脉弦出寸口者，则阴盛可知矣。

由此可见，经期之脉，与常脉迥异。据笔者经验，大凡女子经期适前，皆有征兆。若见女子六脉上虚下实，尺脉壅盛，而左尺肾精之候尤甚，大有山雨欲来之势；三天之内必来月水！如当此月圆之时，又见此脉，必见月经必倾盆如雨。

何也？大凡人之经期，常受月球潮汐影响，以致多与潮汐同步。凡与潮汐月圆同步者，经血就充盈，来量就多；反之，若见月亏之时来潮，月经就明显减少。这个规律，来于自然。

据谢文英老师之子李亮医师之行医经验，月经来前之舌苔，为舌红中有倒刺，加上少腹拘痛，一把脉山雨欲来，月经将至！此乃李亮医师之功，岂敢贪图。

由于内受身体物质和精神的影响，外受自然界风、暑、湿、燥、寒的侵袭，女性的经期往往会发生变化。这种变化是必然的、绝对的，不受影响是相对的。

这种变化，就会导致月经病。月经病是以月经的周期、经期、经量、经色、经质等发生异常，或伴随月经周期，或于经断前后出现明显症状为特征的疾病，是妇科临床的多发病。

三、月经量少补肾活血汤

当归10克，丹参10克，香附10克，川续断15克，狗脊15克，大云15克，巴戟天15克，小茴香10克。

谢文英立此方，当归、丹参、香附的比例是一比一，把生血活血之当归、活血化瘀之丹参和疏肝理气之香附，等量配伍，构成活血组合，以当归作统领，组方精妙。丹参化瘀之力，已写入史册，一味丹参，功同四物。试问，若无当归生血并活血通经，化瘀之力从何谈起？至于香附疏肝理气，就更是同气相求、同味相生、志同道合了。

当归味甘而重，故专能补血，其气轻而辛，故又能行血，补中有动，行中有补，为血中之要药。当归之于民间，传说多而且广，为所有中药殊胜。

有一个谜语的谜面是"五月底，六月初，佳人买纸糊窗户，丈夫出门三年整，寄来书信一字无。"猜四味中药，可能有的朋友知道谜底，不错，它们就是"半夏、防风、当归、白芷。"而其中"丈夫出门三年整"一句，谜底就是当归，意思是丈夫出门已三年，应当赶快归来，足见妻子对尚在远方丈夫的深切思念之情。

相传，有个新婚青年上山采药，对妻子说三年回来，谁知一去，三年仍不见回来。媳妇因思念丈夫而忧郁悲伤，得了气血亏损的妇女病，后来只好改嫁。谁知后来她的丈夫又回来了。她对丈夫哭诉道："三年当归你不归，片纸只字也不回，如今我已错嫁人，心如刀割真悔恨。"丈夫也懊悔自己没有按时回来，遂把采集的草药根拿去给媳妇治病，竟然治好了她的妇女病，于是便将此药命名为当归。

在四川剑阁，有幅楹联"雄关商阁壮英风，捧出热心，披开大胆；剩水残山余落日，虚怀远志，空寄当归。"原来三国时期，司马昭进攻蜀国，苦守剑阁的姜维假降，想利用司马昭集团之间的矛盾，卧薪策反，重振蜀汉。姜维之母不解儿意，大骂其口，姜维顿生灵感，给母亲寄回两包中药，一包是当归，一包是远志。其母恍然大悟，怨恨遂消。

较之于传说，张锡纯之论更为贴切。当归：味甘微辛，气香，液浓，性温。为生血、活血之主药，而又能宣通气分，使气血各有所归，故名当归。其力能升（因其气浓而温）能降（因其味浓而辛），内润脏腑（因其液浓而甘），外达肌表（因其味辛而温）。能润肺金之燥，故《神农本草经》谓其主咳逆上气；能缓肝木之急，故《金匮》当归芍药散，治妇人腹中诸疼痛；能补益脾血，使人肌肤华泽；生新兼能化瘀，故能治周身麻痹、肢体疼痛、疮疡肿疼；活血兼能止血，故能治吐血、衄血（须用醋炒取其能降也），二便下血（须用酒炒取其能升也）；润大便兼能利小便，举凡血虚血枯、阴分亏损之证，皆宜用之。惟虚劳多汗、大便滑泻者，皆禁用。说白了，当归有滑肠功能，故腹泻不能用。

当归之性虽温，而血虚有热者，亦可用之，因其能生血，即能滋阴，能滋阴即能退热也。其表散之力虽微，而颇善祛风，因风着人体恒致血痹，血活痹开，而风自去也。至于女子产后受风发搐，尤宜重用当归，因产后之发搐，半由于受风，半由于血虚（血虚不能荣筋），当归既能活血以祛风，又能生血以补虚，是以愚治此等证，恒重用当归一两，少加散风之品以佐之，即能随手奏效。

名医就是名医，一语中的。当归能使气血各有所归。当气血不调时，当气血虚亏时，当气血不在其位时，当气血恣肆横行时，当归能使气血各有归属，各尽其能，各司其职。而这个气血总协调，就是当归。

写书至此，突然感悟：所有的活血化瘀药，都有润肠通便功能，当归，生血化瘀，润肠通便；丹参活血化瘀，润肠通便。反过来，所有的润肠通便，都要用活血化瘀之品。由此推论，大便干结、大便不行，都有瘀血阻滞，都需活血化瘀。

难怪当代中药学大家张廷模说起当归赞不绝口，称当归、熟地黄同属生血补血药，当归是走而不守，熟地黄是守而不走。走而不守才能调理气血阴阳，才能统帅三军。哪里需要哪里去，而熟地黄，因守而不走，则只能镇守肾关，做填精之用了。说到这，笔者突然想到，生姜走而不守，干姜守而不走，所以几乎所有的生姜皆可作引，而干姜则不能。

养肾活血汤之核心，还在养肾。谢教授又是一个四等量的组合，川续断、狗脊、大云、巴戟天。川续断重在补肾阳、强筋骨，而且安胎。狗脊补肝肾、强腰膝。大云又名肉苁蓉，补肾壮阳。

而巴戟天主要有两大功效：一为补肾阳。肾阳不固，阳痿不举，宫冷不孕，小便频数。本品补肾助阳，甘润不燥，治虚羸阳道不举，肾阳虚弱，命门火衰所致阳痿不育，下元虚寒之宫冷不孕、月经不调、少腹冷痛，小便不禁等。二为治疗风湿腰膝疼痛，肾虚腰膝酸软。本品补肾阳、强筋骨、祛风湿，对肾阳虚兼风湿之证尤宜，多与补肝肾、祛风湿药配伍，治肾虚骨痿，腰膝酸软，风冷腰胯疼痛、行步不利等。一句话，巴戟天主月经病所产生的临床病症。

写到此处，你会发现，当归、丹参、香附活血组合，重在滋阴（血分之气也属滋阴）；而川续断、狗脊、大云、巴戟天组合，重在扶阳，而且是扶肾阳！四等量的养肾组合，人称"肾四味"。

而小茴香功在温里温中、温经，散寒止痛。尤其是温肝经，调理寒凝气滞！小茴香之温中，重在温中焦之寒，根据中焦寒证的临床表现，而配伍不同。如见食积，则配消食；如见脾虚，则伍补气。然则，还要根据患者的主要症状，解决主要矛盾的主要方面，或疼痛为主，或胀满为主，或呕吐为主，或腹泻为主。若寒凝重症，还要伍干姜、吴茱萸这些大热大辛之品。

小茴香之于温经止痛，重在温通肝经寒邪。肝经绕阴器，大凡男女阴器之病都与肝气不舒有关，如少腹疼痛，如经期不调，如生育不育，如气痛肠疝，如前列腺肿痛，如湿热黄带、痛经闭经、阴部瘙痒，如精血早衰，如过早更年等。至若由此引起情志不舒，无端发火，头晕眼花，眩晕异常，抑郁多疑，等等，无不与肝气不舒有关。

《黄帝内经》云："肝主筋，肝者，罢极之本。"这罢极，就是忍辱负重，忍受苦难，耐受劳苦，任劳任怨。忍受极端而不辍，压力繁重而不言，极而发火偶发怒吼时，还往往让人在涵养上说事。这多像我们多灾多难而又痴心未改的不屈民族，肩负重任而奋然前行！养养肝吧，她忍辱负重，从不欲声，等到她拉不动大业之时，已是肝癌晚期！

因此，我们在情志无端时，在经期不调时，在头痛不舒时，在前列腺肥大时，在抑郁乱语时，就抓紧调肝疏肝救肝！肝是罢极之本，是昂首怒放的本钱，是挺胸阔步的动力。养好这个本，就活力四射，失去了这个本钱，就失去了生命的基础。

小茴香第三个作用就是行气。行气消胀和行气止痛，而且部位广泛，既作用于脾，又作用于肝，既能行气又能止痛，既解脾胃气滞，又解肝郁气滞。小腹是肝经循行部位，小茴香一方面散肝经寒邪，另一方面行肝经气滞，把这两方面结合起来，小茴香就用于肝和脾胃之寒凝气滞。欲治肝病，知肝传脾，小茴香温经，肝脾同调。月经不调之病，小茴香功莫大焉！

活血三味、肾阳四味和温经散寒的小茴香，构成了活血补肾汤的基本结构。绝妙搭配，功在治疗月经不调，月经量少，短暂经闭。

这就是谢文英组方思路，也是其基本的辨证思想。活血补肾汤的调整对象是月经过少，同时，也可用于男性心肾不交或瘀血病证的治疗。

【病案】王某，女，29岁。2018年12月17日初诊。

月经量少9个月，患者于9个月前发现月经量少。经期持续2～3天，色暗黑、痛经、夹有血块，并伴有腰酸。

现症：平素恶寒，手脚冰凉，冬日更甚，胃脘痞满，餐后腹胀；大便2天1次，便质较干，便可；体瘦，面色黄暗，舌质淡有瘀斑，舌苔厚腻，脉沉迟。证属肾虚夹瘀，以补肾理气活血为法。

处方：当归10克，丹参10克，香附10克，小茴香6克，鸡内金10

克，麦芽 20 克，生地黄 10 克，黄芩 6 克，川续断 15 克，狗脊 15 克，大云 15 克，巴戟天 15 克，太子参 30 克，莱菔子 10 克。共 15 剂，水煎服，日 1 剂，早、晚 2 次温服。服药期间忌食辛辣、生冷、油腻。

二诊：效不更方。药后经水如期而下，经量增多，颜色由初起的紫黑转为鲜红，痛经以及腰酸基本未作。其余诸症均好转。

按语：月经周期正常，经量明显减少，甚至点滴即净，或行经时间不足 2 天，持续 2 个月经周期以上者，均属量少。这种经少不及时治疗，可发展为闭经，未生育者可影响其生育，同时长期月经过少可以给患者带来心理压力。

《傅青主女科》云："经水出诸肾。"肾为先天之本，肾精化生肾气，月经量的多少与肾气的闭藏、开泄功能是否正常密切相关。《医学正传·妇人科上·月经》云："况月经全借肾水施化，肾水既乏，则经血日以干涸……若不早治，渐而至于闭塞不通"。该患者月经量少，夹血块，伴有痛经，腰酸，系肾气不足，精血不充，又夹杂气滞血瘀之故。

故而方中用川续断、狗脊、肉苁蓉、巴戟天补益肾气，当归、丹参等补血活血以调经；以香附、麦芽等疏肝行气以行血；以少量的小茴香来温通散寒；以鸡内金、莱菔子等健脾胃以资气血生化之源；以生地黄、黄芩等清热、凉血养阴。全方寓补肾、活血、行气、调脾胃为一体，补而不峻，滋而不腻，共调经血。

四、月经过多温经摄血汤

月经过多是妇科的常见病、多发病，表现为经量明显增多，经期仍有一定规律。多以补中散寒、温经摄血为法。

熟地黄 12 克，白芍 12 克，川芎 6 克，香附 6 克，续断 10 克，巴戟天 10 克，党参 10 克，白术 10 克，肉桂 2 克，柴胡 3 克，五味子 5 克。

细看谢文英这个立方，不难发现，此方由四物汤去当归，加上半个"肾四味"，加上补气行气药组成，温经固涩，它的结构基本上是三三制。

活血化瘀之四物，去生血活血之当归，突出化瘀之主题，在这个组合里，守而不走、功善填精之熟地黄和养肝敛肝的白芍等量配伍，说明了精不离肝、肝不离血、肝血同调的辨证关系。而川芎一味，在此地位特殊，需大书一笔。

张锡纯论芎：川芎味辛、微苦、微甘，气香窜，性温。温窜相并，其力上升、下降、外达、内透无所不至。故诸家本草，多谓其能走泄真气，然无论何药，皆有益有弊，亦视用之何如耳。其特长在能引人身清轻之气上至于脑，治脑为风袭头疼、脑为浮热上冲头疼、脑部充血头疼。其温窜之力，又能通活气血，治周身拘挛，女子月闭无子。虽系走窜之品，为其味微甘且含有津液，用之佐使得宜，亦能生血。一句话，川芎治病之旨就是走窜通经。

张廷模讲川芎活血行气。活哪里血，行哪里气？其实，活血就是化瘀血，活者化也。尤其擅长通化经络瘀血，正因为有这个功能，它能够解郁，解心肝之郁，肝经把血瘀到哪里，川芎就通到哪里、化到哪里。单个意义上说，川芎是肝郁血瘀的克星，也就在这个意义上，它常在妇科月经痛经、产后腹痛，内科胸痹、瘀血疼痛等领域异常活跃。因此，无论哪科郁结不疏、寒凝血瘀，川芎都能大显身手。

祛风止痛，是它的又一特效。尤治头风病，古人把头痛和风连在一起，因头窍是人最高部位，古人云高巅之上为风可到，最高的山顶风速都达，这也是古人之智慧。持这一观点的，首推李东垣，他的"头痛必用川芎"的论断，为千古川芎扬名。风寒头痛，川芎温能止痛，常伍发散风寒止痛之羌活、防风、藁本等物。治疗风热疼痛，川芎祛风止痛，常伍菊花、桑叶、石膏、蔓荆等。对于头痛如裹的风湿头痛，川芎常伍羌活、独活、防风以祛风胜湿。对于顽固多年的剧烈头痛，川芎伍熟地黄、当归以调之，这是因为，有痛必有血瘀，血瘀必郁结。

现代研究证明，川芎升散，上行头目脑干。研究发现，川芎的有效成分，在脑干里含量最高，而一般药物则很难进入脑干，这是因为，穹窿般的血脑屏障会阻止药物的渗透，而川芎一味，有效成分则能大摇大摆地强势通过血脑屏障而不受通关检查！

然川芎之功，远不止这些，它又是一个行气药，尤其行气疏肝。越鞠丸治疗六郁，在药中它对于血瘀肝郁湿郁通治。由于肝郁血瘀在月经病中常见，故古人谓之"血中气药"。这与香附恰恰相反，香附以其活血行气，在文献中被誉为"气中血药"。气中血药之香附，重在行血中之气，与"血中气药"之川芎，构成了气血同治（肝郁不舒、气滞血瘀）的"双凤"，并载入史册。谢文英就是在这个意义上，立温经摄血汤方通调月经量，且效如桴鼓！

【病案】张某，39岁。月经量多1年。

患者1年前出现月经量多，自诉每个周期都能用掉三四包卫生巾，经期6～7天，色淡质清稀，腰酸，小腹冷痛。现症：患者平素怕冷，神疲乏力，面色㿠白，不能食凉物，大便一天一次，偶尔便溏。舌淡苔薄，脉象细弦。证属素体阳虚，脏腑气化迟缓，血海不能应时盈满，以补中温散、温经摄血为法。

处方：熟地黄12克，白芍10克，五味子5克，续断10克，川芎3克，白术10克，肉桂2克，柴胡3克，党参10克，巴戟天10克，香附6克，麦芽20克。守上方治疗60天，一切正常。

按语：月经过多主要与冲任不固，经血失于制约有关。多由气虚不摄、血热妄行、瘀阻冲任、血不归经所致。该患者小腹冷痛为寒滞胞宫之象；然量多色淡、面色㿠白、神疲乏力、便溏为脾虚之症；平素怕冷为阳虚之象。故而方中以熟地黄、白芍、白术大补脾之精血，以固经摄血，柴胡、川芎理气解郁，肉桂温经散寒，续断、五味子益肾固经，巴戟天温补肾阳，香附、麦芽疏肝行气。全方大补精血、温经理气摄血以建功。

五、经期延长益气补肾汤

益气补肾汤主治月经经期过长，或淋漓不断，缠绵不绝，或月经来了不走，走了不来，紊乱不期，导致经血不固，冲任无权。

组成：党参，白术，熟地黄，阿胶，续断，杜仲，菟丝子，荆芥炭，地榆炭，炙甘草。

此方组合思路非常清晰，就是益气填精和补肾固冲。上病下治，下病上治。今经期延长或淋漓不尽，缠绵不走，法当益气补肾以固冲。

此类疾病，且不可见血止血。见血止血为血证大忌，也是医者易犯的通病。治血如治水，一味堵塞，愈补愈瘀，必致冲决堤坝。见效于一时，遗害于无穷。补中兼疏导，引血归经则愈。血证的关键在脾胃，脾主中气，气为血帅，血为气母，脾统血而主升；胃为水谷之海，统冲任而主降，为人身气机升降的枢纽。脾升胃降，血循常道。若胃失和降，则诸经皆不得降，气逆而为火，火性炎上，血热妄行，血从上溢则病吐衄。气有余便是火，气降则火降，血自归经。不可一味苦寒清火，应以顾护胃气为要。脾气不升，则血失所统而下出，而病崩漏便血。

治宜补中益气，重用党参、白术，陷者举之，峻补其气，脾气得补，冲任即固。然血证十证九虚，需急急填精，以补阴精亏缺之燃眉，因为经期延长或崩漏缠绵，要流出数倍常人之精血，熟地黄、阿胶即急派用场，力挽狂澜于既倒！

肾主二便，肾主胞宫，肾主膀胱，肾主血海，肾主冲任。在这里，肾就是一个社区主任，负责腰腹巨细之所有事物。肾又是一个兵团司令，与肝脏同源，而肝又与胆腑同宫，与心君同重，又为后天之本。古人云，万病不治，责之于肾。足见肾牵一发而动全身。今谢文英用"肾三味"峻补肾阴肾阳，以期在固冲治血的战场上建立奇功。

续断强筋骨，补肝肾，止崩漏，止痛，而且安胎。治女科病它功能全面，居谢文英止血固冲强肾药之首，尤其对于因劳伤而胎动不安的孕妇，简直就是圣药！在唐宋时代，它的止血功效是力推的，到了近代，过于强调它的安胎效果，止血这一功能相对弱化。但无论怎样讲，续断都是女科圣药。

杜仲壮阳，毋庸置疑。它补肾阳，强筋骨，止痛，安胎。肝主筋，因而，杜仲也肯定补肝。《中医诊断学》认为，肝的虚只有肝阴虚和肝血虚，那么补肝就容易理解为补肝血和补肝阴，但由于杜仲的温燥性质，不可能用来补肝血、滋肝阴。而《中药学》笼统地淡化了它的补肝功能，只强调它重在通管疏道，即通输卵管、输精管。随着现代科技的发展，药物研究越来越精准，这是没有疑问的。

菟丝子，具有补阳滋阴的双重作用。

在中药文献中，阴阳有两种分法：一种是以精气分阴阳，温肾气的就叫补阳，补肾精的就叫补阴。另一种是以寒热分阴阳，治疗寒证的就叫补阳药，治疗虚热证的就叫滋阴药。以精和气分阴阳温而不燥，既补肾阳又滋肾精的，就是菟丝子和枸杞子。肾精是肾阴肾阳的物质基础，所以只要有治疗肾阴虚的方子中就会有菟丝子。对于儿童发育迟缓，中年人未老先衰，老年人精血不足视力减退，菟丝子都有很好的疗效。《中医眼科学》把菟丝子作为常用药，和枸杞子一起，为肾、肝、脾三脏补精充养和补虚收涩，如此往往收事半功倍之功。

此方中之"二炭"，可起到固涩的作用。所有炭类皆固涩，这是不争的事实。

现打比方，有头驴子掉河里了，怎么才能把它弄上岸呢？

最好的办法，一是河上有人拽拉，二是河下有人托举，三是它自身上窜的力量。河上提升就如党参、白术，河下托举就是"二炭"，即荆芥炭和地榆炭，而自身上窜之力就是"肾三味"，即续断、杜仲、菟丝子。

【病案】焦某，女，39岁。经期延长11天。

患者自诉本次月经经期持续11天，色淡，质地清晰，小腹空坠，倦怠乏力，腰酸痛，纳少，口干、苦，耳鸣，大便一日一次，便溏，舌暗，苔薄，脉缓弱。证属脾肾两虚，气不摄血。以补脾益肾、固冲调经为法。

处方：太子参30克，云苓30克，川续断20克，土元10克，枳壳10克，皂刺15克，沙苑子20克，蜈蚣2条，桂枝10克，巴戟天20克，覆盆子15克，甘草6克，姜枣为引。4剂而愈。

按语：经期延长之虚证多由气虚冲任失约而致。该患者经期延长，色淡质稀、小腹空坠，倦怠乏力，纳少，便溏，为脾虚之症；腰酸痛，耳鸣等为肾虚之象；脉缓弱等均为虚损之症；舌暗则夹瘀。故方中用太子参、云苓等健脾益气；川续断、沙苑子、巴戟天、覆盆子等补肾益精；枳壳、土元、皂角刺、蜈蚣、桂枝等行气活血消瘀，并使之补而不滞，甘草调和诸药。全方补散兼施，以补为主，重在健脾益肾，固冲调经。

六、月经紊乱疏肝理气方

月经紊乱指月经周期或前或后均逾7天以上，并连续3个月，表现为经量或多或少,有块,色暗红,少腹胀连及胸胁胀满,无端发火、不思饮食,甚至呕吐、不寐等。

柴胡15克,当归30克,鸡血藤15克,川芎20克,赤芍15克,醋三棱10克,炒山楂30克,桃仁10克,鸡内金30克,附子10克,干姜10克,小茴香10克。

谢文英立此方,当归、鸡血藤同用,意在加大生血活血力度,柴胡疏肝解郁,和解清阳,升提脾土。醋三棱、炒山楂、桃仁、鸡内金助川芎、赤芍化瘀解郁,附子、干姜、小茴香温经散寒。由此,血气走活,瘀血走散,郁结得解,经寒得通。对于所有的月经不调之病,如走了不来,来了不走之月经,如季经、半年经、二十天经,随时来随时走无规律之月经,加加减减,辄能药到病除,妙手回春。

对于月经不调,河间派中医丁甘仁早有宏论:妇女月经不调,气升呕吐,止发不常,口干内热,经事愆期,行而不多,夜不安寐,舌质红,苔薄黄,脉象左弦右涩,弦为肝旺,涩为血少。

其一语中的。一句话概括,就是月经紊乱不规律,气血不活。再看此公说缘由:良由中怀抑塞,木郁不达,郁极化火,火性炎上,上冲则为呕吐,经所谓诸逆冲上,皆属于火是也。夫人多妒多疑多烦多郁,郁则气塞,气塞则火。肝胆同宫,肝郁则清净之府岂能无动,挟胆火以上升,则气升呕逆,尤为必有之象。口干内热,可以类推矣。治肝之病,知肝传脾。肝气横逆,不得疏泄,顺乘中土,脾胃受制。胃者,二阳也。经云:二阳之病发心脾,有不得隐曲,女子不月。以心生血,脾统血,肝藏血,而细推营血之化源,实由二阳所出。

营血之化缘,是有二阳之所出。营出中焦,营出脾胃。中焦虚,木必克之,木克土,肝必阴虚。此公高论。

经云:饮食入胃,游溢精气,上输于脾。又云:中焦受气取汁,变化而赤,是谓血。又云:营出中焦。木克土虚,中焦失其变化之功能,所生之血日少,上既不能奉生于心脾,下又无以泽灌乎冲任,经来愆期而少,已有不月之渐,一传再传,便有风消息贲之变,蚁穴溃堤,积羽折轴,岂能无虑。先哲云:肝为刚脏,非柔养不克,胃为阳土,非清通不和。拟进养血柔肝，和胃通经之法，不治心脾，而治肝胃，穷源返本之谋也。第是症属七情，人非太上，尤当怡养和悦，庶使药达病所，即奏肤功。不致缠绵为要耳。

养血柔肝，和胃通经。此为调经大法。谢文英与丁甘仁生不同时，医不同代，见解如出一辙！

然遍研《医学衷中参西录》，细读张锡纯所立女科17方，却看不到其有专章论述。想那张锡纯当年调治多少善男信女，多少恶症奇病，为何鲜有女科理论问世？考其原因，还是实践体验问题。女科月经，没有亲身处地的真实体验，就没有精到细致的论述。这无疑给了女医学大师们得天独厚的条件和机会。从未下过水的人，妄谈游泳涉河，终会笑掉大牙。然张锡纯不愧为一代大师，虽无体验，却医术无不精通，调病无不回春，十足使我们尊其为楷模。谢文英教授积自身体验和医学实践，在教学治病的同时，编写了经、带、胎、产、孕普及知识读物，图文并茂，生动形象，一旦出版发行，必将造福桑梓。

月经紊乱疏肝理气方中，首推柴胡。柴胡对于少阳、厥阴，对于女科月经，实是药中圣品。仲景之小柴胡汤、大柴胡汤，四逆散中柴、枳、芍，宋代的柴胡散，以及柴胡疏肝散，足以让柴胡这一圣药在药界里大放异彩。

张锡纯就专章论述。柴胡：味微苦，性平。禀少阳生发之气，为足少阳主药，而兼治足厥阴。肝气不舒畅者，此能舒之；胆火甚炽盛者，此能散之；至外感在少阳者，又能助其枢转以透膈升出之，故《神农本草经》谓其主寒热，寒热者少阳外感之邪也。又谓其主心腹肠胃中结气，饮食积聚，诚以五行之理，木能疏土，为柴胡善达少阳之木气，则少阳之气自能疏通胃土之郁，而其结气饮食积聚自消化也。柴胡疏肝解郁，通过少阳疏阳土之郁，由是心腹肠胃结气自消。

《本经》柴胡主寒热，山茱萸亦主寒热。柴胡所主之寒热，为少阳外感之邪，若伤寒疟疾是也，故宜用柴胡和解之；山茱萸所主之寒热，为厥阴内伤之寒热，若肝脏虚极忽寒忽热，汗出欲脱是也，故宜用山茱萸补敛之。二证之寒热虽同，而其病因判若天渊，临证者当细审之，用药慎勿误投也。

柴胡非发汗之药，而多用之亦能出汗。小柴胡汤多用之至八两，按今时分量计之，且三分之（古方一煎三服，故可三分）一剂可得八钱。小柴胡汤中如此多用柴胡者，欲借柴胡之力升提少阳之邪以透膈上出也。然多用之又恐其旁行发汗，则上升之力不专，小柴胡汤之去渣重煎，所以减其发汗之力也。

用柴胡以治少阳外感之邪，不必其寒热往来也。但知其人纯系外感，而有恶心欲吐之现象，是即病在少阳，欲借少阳枢转之机透膈上达也。治以小柴胡可随手奏效，此病机欲上者因而越之也。又有其人不见寒热往来，亦并不喜呕，惟频频多吐黏涎，斯亦可断为少阳病。频吐黏涎，与恶心呕吐同理，必用柴胡！研读前辈医理，举一反三是也。

而与以小柴胡汤。盖少阳之去路为太阴湿土，因包脾之脂膜原与板油相近，而板油亦脂膜，又有同类相招之义，此少阳欲传太阴，而太阴湿土之气经少阳之火铄炼，遂凝为黏涎频频吐出，投以小柴胡汤，可断其入太阴之路，俾由少阳而解矣。

而今我谓柴胡，重在疏肝理气，重在和解疏郁。重在升举清阳，重在托举器官下垂！谢教授常说，大凡月经后错，一上柴胡，立马见效，足见柴胡之立竿见影。

【病案】张某，女，38岁，已婚。2018年7月21日初诊。

月经先后不定期1年余。患者1年前因经期时与家人争吵，后出现月经周期不正常，先后不定。伴有量少，色暗红，痛经夹有血块，腰酸困痛，平素怕冷，情绪低落，纳可，眠可，二便稀。舌暗红，苔白腻，脉沉细。证属肝郁肾虚，气滞血瘀。治宜疏肝理气，补肾调经。

投以月经紊乱疏肝理气基础方，加煅龙骨20克，煅牡蛎20克。6剂而效。二诊、三诊守方，调治3个月经期正常。

七、经间期出血养阴固冲汤

经间期出血包括排卵期出血，接触性出血，以及所有的非月经期间出血。重在解决血热妄行之脾不统血。

阿胶 18 克，黄连 6 克，黄芩 18 克，芍药 18 克，墨旱莲 30 克，黄芪 10 克。

此为仲景之黄连阿胶汤之加味，重在交通心肾，安神摄血。对于热伤阴血，心火亢盛，邪火内攻，排卵下血之病，皆获良效。

西医称经间期出血为排卵期出血。现代医学认为，雌激素水平下降或雌孕激素比例失调会引起撤退性或突破性出血，目前治疗主要是补充雌激素。

《伤寒论》之于当代，气候、人文、生存条件都发生了历史性变化，风、暑、湿、燥、寒既非两千年前之外袭，虚、郁、瘀亦非当年之内因，因此，对于伤寒论内容的解读，也要根据当代中国的医学理论、思维方式、临床实践来解读。不能用"放之四海"来生搬硬套，更不能咬文嚼字来训诂。与时俱进、实事求是的思想方法永远是解读学习仲景学说的正确途径。《伤寒论》仲景学说之当代化，是我们运用实践前人经方精髓的出发点和归宿。

河南中医药大学经方学教授王付老师，在他经方高级研修班中这样讲道：张仲景经方是什么？是基础。是什么样的基础呢？就好比盖楼房。几十层楼房的地基，地下两层就是基础，这基础就是《伤寒论》。基础越牢固，楼盖得越高，就越坚固！为什么很多人熟读倒背伤寒条文，临床实践却治不好病呢？这就是精髓没有吃透而滥用条文，不知道举一反三。不能用经方的立场、方法同当代医疗实践相结合，到头来，庸医一个。误了患者、害了自己，常常贻笑大方。

那么，黄连阿胶汤的精髓是什么呢？黄连阿胶汤是一张交通心肾的方剂，主要用于心神虚热证，表现为心悸失眠、急躁烦热等症。

对于这种烦热脾不统血之虚证，仲景黄连、黄芩、白芍、阿胶同用，为苦味入心脏，能够清心。

桂枝和芍药都能够促进血液循环，但桂枝跟白芍是不同的药性，《神农本草经》和《黄帝内经》里都讲到"辛甘发散为阳"，"酸苦涌泄为阴；淡味渗泄为阳，咸味涌泄为阴"。所以桂枝是辛、甘发散的药性，是阳性的药。白芍是"酸苦涌泄"，是收敛的药。

桂枝是增加身体的动脉循环，白芍是增加身体的静脉循环。因而，我们黄连阿胶汤里面，不用桂枝我们用白芍。白芍使身体的静脉血回到心脏的循环速度加快，大量血液通过回血管，回流人体心脏而不至血热横行而流至脉外。血进到心脏以后，再用摄血之阿胶去补体内血亏，产生更多的血。怎么设定补回的血不要补到手指上，也不要补到肝脏，也不要补到脾脏，而是要这个血回到心脏的正中心的地方？这时就需要有个药引子引导它，就好像在你迷路时为你找个带路的人一样。这个导引在中药里面没有，那只能从食物中找。找遍了食物，只有一种东西是永远悬浮在中空的，悬浮在中间的，那就是鸡子黄——鸡蛋黄，鸡蛋黄永远是悬浮在鸡蛋中间。所以"黄连阿胶汤"在煮的时候，黄芩、黄连、白芍三味药去煮，煮完以后，要在趁热的时候把阿胶放进去，阿胶是溶化在里面的。等到温的时候再把蛋黄丢下去。需要注意，一是不要蛋白，只要蛋黄。二是要在温热的时候把蛋黄丢下去。蛋黄就是告诉这个药，你去的时候，一定要停在心脏的正心，悬浮、漂浮在里面。因而，血入心脏，就避免了虚热妄行而不走脉道而走经间了。

此时，想起中医曹颖甫先生佳论：桂枝为阳药，内含"挥发油"，故能发散。芍药为阴药，内含"安息酸"，故能收敛。收敛之后，继以发散，发散之极，转又收敛。二者互为起讫，如环无端，依道运行，周而复始，是故收敛并无停滞之意；发散更非不复之谓。所以分名之者，盖但示其运行之方向不同已耳。由是可知，桂、芍之分工，实乃合作。况微丝血管之周布于身，无远勿届，与肌肉、神经、汗腺等杂沓而居。故动静脉血运加速之后，势必生热，较前此之发热尤甚。热蒸汗腺，势必汗出。与吾人剧烈运动之后，心脏鼓动加速，脉搏加速，血运加速，全身发热，因而汗出，理正相同。惟此运动而生之汗，不必有若何毒素于其间，若夫先病后药，因而得汗，其汗必含毒素无疑。对此佳论，一句话以概之，即常汗无害，病汗则有毒。

曹氏在其《经方实验录》中，对芍药甘草汤又有高论：挚友张君挚甫客居海上，雇有年老女佣一人，方来自原籍浙江黄岩，未越半月，而病已七日矣。其病右足拘急，不能行，行则勉强以跟着地，足尖上向，如躄者然。夜则呼痛达旦，阖家为之勿寐。右足踝骨处又因乘轮擦伤，溃烂不能收口。老媪早年尝有所谓疯气之疾，缠绵三年方愈，自惧此番复发，后顾堪虞，嗒然若丧，哭求归里。挚甫怜之，亟来请诊。余细察之，右胫之皮色较左胫略青，乃疏上方。方成，挚甫以为异，亲为煎煮。汤成。老媪不肯服。曰："服之无济也，吾年前之恙略同于此，三年而后已，今安有一药而瘥者？"强而后进。翌日复诊，媪右足已能全部着地，惟溃烂处反觉疼痛。余即就原方加生甘草二钱，使成六钱。炙乳没各八分，外用阳和膏及海浮散贴之。又翌日访之，老媪料理杂务，行走如健时。及见余，欢颜可掬，察之，右胫青色略减，溃处亦不痛矣。挚甫率之，长揖共谢。曰："君之方，诚神方也，值廉而功捷。"余逊辞曰："我不能受君谢，君当致谢于吾师，吾师尝用此而得效也。"然吾师将亦曰："我不能受君谢，君当致谢于仲师。"仲师曰："作芍药甘草汤与之，其脚即伸也。"挚甫略知医，曰："有是哉！执此观之，今人以本汤为小方，不屑一用之者，非也。或姑信而用之，而药量欠重，不效如故，致用而失望者，亦未达一间也。然则究竟芍药之功用为如何？"

吾友吴君凝轩曰："芍药能活静脉之血，故凡青筋暴露，皮肉挛急者，用之无不效。善哉，一语破千古之奥谜，酸收云乎哉？"

芍药能令足部之静脉血上行，使青筋隐退，步履如旧者，此芍药甘草汤中芍药之功也。患桂枝汤证者服桂枝汤后，其动脉血既畅流于外，使无芍药助之内返，岂非成表实里虚之局，此桂枝汤中芍药之功也。虽有自下达上，自表返里之异，其属于静脉一也。

芍药甘草汤不仅能治脚挛急，凡因跌打损伤，或睡眠姿势不正，因而腰背有筋牵强者，本汤治之同效。余亲验者屡，盖其属于静脉瘀滞一也。缘动脉之血由心脏放射于外，其力属原动而强，故少阻塞。静脉之血由外内归于心脏，其力近反动而较弱，故多迟滞。迟滞甚者，名曰血痹，亦曰恶血。故《本经》谓芍药治血痹，《别录》谓芍药散恶血。可知千百年前之古语，悉合千百年后之新说，谁谓古人之言陈腐乎？

此云血痹、恶血诸多血症，多为静脉迟滞引起。

谢文英调经间期出血之养阴固冲汤，芍药之用，就在于调理静脉循环寻常道而行，不使偏移。此引与明代御医之清经四物汤做比较，二者有异曲同工之妙。

清经四物汤

主治：经水不及期而来者，及血虚有热。

处方：当归一钱五分，川芎五分，白芍八分，生地黄一钱，阿胶（炒）五分，艾叶三分，条芩一钱，宣黄连（姜炒）八分，黄柏五分，知母五分，香附一钱，甘草三分。上锉一剂，水煎，空心服。

方用当归、川芎活血化瘀，生地黄、黄连、黄芩、黄柏四黄齐用，四轮驱动，加敛阴柔肝之白芍、清虚热之知母、气中血药之香附，外加固涩血药之阿胶、温寒之艾叶，如此配伍，简直是天衣无缝。大有不信今日无古贤之气概，这要气死仲景了！当然，仲景若有知，古有清经四物汤，今有养阴固冲汤，继承黄连阿胶之精髓，定会含笑九泉的。

在养阴固冲汤中，谢教授养育三朵金花，花开三朵，一奶同胞，且个个娇艳无比。先表大姐黄连。虽有苦寒之性，清热泻火，且最长清心，心主上炎，是故清热泻火之首选。如遇烦躁、神昏谵语之心热炽盛，以泻"心经实火见长"之黄连必派上战场且战之必胜。因黄帝内经"诸痛痒疮，皆属于心"之论，故所有外部疮痈热毒，皆可用之，而且作用最好。

第二朵花，是黄芩，因其以清热燥湿、清热解毒、清热泻火而见长，尤其是清壮热，清肺热。著名的清金散，黄芩一味即可成方。黄芩还有止血安胎之功，既能清热凉血，又能制止出血，对于胎漏下血、先兆流产，对于肝肾亏虚不能充养胎元的，皆可大派用场。

黄芩味苦性凉，中空，最善清肺经气分之热，由脾而下通三焦，达于膀胱以利小便。又善入脾胃清热，由胃而下及于肠，以治肠下利脓血。又善入肝胆清热，治少阳寒热往来（大小柴胡汤皆用之）。兼能调气，无论何脏腑，其气郁而作热者，皆能宣通之。又善清躯壳之热，凡热之伏藏于经络散漫于腠理者，皆能消除之。

治肺病、肝胆病、躯壳病，宜用枯芩（即中空之芩）；治肠胃病宜用条芩（即嫩时中不空者，亦名子芩）。究之，皆为黄芩，其功用原无甚差池也。

李濒湖曰:"有人素多酒欲,病少腹绞痛不可忍,小便如淋诸药不效,偶用黄芩、木通、甘草三味,煎服遂止。"

按语:黄芩治少腹绞痛,《名医别录》原明载之,由此见古人审药之精非后人所能及也。然必因热气所迫致少腹绞痛者始可用,非可概以之治腹痛也。又须知太阴腹痛无热证,必少阳腹痛始有热证,《名医别录》明标之曰"少腹绞痛",是尤其立言精细处。

濒湖又曰:"余年二十时,因感冒咳嗽既久,且犯戒,遂病骨蒸发热,肤如火燎,每日吐痰碗许,暑月烦渴,寝食俱废,六脉浮洪,遍服柴胡、麦冬、荆沥诸药,月余益剧,皆以为必死矣。先君偶思李东垣治肺热如火燎,烦躁引饮而昼盛者气分热也,宜一味黄芩汤,以泻肺经气分之火。遂按方用片芩一两,水二盅煎一盅顿服,次日身热尽退,而痰嗽皆愈,药中肯,如鼓应桴,医中之妙有如此哉。"观濒湖二段云云,其善清气分之热,可为黄芩独具之良能矣。

第三朵花叫墨旱莲,因其开花时,果实有淡淡的黑色,墨旱莲由此得名,滋阴宜肾,是它特殊的功效。无论阴虚火旺,还是精血亏虚,皆可用之。以其性行甘润,滋补肝肾之阴而广受喜爱。墨旱莲还有一个功效,就是凉血止血,对于血热妄行之症,无论实热还是虚热,它都能用之而且立见成效。正由于此,谢教授调妇科病常常用到此药,而且一用就是30克。

列位看官,生血药、活血药、养血药、摄血药、统血药、清血药、止血药,方中应有尽有,药证全在血中,绕血服务。若是就此为止,势必欠缺不能述说立方英明,尚缺一味气分之动力统帅药,来统帅全血。方中气分药相当重要,它既能解阿胶之黏滞、熟地黄之滋腻,不致伤胃;又能解黄连、黄芩之苦燥、墨旱莲之甘润而恰好,还能使当归徒增生血之能源、活血之动力、通血之统帅!

对于气分药,无非参、芪、术、草,外加血中之气药川芎和气中之血药香附!明朝太医之清经四物汤中,连用了川芎、香附、甘草以帅血通经。而谢文英之养阴固冲汤,则只用一味气分药之首领黄芪。黄芪一味,功同芎、附、草而统帅全方!万花丛中一点红,立马使我们想到了医圣仲景之当归黄芪汤。气为血帅、血为气母。气血阴阳永远是中医辨证的最好抓手、最高纲领。于无声处听惊雷，谢教授出其不意中的点睛之笔，往往使学子们叹为观止！

至于案例，随手即拾。

余某，25岁，经间期出血3个月，2018年3月7日初诊。

自诉经间期出血3个月余，阴道少量出血，色鲜红，头晕腰酸，眠差多梦，五心烦热，盗汗，大便一日一次，便质较干，舌红苔少，脉细数。证属肾阴虚损，脾不统血，施以滋肾养阴、固冲止血之法。

处方：阿胶18克，黄连6克，黄芩18克，芍药18克，墨旱莲30克，黄芪10克，酸枣仁20克。10剂而愈。

按语：经间期是继经后期，此时阴分充实，重阴转阳，阳气萌发，氤氲之状骤盛。若阴精不足，重阴不及。本患者经间期出血，伴有头晕腰酸，眠差多梦，五心烦热，盗汗，大便一日一次，便质较干，舌红苔少，脉细数均为肾阴虚损之象。故以阿胶滋阴补血以止血；墨旱莲滋养肝肾而止血；黄芪补气以固摄；加以黄连、黄芩、酸枣仁燥湿健脾、清心安神。全方滋养与清散兼顾，调经与调睡眠兼施。

八、痛经立方参芪痛安汤

妇女正值经期或经行前后，出现周期性小腹疼痛，或痛引腰骶，甚则剧痛晕厥者，称为痛经，又称"经行腹痛"。

历代医家论痛经

痛经最早见于《金匮要略·妇人杂病脉证并治》，其载"带下，经水不利，少腹满痛，经一月再见"。历代医家对该病的病因病机有不同见解。《诸病源候论》云："妇人月水来腹痛者，由劳伤血气，以致体虚，受风冷之气，客于胞络，损冲任之脉……其经血虚，受风冷，故月水将来之际，血气动于风冷，风冷与血气相击，故令痛也。"认为妇女经行腹痛因经期虚劳风寒客于冲任之脉而起。

朱丹溪则认为，气滞血瘀，湿热蕴结，气血虚弱均可导致痛经；《沈氏女科辑要笺正》云："经前腹痛无非厥阴气滞，络脉不舒。"认为气滞为痛经的重要病因；张景岳则从从虚实寒热说起，认为："经行腹痛，证有虚实，实者或因寒凝，或因血滞，或因气滞，或因热滞。"是故"虚者有因血虚，有因气虚。然实痛者多痛于未行之前，经通而痛自减，虚痛者痛于既行之后，血去而痛未止，或血去而痛益甚。大多可按可揉者为虚，拒按拒揉者为实，有滞无滞，于此可察"。诸家所言观点各有异同，辨证审因，各有侧重。一句话概括，即经前痛为实证，经去痛消，伴经痛为虚证，经走痛未止。

谢文英对痛经具有自己独到的见解，认为痛经的发生与冲任、胞宫的周期性生理变化密切相关，主要病机在于邪气内伏或精血亏虚，更值经期前后，冲、任二脉气血的生理变化急骤，导致胞宫气机不畅，"不通则痛"；或冲任、胞宫失于濡养，"不荣则痛"，故使痛经发作。痛经主要症状是"痛"，而痛的虚实尚需审证。以临床症状辨虚实，痛在经前属实、经后属虚，但也是相对的。辨证时要四诊合参，还需注意经血或瘀块排出后腹痛是否减轻以辨虚实。张介宾曰："凡妇人经行作痛，夹虚者多，全实者少。"谢文英则认为，痛经病机大多数是虚实夹杂，以实为主，而单纯属实或单纯属虚者少见，其中，虚实夹杂尤以阳虚寒凝、胞络不通为主。

谢文英治疗痛经，先据疼痛的时间、部位、性质及程度辨虚实寒热，结合患者的月经周期、量、色、质，伴随症状，有无瘀块排出，舌、脉及个人体质和病史进行综合具体分析。她认为，经行腹痛，究其病机，无论是气滞、寒凝、热结、虚损，最终导致气血运行不畅、瘀血凝滞冲任，病位在子宫、冲任，变化在气血，治宜益气温散、活血化瘀，疏通，调理冲任。痛剧时以治其标，止痛为先；痛缓时治本。倡导求因为主，止痛为辅，治病必求于本，不主张应用止痛药。据《内经》"痛者寒气多也，有寒故痛也"的理论，结合临床，认为痛经以寒凝血瘀者较多。而寒邪又可以分为内寒和外寒，内寒是指素体阳虚，元阳不振，内寒从生；外寒是指因过食寒凉之品，或经期受寒而致；《景岳全书·妇人规》曰："若寒滞于经，或因外寒所逆，或素日不慎寒凉，以致凝结不行则留聚为痛。"应遵循"不通则痛，不荣则痛"的原则，寒为阴邪，易伤阳气，且寒性凝滞，易使经脉气血运行不畅，故不通则痛。而瘀血是导致痛经的主要机制，瘀血形成之后，因"瘀血不去，新血不生"使胞宫失去正常血液的濡养作用，而产生经期疼痛，即"不荣则痛"。

谢氏痛经立方——参芪痛安汤

红参20克，黄芪30克，当归15克，赤芍15克，川芎10克，丹参10克，水蛭6克。

1. 肝郁后错加柴胡6克。
2. 行经前少腹乳房胀痛者加枳壳10克、木香10克。
3. 少腹冷痛者加吴茱萸6克、桂枝6克。
4. 经后少腹痛者加炒白芍30克。

方中参、芪做主，主治阳虚。旗帜高扬，直奔主题！活血之当归，化瘀之赤芍，一比一等量，提示二者同等重要，相须而用，活血促进化瘀，化瘀必须活血！川芎为血中气药，上行头目，下通经血，走窜力强，此和走而不守之活血当归相伍，如虎添翼。当归得川芎活血更猛，川芎得当归血气方刚。而丹参则是既活血又化瘀，难怪后世医家谓之"一味丹参，功同四物"！至若水蛭，更是点睛之笔，以其破血消症而见其奇功。参、芪补气助阳之动力药，归、芎、丹参之行气活血化瘀药，已打下江山，痛经血块，胞宫癥瘕出路在何方？路在水蛭！它可以给血瘀以出路，它可以把瘀血排出体外，它可以把胞宫癥瘕积聚破血消瘀而无痕！

谢教授认为，痛经多见于青年女性。小腹最易受凉，如冷天袒胸露腹，衣着单薄，过食寒凉，生冷瓜果，曾有盆腔炎、妇科手术等，使寒邪客于冲任胞宫，导致气血凝滞不畅，发为痛经。且临床多数表现为经期前、中期小腹疼痛，甚者向腰骶部放射，经色暗，有血块同时伴有肢凉、怕冷、喜暖。故在治疗上，谢教授多采用益气温经、活血祛瘀，止痛之参芪痛安汤来治疗。王清任在《医林改错》中论曰："少腹胀满疼痛，或行经时，先腰酸少腹胀，或经血一月见二三次，淋漓不净，断而又来，其色或紫，或黑，或块，或崩漏，兼少腹疼痛，或粉红兼白带，皆能治之，效不可尽述。"方中红参具有大补元气、益气摄血、复脉固脱的功效，主治体虚气不摄血、崩漏下血等证，在补虚作用方面强于人参，黄芪《神农本草经》列为"上品"。《药性歌诀》云："黄耆入药，为强壮剂，具有益正气，壮脾胃，排脓止痛，活血医危的功效。对表虚自汗、气虚内伤、精神萎靡、四肢无力、脾虚泄泻、体虚多汗、气虚脱肛、子宫脱垂、浮肿及痈疽等疾病疗效显著。"《名医别录》《本草纲目》等古药书均认为它有益气补虚的作用。当归补血、活血、调经止痛，主治痛经、癥瘕结聚、崩漏，血虚诸证。赤芍清热凉血，活血祛瘀、散瘀止痛；川芎辛温香燥，走而不守，既能行散，上行可达巅顶，又入血分，下行可达血海，活血祛瘀，对瘀血阻滞，疏通血瘀有良效。昔人谓川芎为血中之气药，殆言其寓辛散、解郁、通达、止痛等之功。丹参味苦，微寒，归心、肝经，可活血祛瘀，通经止痛，对月经不调、痛经经闭，均可治疗。与当归、赤芍、川芎为伍活血散瘀，养血调经；水蛭破血通经，逐瘀消癥，用于血瘀、经闭癥块。《神农本草经》曰："水蛭味咸平，逐恶血瘀血、破血瘕积聚……生池泽。"诸药相配，共成益气温阳、活血化瘀、调理冲任止痛之功。谢师治痛经，善用生水蛭粉，以咸、平专入血分，量不宜过重，待中药熬好后，临喝时把少量的水蛭粉放进汤药水里一起喝下，来破瘀祛实。使气血得温，血络畅通，通则不痛。谢师强调服药时间应在行经前7天开始服用，直至月经来潮停服。使血块不易形成而使经血畅通，否则效果不显，尚需连续服3个月以巩固疗效。

谢老师痛经医案

【病案1】曹某，女，40岁，已婚已育。于2017年5月7日初诊。

近因工作调动，心情严重郁闷加之劳累，月经后错2个月余，下腹隐隐刺痛1周，昨日开始疼痛难忍，面色萎黄晦暗，少气懒言，舌淡，有瘀斑，脉细涩。诊断为痛经、月经后期。证属肝郁阳虚不温，胞宫瘀滞。治宜疏肝，益气温阳，活血化瘀，调理冲任，止痛。方用参芪痛安汤。

处方：红参20克，黄芪30克，当归15克，赤芍15克，川芎10克，丹参18克，水蛭6克，柴胡9克。7剂，服药后月经来潮，色暗红，夹血块，量中等，下腹刺痛消失。

按语：本案为肝气郁结，气滞血瘀，经血运行不畅，"不通则痛"，发为痛经。人体气血以通为和，气血不通而壅滞则诸痛纷呈。脏腑气机以通为用，不通则功能失常，诸疾频生。故用参芪痛安汤加柴胡，服至5天经潮，痛经消失。

【病案2】薛某，女，27岁，已婚已育。于2017年8月15日初诊。

经行腹痛3个月，瘀血块多，末次月经为2017年7月25日，月经周期规律，伴头晕目眩、疲劳、心悸失眠，多梦，舌淡暗，苔薄，脉细涩。诊断为痛经。证属气血不足，胞脉冲任失养。治宜益气温阳，活血化瘀，调理冲任，止痛。方宜参芪痛安汤。

处方：红参30克，黄芪40克，当归15克，赤芍15克，川芎10克，丹参18克，水蛭6克。共10剂，于2017年8月25日复诊，月经来潮，经色鲜红，腹痛未作，睡眠改善，头晕目眩等症状消失。

按语：此案为气血两亏、经行阴血不泻，胞脉冲任失养导致，"不荣则痛"致使经行腹痛。治宜参芪痛安汤，加大参、芪的量可加强益气活血温经止痛的作用，以调理冲任、止痛。药证相合，患者服药后痛经痊愈。

痛经的治疗，止痛不是目的，也不是主要的治法，应追根溯源，求因治本，辨证施治，方能到达最好的效果，直至痊愈。从临床案例、病因病机上看，痛经与心理情绪关系密切，痛经治愈后，也要注意经期卫生，保持心情舒畅，精神愉悦，舒缓自身压力，慎起居，避风寒，勿食生冷及有刺激性的食物，以巩固疗效，防疾病复发。

九、历代医家论闭经：从多囊春秋到春秋多囊

闭经，是月经的大敌，是反人类反灵长类的病理现象，是人类连绵不绝、繁衍生息的障碍。

今天，我们在这里召开座谈会，请出历代医家热烈发言，领略历代医家在这一领域的研究、探索和收获。原汁原味地推出当代医家谢文英和古代先贤们的实地案例，领略历代医家一脉相承的不世成果，以及他们为人类健康发展繁荣所做的不懈努力！

谢老师率先发言，抛砖引玉：女子年逾十六周岁，月经尚未初潮，或已行经而又中断达6个月以上者，谓之经闭。通常将其分为原发性和继发性两类。原发性闭经是指女子年逾16周岁，月经尚未来潮。继发性闭经是

指正常月经周期建立后月经停止6个月以上者。

经闭原因很多，也是历代医家之研究对象。大凡经闭，有肥胖所致，有癥瘕而经闭，有的直接转化为多囊卵巢综合征，导致不孕。如此等等，不一而足，前人之述备矣。

谢文英话落，就有先贤起身而曰，其言滔滔：夫经水阴血也，属冲、任二脉，主上为乳汁，下为月水。由此看来，冲、任二脉，通管女科乳腺和胞宫，以及所有衍生的妇科病。其为患有因脾虚而不能生血者，有因脾郁伤而血耗损者，有因胃火而血销铄者，有因脾胃损而血少者，有因劳伤身而血少者，有因怒伤肝而血少者，有因肾水不能生肝而血少者，有因肺气虚不能行血而闭者。

此公之论，原因有八，责之脾者就占四项。典型的脾因说。

治疗之法：若脾虚而不能行者，调而补之；脾郁而不行者，解而补之；胃火而不行者，清而补之；脾胃损而不行者，调而补之；劳伤心血而不行者，静而补之；肺气虚而不行者，补脾胃；肾水虚而不行者，补肾肝。妇科疾病，大多连及多个脏腑，因此，要用整体观看待月经病。

经云：损其肺者，益其气；损其心者，调其荣卫；损其脾者，调其饮食，适其寒温；损其肝者缓其中；损其肾者，益其精。审而治之，庶无误矣。

又一位大师按捺不住。欲做发言状。他叫朱丹溪，为金元名医。思想独立，见解独到，以卓越的医术和显著的疗效，被誉为"神医"，与刘完素、张子和、李杲并称为金元四大名医。语出惊人：经闭不通，或因堕胎，及多产伤血，或因久患潮热铄血，或因久出盗汗耗血，或因脾胃不和，饮食少进，而不生血。治宜生血补血，除热调胃之剂，随证用之。或因七情伤心，心气留结，故血闭而不行，宜调心气，通心经，使血生而经自行矣。

朱公之论，闭经宜生血补血，调心气，补心经。

相比之下，节斋先生之论更直接，更坦白。此公官至湖广巡抚，名王伦，号节斋。专主内经，认为仲景、东垣、河间、丹溪四子之书，"各发明一义"，应"博观乎四子之学，斯医道大全矣"。主张兼容并蓄。

他说：经脉不通，多有脾胃损伤而致者，不可随便认作经闭血死，轻用通经破血之药。遇有此证，便须审其脾胃如何。若因饮食劳倦，损伤脾胃，少食恶食，泄泻疼痛，或因误服汗下攻克之药，伤其中气，以致血少而不行者，只宜补养脾胃，用白术、茯苓、芍药为臣，使以黄芪、甘草、陈皮、麦芽、当归、柴胡等药。脾旺则能生血，而经自行矣。又有饮食积滞，致损积脾胃者，亦宜消积补脾。若脾胃无病，果有血块凝结，治宜行血通经。

心细如丝的明代龚太医，也早有准备，索性连开闭经十方，拱手摊在历代名医面前，就教于列位方家！

一是通经汤

处方：当归，川芎，白芍，生地黄，大黄，官桂，浓朴，枳壳，枳实，黄芩，苏木，红花，乌梅一个，生姜三片，枣一枚。水煎温服。

二是二黄散

主治：妇人室女经脉不通，服之如神。

处方：大黄（烧，存性）、生地黄各三钱。上为末，作一服，空心好酒调下。

三是通经散

处方：斑蝥（去头、足），大黄（酒浸）三钱，藿香少许。

上斑蝥量疾远近轻重用之。如一年，壮者，用七八个，每服七八分；弱者，五六个，每服五六分。如五六个月，壮者，五六个，每服五六分；弱者，四五个，每服四五分。俱为末，未服之先，以热水嗽口令净，即食枣三四枚，将药用温酒一钟调服，再食枣三四枚，静卧勿令人搅扰。待腹疼二三阵，其经即行。如腹不疼，再进一服，立通。忌气恼、生冷油腻，后服平胃散，以复胃气也。

四是神应丹（按此方治经闭属实热者）

主治：妇人经脉不行，五心烦热，口燥咽干，颊赤心怯，潮热，胸膈不利，减食多渴，咳嗽，唾稠痰。

处方：大黄（腊二两，煮干，晒）二两，血竭五钱，桃仁五钱，红花五钱。上为末，和匀酒糊为丸，如梧桐子大，辰砂为衣。每服七十丸，空心用醇酒送下。

五是通经调气汤

主治：妇人经闭不通，并发热咳嗽。

处方：当归（酒浸）一两，生地黄（酒浸）一两，川芎一两，白芍（酒浸）一两，柴胡八钱，香附（便制）一两，牡丹皮八钱，生芩六钱，黄柏（炒）六钱，桃仁一两，知母（便炒）八钱，牛膝（酒浸）八钱，红花二钱。上锉十剂，水煎，空心一服，食远一服。

六是加味八物汤（治经闭属虚热者）

加味八物汤即四君合四物，加柴胡、黄芩、小茴香、香附是也。腹痛，加延胡索、枳壳、干漆。呕吐恶心，加良姜、砂仁。手足麻痹恶寒，加肉桂。咳嗽，加杏仁、五味子、款冬花。

七是归尾破瘕汤

主治：妇人经水不通，腹中积块疼痛。用开破之法。无论何种原因，瘀郁已久，必有癥瘕。

处方：归尾（酒洗）一钱，赤芍一钱，白芍一钱，青皮一钱，乌药七分，香附（醋炒）钱半，三棱一钱，莪术（醋煮）一钱，官桂五分，苏木五分，红花五分。上锉一剂，水煎，入酒一盏，空心服。

八是血竭散（秘方）

主治：妇人血瘕作痛，脐下胀满，月经不行，发热体倦。

处方：当归八分，桂心六分，芍药（炒）六分，延胡索（炒）四分，血竭六分，蒲黄（炒）六分。上为末，每服二钱，空心酒调下。

九是通经丸

主治：经闭不通及血块疼痛。

处方：归尾、枣仁（去皮尖）、大黄（煨）、丹皮、干漆（炒烟尽）、肉桂各一两，三棱五钱，莪术（醋炒）、牛膝各一两，麝香八分。上为末，皂角五钱，芫花二钱，水煮糊为丸，如梧桐子大。每服五十丸，米汤送下。

十是破血金丹（秘方）（按此方治经闭腹有血块者）

主治：妇人月经不通，腹痛有块者。

处方：香附（醋制）十两，艾叶（焙干）四两，当归（酒浸一宿，醋煮焙干）二两，红花（焙干）一两，桃仁（去皮尖）一两。上为末，醋糊为丸。每服二钱，淡醋汤送下，早、晚各一服，经通药止。其言滔滔，其心也鉴！

这场合，张锡纯从未缺席！张公离我们最近，学贯中西，说话听得懂。一部《医学衷中参西录》，奠定了他在祖国医学史上的地位。不妨听听他的高论。

张公直立清经汤，专治妇女经闭不行，或产后恶露不尽，结为癥瘕，以致阴虚作热，阳虚作冷，食少劳嗽，虚证沓来。服此汤十余剂后，虚证自退，三十剂后，瘀血可尽消。亦治室女月闭血枯。并治男子劳瘵，一切脏腑癥瘕、积聚、气郁、脾弱、满闷、痞胀、不能饮食。

处方：生黄三钱，党参二钱，于术二钱，生山药五钱，天花粉四钱，知母四钱，三棱三钱，莪术三钱，生鸡内金（黄者）三钱。用水三盅，煎至将成，加好醋少许，滚数沸服。

服之觉闷者，减去于术。觉气弱者，减三棱、莪术各一钱。泻者，以白芍代知母，于术改用四钱。热者，加生地黄、天冬各数钱。凉者，知母、花粉各减半，或皆不用。凉甚者，加肉桂（捣细冲服）、乌附子各二钱。

瘀血坚甚者，加生水蛭（不用炙）二钱。若其人坚壮无他病，惟用以消癥瘕积聚者，宜去山药。室女与妇人未产育者，若用此方，三棱、莪术宜斟酌少用，减知母之半，加生地黄数钱，以濡血分之枯。若其人血分虽瘀，而未见癥瘕或月信犹未闭者，虽在已产育之妇人，亦少用三棱、莪术。若病患身体羸弱，脉象虚数者，去三棱、莪术，将鸡内金改用四钱，因此药能化瘀血，又不伤气分也。迨气血渐壮，瘀血未尽消者，再用三棱、莪术未晚。若男子劳瘵，三棱、莪术亦宜少用或用鸡内金代之亦可。初拟此方时，原专治产后瘀血成癥瘕，后以治室女月闭血枯亦效，又间用以治男子劳瘵亦效验，大有开胃进食，扶羸起衰之功。此方窃师《内经》之意也。

张锡纯论曰：从来医者调气行血，习用香附，而不习用三棱、莪术。

盖以其能破癥瘕，遂疑其过于猛烈。而不知能破癥瘕者，三棱、莪术之良能，非二药之性烈于香附也。愚精心考验多年，凡习用之药，皆确知其性情能力。

亲尝药性，功若神农，锡纯先生是一面旗帜。在技术落后的民国，他能"透视"白茅根切面有12孔，足见心细如丝，科学探究精神使他终成为一代名医！

又云：若论耗散气血，香附犹甚于三棱、莪术。若论消磨癥瘕，十倍香附亦不及三棱、莪术也。且此方中，用三棱、莪术以消冲中瘀血，而即用参、芪诸药，以保护气血，则瘀血去而气血不至伤损。且参、芪能补气，得三棱、莪术以流通之，则补而不滞，而元气愈旺。元气既旺，愈能鼓舞三棱、莪术之力以消癥瘕，此其所以效也。

张公之医学人体整体观，往往溢于言表！人之脏腑，一气贯通，若营垒连络，互为犄角。一处受攻，则他处可为之救应。故用药攻病，宜确审病根结聚之处，用对证之药一二味，专攻其处。即其处气血偶有伤损，他脏腑气血犹可为之输将贯注，亦犹相连营垒之相救应也。又加补药以为之佐使，是以邪去正气无伤损。世俗医者，不知此理，见有专确攻病之方，若拙拟理冲汤者，初不审方中用意何如，但见方中有三棱、莪术，即望而生畏，不敢试用。自流俗观之，亦似慎重，及观其临证调方，漫不知病根结于何处，惟是混开混破。恒集若香附、木香、陈皮、砂仁、浓朴、延胡、灵脂诸药，或十余味或数十味为一方。服之令人脏腑之气皆乱，常有病本可治，服此等药数十剂而竟至不治者。

更或见有浮火虚热，而加芩、栀、蒌实之属，则开破与寒凉并用，虽脾胃坚壮者，亦断不能久服，此其贻害尤甚也。

先生之论，其言凿凿，其情可仰，其心可叹！为后人树立典范，然后人之痹，积痹之深，何时能反？

一妇人，年三十余。瘕起于少腹，渐长而上。其当年长者稍软，隔年即硬如石。七年之间，上至心口，旁塞两肋，饮食减少，时觉昏愦，剧时昏睡一昼夜，不饮不食，屡次服药竟分毫无效。后愚为诊视，脉虽虚弱，至数不数，许为治愈，授以此方。病患自揣其病，断无可治之理，竟置不服。次年病益进，昏睡四日不醒。愚用药救醒之，遂恳切告之曰：去岁若用愚方，病愈已久，何至危困若斯。然此病尚可为，甚勿再迟延也，仍为开前方。病患喜，信愚言，连服三十余剂，磊块皆消。惟最初所结之病根，大如核桃之巨者尚在。又加生水蛭（不宜炙）一钱，服数剂痊愈。

一妇人，年二十余。瘕结于上脘，其大如橘，按之甚硬，时时上攻作疼，妨碍饮食。医者皆以为不可消。后愚诊视，治以此汤，连服四十余剂，消无芥蒂。

一媪，年六旬。气弱而且郁，心腹满闷，不能饮食，一日所进谷食，不过两许，如此已月余矣。愚诊视之，其脉甚微细，犹喜至数调匀，知其可治。遂用此汤，将三棱、莪术各减一钱，连服数剂，即能进饮食。又服数剂，病遂痊愈。

一少年，因治吐血，服药失宜，癖结于少腹（在女子为瘕，在男子为癖）大如锦瓜。按之甚坚硬，其上相连有如瓜蔓一条，斜冲心口，饮食减少，形体羸弱。其脉微细稍数。治以此汤，服十余剂癖全消。

原汁原味，鲜活的案例，无非今日古贤！

纵观先贤之名医名方，不难看出，说法有二。一种说法为脾因说。认为经闭不行，责之脾。脾不生血，脾不健运，脾火铄血，脾郁耗血。又加知肝传脾，肝脾同责。另一说法为癥瘕说。血瘀胞宫，血瘀筋脉，气血不活，郁瘀久之，终成癥瘕。换句话说，就是肚里长东西了，这东西越长越大，阻碍了气血运行。导致月经想来就来，想走就走，或来了不走，走了不来，或干脆几个月甚至半年、一年不来，浑身都长出毛发，出现男性特征。

然则，无论是脾因说，还是癥瘕说，都对症，都分析透彻，都能看透闭经病。这是因为，中医就是个圆，你在哪里切入都能看好病，都有道理。

谢文英的辨证，还是气血阴阳。谢文英调闭经不孕还是用健脾四物汤。女科病，用四物汤打底，根据病情加减，总能峰回路转药到病除！健脾生血为治。所立二方，方方经典。

一曰健脾活血汤。

方曰：生晒参，云苓，当归，川芎，熟地黄，白芍，半夏，陈皮，香附，炒桃仁，鸡血藤。

主治：肥胖症，肥痰滞壅，脂膜壅塞，经血不通。

【医案】张某，28岁。自诉停经半年有余，曾在当地西医医院诊断为多囊卵巢综合征。症见：体重不断上升，形体肥胖，倦怠乏力，面部湿疹，咽中异物感，胸部满闷不舒，纳差，眠差多梦，打鼾，带下量多，便溏，舌苔厚腻，脉弦滑。证属痰湿阻滞冲、任二脉，使经血不得下。施以健脾化痰、活血调经之法。

处方：生晒参，云苓，当归，川芎，苍术，半夏，陈皮，香附，枳壳，炒桃仁，鸡血藤。

按语：闭经一病，一则体肥痰滞壅，故令经血不能通；《女科切要》云："肥白妇人，经闭而不通者，必是湿痰与脂膜壅塞之故也。"该患者体胖，一片痰湿之象。故而方中用生晒参、云苓以补气健脾，陈皮、香附、枳壳行气，使脾健不生痰湿之患；苍术、半夏燥湿化痰；当归、川芎、炒桃仁、鸡血藤养血活血以调通经。全方标本兼治，使脾运痰消，经脉得通，经血得行。

二曰健脾温肾化湿汤。

陈皮10克，半夏10克，苍术10克，茯苓20克，焦山楂10克。

此方服用有讲究，可根据卵泡期、排卵期、黄体期和月经前期随症加减。在卵泡期，月经后5~11天，服原汁原味健脾温肾化湿汤。在排卵期，原方加丹参15克、泽兰15克以活血化瘀。在黄体期，加杜仲20克、川续断20克以温阳补肾。月经前期加川牛膝15克、红花15克以活血通血。

多囊卵巢综合征是目前公认的难症之一。此病可引起闭经、肥胖、多毛、不孕等症。现代西医学对其形成病因至今不明，多用手术切除之。然其手术切除只能治其标，不能治其本。病因不明，故只能对证处理。中医认为，此病的原因是肾亏。肾为先天之本，肾精是生殖发育的物质基础。肾气不足则冲任失调。中医说冲为血海，任主胞胎，冲任失调则经水不能按期而来。然肾为先天之体，脾为后天之源，五行相克中土克水，是故脾虚则肾亦虚也。治法当补脾益肾，活血祛瘀。

笔者认为，多囊就是胞宫中的癥瘕。

癥瘕是中医学的病理说法。一般指腹中结块的病，坚硬不移不动，痛有定处为"癥"；聚散无常，痛无定处为"瘕"。现在临床上多见于各种妇科良性肿瘤。病机多是脏腑失调，气血阻滞，瘀血内结，气聚为瘕，血瘀为癥。而痞块与癥瘕稍有不同，"痞块在中为痰饮，在右为食积，在左为血块"，泛指腹中肿块癥瘕，胞宫多囊。

最后，谢文英推出了自己的经典案例，从多囊不孕直接调治到孕育生子！这是灵长人类的骄傲，这是祖国医学的奇迹！

【医案】王某，女，31岁，身高162cm，体重82.5千克，河南滑县人。爱人健康，为家中单传独子。2016年4月6日初诊。

主诉：婚后4年从未怀孕。

现病史：患者先后各大医院多次检查，中西医治疗3年无效，结婚前两年月经周期不规律，时多时少，错前错后，曾用人工周期治疗长达6个疗程，也无效，现在闭经10个月。内分泌激素检测：高雄激素血症和黄体生成激素/卵泡刺激素比值增高；彩超提示：双侧卵巢呈多囊，子宫内膜薄。近1年吃西药不但不会排卵，而且人工周期服用，月经也不来了。因为不孕，人已经抑郁，工作也辞退了（幼儿园老师）。

自述结婚前，月经量、色、质、周期都很正常，婚后因爱人是独子，父母盼子心切，压力过大，大小医院经促排、催经、安胎等治疗，只要是能治不孕的药都吃。月经后错10个月，身体一直发胖，较前体重增加了30千克，形体肥胖，多痰，面色㿠白，倦怠乏力，食少、纳呆、腹胀、大便溏泻（日三次），梦多，无白带，舌淡嫩胖大苔腻，脉滑无力。证属脾肾阳虚为主，挟痰、挟瘀伴肝气郁结，治以健脾温肾化湿汤加减。

处方：陈皮10克，半夏10克，苍术10克，茯苓20克，焦山楂10克，干姜6克，炒白术15克，香附10克。6剂，水煎服，每日1剂，早、晚2次温服。

2016年4月13日二诊：服上方后少有呕恶、难受、拒药，汤药换中成药，即桂枝茯苓丸与定坤丹按说明加倍姜水冲服。

长期服用西药，已经出现了对中药的排异反应。所以只能用生姜水止呕。足见病之顽固和谢教授之耐心。

2016年4月20日三诊：服中成药无不舒，仍食少腹胀，大便溏泻、日2次，其他症状无变化，按二诊方加逍遥丸按说明加倍，日2次。

2016年4月27日四诊：服上方后，感觉心情稍好，其他症状同前，想试着服中草药，给以健脾温肾化湿汤加藿香15克、佩兰15克、枳壳10克、竹茹10克。3剂，水煎服，每2日1剂，日1次，上午1次。

2016年5月4日五诊：服上方后，自感精神稍好、无呕恶，食欲稍好，腹胀减轻，大便仍溏，拟四诊方加干姜6克。6剂，水煎服，日1剂，早、晚2次温服。

慢慢向好，循序渐进！

2016年5月11日六诊：服上方后，各种症状均减轻，自己感觉有希望，能看好，有了自信，舌淡嫩，苔白厚腻，脉滑细。拟五诊方加陈皮至15克、茯苓至30克。6剂，水煎服，日1剂，早、晚2次温服。

服药近月，从一诊脉滑无力，到今天的脉滑细，脉象已有起色！

2016年5月18日七诊：服药后，各种症状均减轻，大便日1次、成形，已上班2天，精神、气色渐佳，舌淡红、苔白腻，脉滑。拟六诊方加炒白术15克、党参30克。12剂，水煎服，日1剂，早、晚2次温服。

身体好转，重新上班，生命的希望在前！

2016年6月3日八诊：服药后精神、气色好，舌淡红、苔白腻，脉滑。拟六诊方加炒白术15克、党参30克。12剂，水煎服，日1剂，早、晚2次温服。

2016年6月17日九诊：服药后精神、气色好，舌淡红，苔白，脉滑细有力。拟八诊方改党参为红参30克，白术15克。12剂，水煎服，日1剂，早、晚2次温服。

连用两诊党参，今改红参，加补中气以进攻多囊，双侧多囊！

2016年7月3日十诊：近2天，阴道有少量白色分泌物，能食，能眠，精神好，工作也顺心，无烦恼，舌淡红，苔白，脉滑细有力。拟九诊方去白术加丹参15克。12剂，水煎服，日1剂，早、晚2次温服。去白术加丹参，老师在组建攻化多囊队伍。

2016年7月17日十一诊：阴道有极少量暗淡色分泌物，舌红、苔白，脉滑细。拟十诊方加紫河车15克。12剂，水煎服，日1剂，早、晚2次温服。紫河车重建免疫系统，打造新的月经运行体系。

2016年8月2日十二诊：阴道有极少量白色分泌物，舌红、苔白，脉滑细。拟十一诊方续服。12剂，水煎服，日1剂，早、晚2次温服。

效不更方！

2016年8月16日十三诊：阴道有极少量暗红色分泌物，点滴即过，舌红、苔白，脉滑细。拟十一诊方加川续断20克，12剂，水煎服，日1剂，早、晚2次温服。

催经！

2016年9月1日十四诊：阴道有极少量白色分泌物，舌红、苔白，脉滑细。拟十一诊方加川续断20克，12剂，水煎服，日1剂，早、晚2次温服。

2016年9月15日十五诊：阴道有鲜红色分泌物，量偏少，舌红、苔白，脉滑细。仍拟十一诊方加大紫河车量至30克，12剂，水煎服，日1剂，早、晚2次温服。

加大紫河车用量，意在温补肾精，益气养血！

2016年9月29日十六诊：阴道有少量白色分泌物，量偏少，舌红、苔白，脉滑细。仍拟十五诊原方。12剂，水煎服，日1剂，早、晚2次温服。

2016年10月13日十七诊：阴道有少量红色分泌物，量只2天，患者体重减掉15千克。舌红、苔白，脉滑细。仍拟十六诊方加菟丝子30克，12剂，水煎服，日1剂，早、晚2次温服。

月经来潮，但不多。如此还能减肥，化湿健脾见奇效。

2016年10月27日十八诊：阴道有少量白色分泌物，量稍好，精神好，显得结实，舌红、苔白，脉滑细。仍拟十六诊方加菟丝子30克，12剂，水煎服，日1剂，早、晚2次温服。

2016年11月11日十九诊：阴道现有红色经血，量稍好，月经3天。精神好，工作不烦躁，舌红、苔白，脉滑细。仍拟十六诊方加菟丝子30

克，12剂，水煎服，日1剂，早、晚2次温服。

2016年11月25日二十诊：患者坚持服中药半年多，要求停药休息，医嘱生活调理。

阶段性成果，已经出现。稍事休息，以利再战。

2018年8月25日二十一诊：主诉停药1年多未孕，经彩超多次检查提示：双侧卵巢大小形态基本正常，卵泡有点小。内分泌激素结果示雌激素偏低。今天是月经的第13天，每个月周期都很正常，量也行，感觉排卵有问题，给予健脾温肾化湿汤加减。

处方：陈皮10克，半夏10克，苍术10克，茯苓20克，焦山楂10克，红参30克，紫河车30克，杜仲20克，川续断20克。12剂，水煎服，日1剂，早、晚2次温服。

现代科技证实，影响怀孕的双侧多囊卵巢已经消失。

2018年9月16日二十二诊：月经第4天，量可，白带正常，体重减至57.5千克，平时精神也好多了，经前有点急躁，大便日一次，成形，睡眠可，舌红苔薄，脉细，仍按二十一诊方加丹参20克、泽兰15克，12剂，水煎服，日1剂，早、晚2次温服。

2018年10月1日二十三诊：月经第11天，胸胀，少腹隐痛，拟服二十一诊原方。12剂，水煎服，日1剂，早、晚2次温服。加川牛膝15克、红花15克。12剂，水煎服，日1剂，早、晚2次温服。

2018年10月15日二十四诊：月经第3天，量、色、质均可，拟二十一诊方。12剂，水煎服，日1剂，早、晚2次温服。

2018年10月29日二十五诊：月经第10天，胸稍胀，其他无不适，舌淡红，脉细数，拟二十一诊方。12剂，水煎服，日1剂，早、晚2次温服。

细数之脉，孕喜之前兆也。

2018年11月13日二十六诊：月经第31天，胸稍胀，其他无不适，舌淡红，脉细数，拟助孕安胎方3剂：太子参15克、枳壳10克、竹茹10克、清半夏10克，砂仁6克，加上方及乌梅6克、黄连3克、桑寄生15克。2天1剂，日1次，上午喝。

2018克11月20日二十七诊：经人绒毛膜促性腺激素（HCG）检测强阳，孕38天，胸稍胀，其他无不适，舌淡红，脉细数，拟二十六诊方：太子参15克，枳壳10克，竹茹10克，清半夏10克，砂仁6克，加上方及乌梅6克、黄连5克、桑寄生15克。3剂，2天1剂，日1次，上午喝。

砂仁、桑寄生保胎。

2018年11月27日二十八诊：孕45天测彩超提示宫内2个胎囊，继续保胎调理，拟二十七诊方加大桑寄生量至20克。6剂，2天1剂，日1次，上午喝。

2018年12月12日二十九诊：孕59天，无不适，能食，微觉胸胀，拟二十七诊方加大桑寄生量至20克。6剂，2天1剂，日1次，上午喝。

2018年12月26日三十诊：孕63天，无任何不适，能食，仍拟二十七诊方加大桑寄生量至30克。6剂，2天1剂，日1次，上午喝。

2019年1月10日三十一诊：孕75天，无任何不适，能食，仍拟二十七诊方减黄连为2克，桑寄生量至20克。6剂，2天1剂，日1次，上午喝。

2019年1月24日三十二诊：孕89天，无任何不适，能食，仍拟三十一诊方。6剂，2天1剂，日1次，上午喝。

2019年2月12日三十三诊：孕103天，孕妇检查NT提示正常，无不适，停药休息，生活调理，保持心情舒畅。

2019年6月27日三十四诊：孕255天，孕妇精神气色均优，各方面量化达标。

谢文英老师从对双侧多囊卵巢的调理，到双胎囊的成功孕育，可以概括为从多囊春秋到春秋多囊。

资料表明，我们所处的这个环境，已进入多囊高发期。食冷、席凉依然是年轻国人之首选，肝郁、血瘀、焦虑、浮躁亦对他们青睐有加。春秋鼎盛时期的多囊，考验着祖国医学铁一样的脊梁，考验着谢文英们的使命担当！

想那些高居殿堂的先师医家们，也该为谢教授鼓掌了吧。

十、谢文英调月经抄方实录

1. 月经量大方

陈某，女，成年，月经量大，淋漓 13 天，舌苔黄脉弦滑散。

黄芪 20 克，龙眼肉 12 克，枳壳 10 克，贯众炭 15 克，炒二花 15 克，黄芩炭 10 克，旱莲草 30 克，黑荆芥 20 克，炒杜仲 20 克，阿胶 10 克，炒白芍 20 克。

2. 盆腔积液方

苏某，女，20 岁，月经不调脾气虚。

黄芪 30 克，党参 20 克，茯苓 20 克，白术 10 克，枳壳 10 克，龙眼肉 15 克，鸡内金 10 克，麦芽 20 克，川续断 20 克，杜仲 20 克，车前子 30 克，狗脊 20 克，补血粉 13 克。

3. 宫颈糜烂多囊方

赵某，女，27 岁，婚后 2 年未育，月经量多有血块。入眠难，舌淡红，苔白厚腻，脉细。

黄连 2 克，酸枣仁 10 克，茯神 10 克，远志 10 克，石菖蒲 10 克，鸡内金 10 克，麦芽 20 克，枳壳 10 克，桑寄生 15 克，杜仲 15 克，太子参 15 克，生白芍 12 克。

二诊：入眠难，舌淡紫，苔白厚，脉沉细弱，经前 8 天。

黄连 1 克，火香 10 克，川续断 1 克，鸡内金 1 克，竹茹 10 克，半夏 10 克，云苓 20 克，党参 15 克，酸枣仁 12 克。

4. 子宫内膜薄多囊方

苑某，女，24 岁，子宫内膜厚 5.7mm。

三棱 10 克，莪术 10 克，丹参 15 克，郁金 15 克，桂枝 6 克，香附 10 克，枳壳 10 克，桃仁 10 克，红花 10 克，鸡内金 10 克，刘寄奴 30 克，枸杞子 20 克，仙茅 10 克，淫羊藿 30 克。

活血化瘀与破血消癥同步，枸杞子、二仙补子宫内膜。

三棱、莪术破血消癥，丹参、郁金调经止痛，桂枝、香附、枳壳行气，桃仁、红花活血，鸡内金、刘寄奴散瘀，二仙补精膜。

5. 肥胖多囊方

郭某，女，31岁，多囊（肿）。舌暗，苔薄，脉沉细。

三棱12克，莪术12克，丹参15克，郁金12克，肉苁蓉15克，巴戟天15克，杜仲20克，淫羊藿20克，川续断20克，仙茅20克，枸杞子20克，半夏10克，陈皮10克，熟地黄20克，紫石英30克（甘温，主宫冷不孕）。

三莪、丹参、郁金活血破血除瘕。肉苁蓉、巴戟天、淫羊藿、杜仲填精益髓。川续断、仙茅、枸杞子壮骨生阳。陈皮、半夏理气化痰。熟地黄、紫石英补血暖宫。

6. 阳明热盛月经量少方

潘某，女，36岁，经少2年，经前6天。平时提前3天，舌红苔黄燥，脉沉细。此为阳明热实耗津，至津亏而量少，拟方有二。

方一：当归10克，白芍12克，石膏15克，黄芩10克，鸡内金10克，麦芽20克，桃仁10克，红花10克，香附10克，枳壳10克，槟榔10克（此为经前服，治月经量少。）

方二：枸杞子12克，玉竹10克，寸冬10克，太子参15克，鸡内金15克，麦芽20克，莱菔子12克，连翘10克，沙苑子15克，菟丝子12克，巴戟天12（此为月经量少时服）。

7. 一痛就服痛经方

胡某，女，22岁，痛经。经前10天，舌红苔黄，脉细数。

党参15克，香附10克，桃仁10克，红花10克，川椒10克，川楝子6克，小茴香6克，白芍10克，丹参15克，延胡索6克。

8. 经前胸痛方

李某，女，成年，经前胸胀，垂体液高，睾丸酮高，腰酸，经前6天，舌红苔白，脉弦细。

柴胡6克，当归15克，枳壳10克，川续断10克，杜仲15克，栀子12克，山茱萸15克，木香10克，鸡内金10克，麦芽20克。

9. 接触性出血方

蒋某，女，42岁，接触性出血，面色黄，舌红苔薄，脉细，月经第10

天。

生晒参 15 克，云苓 12 克，枳壳 10 克，龙眼肉 12 克，鸡内金 10 克，麦芽 20 克，白蔻仁 3 克，枸杞子 12 克，黑荆芥 10 克，巴戟天 12 克，乌贼骨 10 克，阿胶 10 克。

10. 双腺乳结节增生方

姚某，女，22 岁，双乳腺结节性增生，舌红苔薄，脉滑细。

太子参 15 克，鸡内金 10 克，麦芽 20 克，生白芍 12 克，郁金 12 克，枳壳 10 克，木香 10 克，王不留行 12 克，穿山甲（代）3 克。

11. 阴道肿方

王某，女，23 岁，湿热重，冬天重。

石韦 12 克，瞿麦 12 克，萹蓄 12 克，滑石 10 克，甘草 6 克，鸡内金 10 克，麦芽 20 克，白蔻仁 3 克，竹叶 10 克，灯心草 1 克，蝉蜕 10 克。

12. 排卵期腰痛方

闫某，女，37 岁，排卵期左侧腰痛，舌淡苔白，脉细数。

柴胡 6 克，当归 10 克，生白芍 15 克，太子参 20 克，鸡内金 10 克，麦芽 20 克，白蔻仁 3 克，枳壳 10 克，水蛭 10 克，香附 10 克，乌药 6 克。

暖宫孕子胶囊 0.32g×12 粒×2 板/盒，口服一次 4 粒，一日 3 次。

13. 乳腺增生伴纤维瘤方

刘某，女，25 岁，乳腺增生，纤维瘤。舌红苔薄，脉沉细，经前 1 天。

(舒郁粉 2 克＋穿山甲粉（代）6 克＋活血粉 2 克)×10 天

注：此药连服 3 个月见效，直至完全康复。

14. 肝囊肿附件炎方

薛某，女，32 岁，附件炎，肝囊肿 52mm×32mm，舌红苔厚，脉细，月经第 24 天，平时提前 3 天。

一诊：党参 20 克，云苓 20 克，白术 12 克，枳壳 10 克，炒薏苡仁 20 克，皂刺 20 克，穿山甲（代）6 克，鸡内金 10 克，王不留行 20 克，桂枝 10 克。

二诊：月经第 9 天，提前 6 天，净后又排出滞血。舌红苔薄，脉细。

三棱10克，莪术10克，丹参12克，皂刺15克，土元6克，红参20克，枸杞子20克，山茱萸5克，菟丝子15克，巴戟天15克，桃仁10克，红花10克，川贝母20克。

15．多囊宫小方

张某，女，22岁。舌红苔薄脉沉细，经期后错。

熟地黄20克，枸杞子20克，山茱萸20克，仙茅10克，淫羊藿30克，丹参12克，香附10克，枳壳10克，鸡内金10克，麦芽20克，陈皮10克，半夏10克，紫河车（另包）10克（填精益肾和胃，重在养宫）。

16．头痛项强月经淋漓方

梁某，女，42岁，2014年1月8日初诊。高血压，时有头痛，舌淡苔薄，脉沉细。方有二。

方一：葛根12克，川芎6克，赤芍10克，丹参10克，怀牛膝20克，枸杞子12克，寄生12克，生杜仲15克，鸡内金10克，麦芽20克（此方平时服）。

方二：夏枯草20克，菊花20克，黄连1克，乌贼骨10克，炒黄芩10克，白芍12克，黑荆芥12克，贯众炭15克，旱莲草30克，酸枣仁10克（此方经少时服）。

17．月经量大头晕方

申某，女，50岁，2013年12月4日初诊。头晕月经量大，舌红苔厚，脉沉细。月经第9天。

黄芪15克，党参12克，茯神12克，远志10克，龙眼肉12克，酸枣仁12克，枳壳10克，鸡内金10克，麦芽20克，甘草6克，杜仲12克。

18．巧克力囊肿方

寇某，女，29岁，巧克力囊肿切除，气虚。

一诊：太子参15克，鸡内金10克，麦芽20克，莱菔子10克，连翘10克，枳壳10克，王不留行20克，木香10克，白蔻仁3克。

2014年1月15日二诊：症状稳定，舌暗苔薄，脉细。

太子参15克，鸡内金10克，麦芽20克，枳壳10克，白蔻仁3克，白蒺藜2克，灵芝10克，制何首乌10克，桑椹12克。

2014年3月19日三诊：巧克力囊肿，腹痛，停西药。舌红苔薄黄，脉细。

太子参20克，枳壳10克，香附10克，荔枝核10克，木香10克，鸡内金10克，麦芽20克，延胡索6克，川楝子10克，白芍15克，甘草6克。

2014年4月23日四诊：月经第5天。经期第1日时腹剧痛，第2日、第3日缓解，第4日剧痛消失。舌红苔薄，脉沉细。

当归10克，川芎6克，赤芍10克，丹参12克，穿山甲（代）3克，鸡内金10克，川楝子10克，延胡索6克，太子参20克，灵芝10克，甘草6克，香附10克。

2014年5月7日五诊：月经第19天，身体无不适。药后稍反胃，脉沉细。

太子参20克，枳壳10克，鸡内金10克，麦芽20克，穿山甲（代）5克，川楝子10克，延胡索6克，灵芝10克，香附10克，炒白芍15克。

第三章 调孕嗣

孕者蕴也。孕是灵长类生生不息的源泉，是大自然赐给人类蕴育无穷的神圣密码，是人类昂首于"人猿相揖别"的优势基因，蕴含着灵长类聪明智慧的全部遗传。

孕者韵也。韵是雅韵，是一首妙趣横生的生命乐章，是三百个期盼、三百个黎明所隆起的万千创意的大山。在这座大山里，孕育着骨的人格、血的精灵。

因而，对孕嗣，历代医家，都进行了艰苦而精湛的研究，试图破解她骄傲的密码。

一、孕嗣密码

天地间，莫不各具一太极也。太极动而生阳，静而生阴，乾道成男，坤道成女。父精母血，阴阳奇偶之道也。故精充则盛，满则溢，此消长之道也。结胎者，男女精血也，男属阳而象乾，女属阴而象坤，坤道资生，阳主动，故能施与，阴主静，故能承受。夫动静相参，阴阳相会，必有其时，乃能成胎孕。人欲求嗣，必先视经脉调否，其或未调，必用药而调之。经脉既调，宜以人事副之，庶不失其候也。

此公从干支乾坤，引出脉象，指出调经之药对求嗣的重要意义，实为开门见山！

诀云：三十时中两日半，二十八九君须算，落红满地是佳期，经水过期空霍乱，霍乱之时枉费功，树头树里觅残红，但解开花能结子，何愁丹桂不成丛。

此盖月经才绝，金水方生，斯时子宫正开，乃受精结胎之候，妙合太和之时，过此佳期，则子宫闭而不受胎矣。然男女之分，各有要妙存焉。如月经尽一日至三日，新血未盛，精胜其血，感者成男；四日至六日，新血渐长，血胜其精，感者成女。

经净过后，一日至三日，孕男。何也，新血未盛，精生于血，感者成男。四至六日，新血渐长，血盛其精，感者成女。

又云：阴血先至，阳精后冲，血开裹精，精入为骨，阴外阳内，则成坎卦之象，而男形斯成；若阳精先入，阴血后参，精开裹血，血入居本，阴内阳外；则成离卦之象，而女形斯成。

此公深谙《易》学，易经八卦之乾、坤、震、巽、坎、离、艮、兑。分别代表乾父、坤母、震长男、巽长女、坎中男、离中女、艮少男、兑少女。作为祖国医学老祖宗的易学，历来为祖国文化之始祖，此公从易学入手解释孕育，具有原始辩证法的意义。

盖夫妇交合，须择旺相之日，如春甲乙寅卯，夏丙丁己午，秋庚辛申酉，冬壬癸亥子，四季辰戌丑未之日。须令女人兴动于中，阴阳和平，精血调畅，夜半之后，生气之时，交而必孕，孕而必育，育而子坚壮，且能贤明而福寿也。神圣而庄严的交孕，古人赋予最高的境界，最神圣的时辰！

大凡交会之际，男女毋暴怒，毋醉饱，毋食炙煿辛热，毋用他术助长，更忌朔望弦晦，风雨雷电，日月无光，虹霓斗动，星辰之下，神庙之中，井灶尸柩之旁，切不可交合，受胎亦不吉也。慎之慎之。凡妇受妊之后，常乐意忘忧，运动血气，安养胎元。此乃先医之论，教诲谆谆！

早绝去嗜欲，节调饮食，内远七情，外避六淫。性宜静而不宜燥，体宜动而不宜逸，味宜凉而不宜热，食宜暖而不宜寒。毋久立，毋久坐，毋久行，毋久卧。又宜去一切肥甘、煎炙、油腻、辛辣、酸咸、水果、鱼鳖、狐兔、鸽雀之类，即无胎漏、胎痛、胎动下血、子肿、子痫等证，及横产、逆产、胎死腹中之患。降生之后，又无胎热、胎寒、胎肥、胎怯、胎惊、胎黄诸般胎毒之证矣。

其为妊妇，苟不如法，目不视邪色，耳不听淫声，口不出傲言，夜则令瞽诵诗，道正事，生又则形容端正，才过人矣。古人之胎教，从先医而始！

谢文英在她的书里写到：孕育是一个女人一生中最幸福的时光，女人为了孕育一个新生命，放弃了许多东西，但却是幸福的，是最近距离接触、感受生命的伟大与神奇的经历。孩子不仅流淌着父母的血脉，还遗传了父母的相貌、性格，见证了父母的爱情，将父母短暂生命中的精神和信仰加以延续和继承。

二、孕嗣之胎养与脉象

《巢氏病源》曰：妊娠一月名胎胚，足厥阴脉养之；二月名始膏，足少阳脉养之；三月名始胎，手心主脉养之；当此之时，血不流行，形象始化，未有定仪，因感而变。欲子端正庄严，常口谈正言，身行正事。欲生男，宜佩弦；欲生女，宜佩韦，施环；欲子美好，宜佩白玉；欲子贤能，宜看诗书，是为外象而内感者也。四月始受水精，以成其血脉，手少阳脉养之；五月始受火精，以成其气，足太阴脉养之；六月始受金精，以成其筋，足阳明脉养之；七月始受木精，以成其骨，手太阴脉养之；八月始受土精，以成肤革，手阳明脉养之；九月始受石精，以成毛发，足少阴脉养之；十月五脏六腑关节人神皆备，此其大略也。且四时之令，必始于春木，故十二经之养始于肝，所以养胎在一月二月。手心主，心包络脉也；手少阳，三焦脉也，属火而夏旺，所以养胎在五月六月。手太阴，肺脉也；手阳明，大肠脉也，属金而旺秋，所以养胎在七月八月。足少阴，肾脉也，属水而旺冬，所以养胎在九月。又况母之肾脏系于胞，是母之真气，子之所赖也。至十月儿于母腹之中，受足诸脏气脉所养，然后待时而生。此论奥微而有至理，世更有明之者，亦未过于巢氏之论矣。

对于胎养，马益卿曰：若养胎之法，须多方预养，庶无后患。如邻家有所兴修，亦或犯其胎气，令儿破形损命。如刀犯者，形必伤；泥犯者，窍必塞；打击者，色青黯；击缚者，相拘挛。如此等验，有如指掌，不可不慎也。此公更注重养胎环境，此经验之谈，不可不记取。

《妇人大全良方》云：人具天地之性，集万物之灵，阴阳平均，气质完备，咸其自尔。然则胚胎造化之始，精移气变之后，保卫辅翼，固有道矣。天有五气，各有所凑；地有五味，各有所入。所凑有节适，所入有度量。凡所畏忌，悉知戒慎，资物为养者，理固然也。故寝兴以时，出处以节，可以高明，可以周密，使雾露风邪；不得投间而入。孕妇之寝兴、出行都要有周密之安排，不可妄恣。

因时为养者，理宜然也。故必调喜怒，寡嗜欲，作劳不妄，而气血以之，皆所以保摄妊娠，使诸邪不得干焉。苟为不然，方授受之时，一失调养，则内不足以为中之守，外不足以为身之强，气形弗克，而疾疢因之。若食兔缺唇，食犬无声，食杂鱼而生疮癣之属，皆以食物不戒之过也。心气大惊而癫疾，肾气不足而解颅，脾胃不和而羸瘦，心气虚乏而神不足，皆由气血不调之故也。诚能推而达之。

孕子之脉象，莫过脉经。脉经云：阴搏阳别谓之有子。搏者，近也。阴脉逼近于下，阳脉别出于上，阴中见阳，乃知阳施阴化，法当有子。

又少阴脉动甚者，妊子也。手少阴属心，足少阴属肾，心主血，肾主精，精血交会，投识于其间，则有娠。

又贤曰：太冲盛而气虚者，乳子法也。尺中之脉，按之不绝者，法妊娠也。

对此，难经更精准。《难经》曰：肾有两枚，左为肾，右为命门。命门者，男子以藏精，女子以系胞，若三部脉浮沉正等，按之无绝者，为有妊。

初持寸脉微小，呼吸五至，三月而尺数也。脉滑疾，以手按之散者，胞已三月也。脉重手按之不散，但疾不滑者，五月也。

先贤男女之辨，论述明晰。妇人妊娠四月，欲知男女，法左疾为男，右疾为女，俱疾为生二子。

又法：得太阴脉为男，太阳脉为女。太阴脉沉，太阳脉浮。

又法：左手沉实为男，右手浮大为女。左右手俱沉实，猥生二男；左右手俱浮大，猥生二女。

又法：尺脉左边大为男，右边大为女，左右俱大产二子，大者如实状。

又法：左右俱浮大，产二男。不尔，则女作男生。左右俱沉，产二女，不尔，则男作女生。

又法：遣妊妇面南行，复呼之，左回首者是男，右回首者是女，看上圊时,夫从后呼之,左回首是男,右回首是女。

又妇人妊娠,其左乳房有核是男、右乳房有核是女。

妇怀离经,其脉浮大,而腹痛引腰脊,即为欲生也。但离经,即腹痛也。又法欲生者,其脉离经,夜半觉,日中则生也。

以上为孕妇脉象十五法,可见先代医家对孕育之神圣、奥秘探索之精微,足以让后代医家,常常仰望而难及。

三、谢文英调孕方略

祖传秘笈,刻苦研学,加医疗实践,使谢文英在破解人类生生不息孕嗣奥秘的征途上越走越远。孕男、孕女、双胞胎,只要具备条件,往往水到渠成,心遂梦想,被誉为"送子观音"。

孕嗣方略就是一个完整的孕育体系,博大精深,错综复杂,涉及人体所有系统,必须满足孕育的所有条件,包括性能、体能基因优势等,但一旦满足了这些条件,就进入了理想王国,如入梦想之门,得到了心想孕成的金钥。于是,几代人的期盼,一家人的希冀,都寄托在那呱呱坠地的一瞬。

经谢文英调理出生的孩子,身体普遍较为结实,身体素质较好。

孕育是天底下头等大事,要求男女双方在基因、体能、营养诸多方面都具备最佳优势,男女双方处在疲惫状态是孕育不出优势品种的。所谓"养精蓄锐"、精力充沛、以逸待劳、一展雄风才是孕育的最佳状态。

在生理上,对于女性,优势卵泡为18～20mm,优质子宫内膜厚8～12mm。

男性要求精子的冲击力、A级优势精子,都必须达到要求,方能优生优育。一般说来,男子A+B精子总量必须在50%以上,总精子量必须达到2000万以上,白细胞低于1000万以下。

一般说来,欲孕的男女双方,身体偏碱性的,易孕男婴;身体偏酸性的,易孕女婴。

女性经期经常超前的,易孕男婴;经期经常错后的,易孕女婴。

家庭男女中间女性个性强的、肝火旺的易生男婴,女性温顺小鸟依人的，孕女概率大。

以上秘笈，当然不是谢文英老师的体会，而是跟师抄方学子的鹦鹉学舌！

应当指出，在当下动辄冷饮、空调，食不厌烧烤、碳酸的时代，很多人吃坏了身体，造成先天性疲软未老先衰。避免以上这些不良习惯，很多人根本就无法达到。

时代呼唤中医调理，呼唤有作为的中医大家！谢文英教授顺应的这个时代，顺应了这一历史要求，救人于危难，理精于疲软，调理于刚健，为这个时代而推崇。

谢老师研制的调经孕子方，就是在这个背景下应运而生的。

当归10克，川芎6克，芍药10克，熟地黄10克，紫河车30克，鹿胎粉30克。

此孕子方就是调通方加紫河车、鹿胎粉。四物汤是补血、养血的经典方剂，也是妇科最常用的药方。因而被誉为中医女科的入门方。中医学界的人大都耳熟能详、如雷贯耳。经过历史沿革，这四味药经过加加减减，衍化成一系列"子方""孙方"，据不完全统计，四物汤的系列方达800多个，真可谓是"子孙满堂"，是名副其实的方剂中的"祖师爷"。

四物汤的来历，一说最早见于晚唐蔺道人著的《仙授理伤续断秘方》。又一说认为是由东汉名医张仲景发明的，如《金匮要略》中的胶艾四物汤。后来被尊为补血调经之主方，专门用来治疗妇科血证，被后世医家称为"妇科第一方"。

四物汤是由当归、川芎、白芍和熟地黄四味中药组成，其中又以当归、熟地黄为主药。前文说过，两药同为补血活血药，当归善攻，多用于气血阻滞，是走而不守；熟地黄善守，多用于生精填精，是守而不走。现代医学证明，熟地黄含有甘露醇、维生素A等成分，与当归配伍后，可使当归的主要成分阿魏酸含量增加，使当归补血活血疗效倍增，用于女性苍白无力、头晕目眩、月经不调、量少或闭经等症。

四物汤何以能成为妇科补血调经的经典方呢？中医学认为，四物汤主要调理肝血，而女性血虚，应该注重调肝，因为肝和血密切相关：肝脏具有贮藏血液和调节血量的功能，其就像一个人体"血库"，当人体因为疾病或者生理活动，需血量增加时，这时肝脏就把贮藏的血液排出来，以供机体活动的需要。如果肝脏有病，藏血的功能失常，就等于"血库"枯竭，根本不能满足人体的各项功能。比如：不能滋养眼睛，则两目昏花、干涩、夜盲；不能充盈血海，则妇女月经量少，甚至闭经。若是肝失疏泄，就像"血库"漏水一样，则藏血不固，易引起出血病变，如衄血、妇女月经过多或崩漏等。

四物汤一个很大的特点是，随着四味药物的比例不同，四物汤可以发挥广泛的作用。如重用熟地黄、当归，轻用川芎，则是一个补血良方；当归、川芎轻用或不用时，可以帮助孕妇保胎；重用当归、川芎，轻用白芍，则能治疗月经量少、血瘀型闭经，等等。

此外，四物汤衍生出的无数"子方""孙方"在治疗妇科病方面也功不可没。较著名的有桃红四物汤，该方剂是由四物汤加桃仁、红花而成，专治血虚血瘀导致的月经过多，还能对剂先兆流产、习惯性流产；四物汤加艾叶、阿胶、甘草后取名为胶艾四物汤，用来治疗月经过多，是安胎养血止漏的要方；四物汤加四君子汤后，名"八珍汤"，能气血双补；在八珍汤的基础上再加上黄芪、肉桂，则成为老百姓非常熟悉的十全大补汤。

紫河车又名人体胎盘，具有扶正补虚、益气健脾、养血填精、补肾壮阳的功效，对五脏六腑有修复抗疾病的功效。现代药理研究发现，人胎盘组织液至少具有下列重要功能与作用：①延缓衰老。人胎盘组织液能维持人体内分泌正常，改善组织器官的功能低下，延缓生理功能的衰退，从而延缓衰老。②美容养颜。人胎盘组织含有拮抗黑色素因子、透明质酸保湿因子等，可激活人体老化的细胞，具有强大的美容养颜效果。③提高人体免疫力，增强抗病能力。人胎盘组织液能显著提高人体免疫力，有效地预防疾病的发生。④清除自由基，预防癌症。人胎盘组织液能及时清除衰老和变异细胞，消除自由基对人体的损害，有效预防癌症。⑤提高性功能。人胎盘组织液含有人体生理必需的多种活性物质，维持人体内分泌正常，有效改善性功能低下，并显著提高性功能。⑥修复损伤的细胞。人胎盘组织液具有促进细胞分化、增殖的作用，能有效加强免疫修复。⑦加强新陈代谢，改善睡眠，改善肠胃功能，消除亚健康状态。⑧推迟更年期的发生，推迟闭经时间，消除更年期症状。⑨降血脂，清除微血栓，预防心脑血管疾病。⑩抗炎、抗过敏。

而鹿胎粉对于女性，既是雪中送炭又锦上添花。其具有调节内分泌的功效，可保护子宫内膜发育，促进雌激素，激发孕激素。鹿胎粉含17种氨基酸，可大补精血。

鹿胎粉适用于精血不足、虚寒腹痛、崩漏带下，子宫虚冷雌性激素分泌过少，而引起的性冷淡病症。

鹿胎粉具有调经散寒的作用，对经期小腹疼痛、血色不正、经期延长、寒病带下、四肢厥逆、久不孕育等都有显著疗效。经几年来的实践证明，其对妇女不孕不育和痛经治愈效果达90%以上。

鹿胎粉具有补气益血的作用，对气血两虚、面色苍白、四肢无力、经血过少、虚弱羸瘦均有疗效。

鹿胎粉具有抗衰老的作用，久服能增强体质，消除疲劳，促进新陈代谢，提高机体免疫力，利于延年益寿。

不难看出，这样的组方，这样的良药，可使不来月经者经期如期而至，也可使不能怀孕者如愿以偿。

四、经典案例之一：八年不孕孕男婴案例

【病案】张某，女，33岁，网商。2017年12月17日初诊。

结婚8年，无孕产史，爱人健康。由于长期不孕，家庭矛盾时有发生。

月经量减少3年，周期后错，少则8天，多则2个月，14岁见月经。3年前月经正常，但时有后错，并未在意。平时喜欢吃凉，不爱吃早饭，晚饭易丰盛，经常晚睡，月经第35天，平素少气乏力、怕冷，行经时少腹觉凉，冬天明显，食少、脘痞、餐后胀甚，大便2日1次，便质偏干，形体消瘦。面色黄暗，舌质淡有瘀斑，舌苔黄厚，脉沉迟。彩超提示：子宫形态稍小，内分泌检查雌激素偏低。证属气血阴阳俱虚，投以调经汤。

本案患者8年无孕，3年不调，长期便秘，腹胀，入眠难。其主要矛盾是不孕，而不孕是不规律的饮食习惯和脾胃虚寒造成的。脾胃虚寒造成

了身体气机紊乱。

谢教授不是立马调孕，而是先调理脾胃。脾胃是后天之本，本固则邦宁。

处方：当归 10 克，川芎 6 克，柴胡 6 克，熟地黄 10 克，太子参 15 克，木香 6 克，鸡内金 10 克，麦芽 20 克。6 剂，水煎服，日 1 剂，早、晚 2 次温服。忌晚睡、辛辣、生冷、油腻。

2017 年 12 月 24 日二诊：月经后第 35 天，仍未见月经，药后胃胀、便秘减轻，怕冷稍减，余症同前，仍按一诊方加桂枝 6 克。6 剂，水煎服，日 1 剂，早、晚 2 次温服。

月经 42 天未至，便秘开始减轻。老师调理气机，生理现象向好。

2018 年 1 月 2 日三诊：月经后第 42 天，仍未见月经，胃胀、食少减轻，大便日 1 次，量少，晚上早睡时入眠难，拟二诊方加酸枣仁 15 克。6 剂，水煎服，日 1 剂，早、晚 2 次温服。

大便转为正常。胃胀轻，食量增，加酸枣仁以调理睡眠。

2018 年 1 月 9 日四诊：月经后第 49 天，月经仍未见，胃胀、食少均有好转，自感小腹稍有下坠不舒，怕冷，拟三诊方加小茴香 6 克。6 剂，水煎服，日 1 剂，早、晚 2 次温服。

小腹下坠不舒是经期始来前兆，加小茴香温经，促使经水下行。

2018 年 1 月 16 日五诊：月经后第 56 天，有黑色的分泌物，量少，色暗，淋漓至第 3 天经色出现色红，量仍少。按四诊方去柴胡、小茴香。加大太子参量至 20 克，加紫河车 10 克，早晨姜糖水冲服，日 1 次，5 天净。6 剂，水煎服，日 1 剂，早、晚 2 次温服。周期第 3 天始服中药。

初见成效，月经后第 56 天，色黑量少。加大动力药太子参的剂量，加入营养雌激素的紫河车。

2011 年 1 月 23 日六诊：月经第 7 天，食欲少好，晚 11 点能入睡，精神感觉越来越好，大便日 1 次，少干，舌质淡红，脉沉细。拟初诊方加淫羊藿 30 克、仙茅 10 克。10 剂，水煎服，日 1 剂，早、晚 2 次温服。服 10 天，休 4 天。

月经始来，睡眠充足，心情向好。脉沉细，沉主里细主虚，方中二仙，滋肾阴补肾阳。

2018年2月7日七诊：月经后第14天，服上方后，自感无不适，精神好，能食，十点半能入眠，拟六诊方加柴胡6克。10剂，水煎服，日1剂，早、晚2次温服。服10天，休4天。

2018年2月21日八诊：月经后第28天，服上方无不适，月经仍未至，舌淡红，苔薄白，脉沉细有力，拟七诊方加柴胡6克、小茴香6克。10剂，水煎服，日1剂，早、晚2次温服。服10天，休4天。

36天未至，见反复，犹抱琵琶半遮面，又加柴胡以举升提力，小茴香温化肾宫。

2018年3月4日九诊：月经后第42天，阴部见有少量黑色分泌物，停中药，口服紫河车粉15～30克，姜糖水冲服，日1次（早晨服），周期第3天始服中药，按六诊方加菟丝子20克。10剂，水煎服，日1剂，早、晚2次温服。服10天，休4天。

42天间隔比56天少了14天，紫河车和菟丝子大补肾阴，营养胞宫。月经期间服姜汤，月经第3天始服中药汤剂，这是谢文英调孕经验。加菟丝子以肾阴肾阳同补。

对于菟丝子，大家都不陌生，用来补益，它能壮阳，用来滋阴，它能益精，菟丝子是阴阳双补的。

《别录》曰："养肌强阴，坚筋骨，主茎中寒，精自出，溺有余沥，口苦燥渴，寒血为积。"

《药性论》曰："治男子女人虚冷，添精益髓，去腰疼膝冷，又主消渴热中。"

《日华子本草》曰："补五劳七伤，治泄精，尿血，润心肺。"

说起菟丝子配伍治病偏方，更是数不胜数。

菟丝子900克，茴香子、青盐各90克。共为细末，浸药酒煮，糊丸如梧桐子大，每服9克，每日3次。或用菟丝子、巴戟天各25克，浸酒，每日饮2～3次，每次1～2小杯。

菟丝子15克，枸杞子、杜仲各12克，莲须、韭子、五味子各6克，补骨脂9克。水煎服，每日1剂。或用菟丝子300克，五味子210克，茯苓、莲肉各 90 克。制成丸剂,每次 9 克,每日 3 次。

菟丝子 10 克,研碎,红糖适量放入茶杯中,沸水冲泡,代茶频饮。或用菟丝子 30 克,肉苁蓉 15 克,枸杞子 15 克,何首乌 20 克,熟地黄 20 克,五味子 15 克,山茱萸 15 克,人参 5 克,泽泻 10 克。水煎服,每日 1 剂或隔日 1 剂,可治疗精子畸形症。

习惯性流产:菟丝子 12 克,桑寄生 15 克,阿胶(烊化)15 克,川续断 9 克,当归 12 克。水煎服,每日 1 剂,常服有效。

单用菟丝子 60 克,浸酒后研为细末,制丸服用;或用酒制菟丝子 10 克,研末,与鸡蛋共煎,服用。亦可用菟丝子 12 克,熟地黄 12 克,车前子、枸杞子、甘菊花各 10 克。水煎服,每日 1 剂。

菟丝子、五味子各 30 克,生地黄 90 克。研为细末,饭前用米饮调下 6 克,每日 3 次。

菟丝子、生地黄、熟地黄各 15 克,女贞子、何首乌各 12 克,旱莲草、白芍、当归各 10 克,阿胶、枸杞子各 9 克。水煎服,每日 1 剂。

这里论述谢师医案,不再赘述。

2018 年 3 月 20 日十诊:月经后第 7 天,阴部有少量白带,无不舒,按九诊方加菟丝子 20 克。10 剂,水煎服,日 1 剂,早、晚 2 次温服。服 10 天,休 4 天。

2018 年 4 月 4 日十一诊:月经后第 21 天,按八诊方。6 剂,水煎服,日 1 剂,早、晚 2 次温服。服 6 天。

2018 年 4 月 12 日十二诊:月经后第 27 天,阴部见有少量分泌物,继服紫河车 30 克,姜糖水冲服,日 1 次(早晨服),周期第 3 天始服中药,按六诊方加菟丝子 30 克。10 剂,水煎服,日 1 剂,早、晚 2 次温服。服 10 天,休 4 天。

2018 年 4 月 26 日十三诊:月经后第 7 天,阴部有少量拉丝白带,续服十诊方。10 剂,水煎服,日 1 剂,早、晚 2 次温服。服 10 天,休 4 天。

拉丝白带,是排卵吉兆,怀孕有望。

2018 年 5 月 10 日十四诊:月经后第 21 天,见有少量分泌物,经几个月调理,患者配合得很好,继续服用紫河车 20 克,日 1 次(早晨服),周期第 3 天始服中药，按六诊方加菟丝子 20 克。10 剂，水煎服，日 1 剂，早、晚 2 次温服。服 10 天，休 4 天。

菟丝子、紫河车为养宫促孕药。

2018 年 5 月 24 日十五诊：月经后第 7 天，阴部有少量白带，无不舒，拟六诊方加巴戟天 20 克、大云 15 克。10 剂，水煎服，日 1 剂，早、晚 2 次温服。服 10 天，休 4 天。

此诊用药巴戟天，此乃神来之笔也。

巴戟天补肾阳，强筋骨，祛风湿，用于阳痿遗精，宫冷不孕，月经不调，少腹冷痛，风湿痹痛，筋骨痿软，是彻头彻尾得的强肾壮阳药。

巴戟，全名"巴戟天"又名"鸡肠薯"，属草科藤植物，为"四大南药"之一，可补肾阳，强筋骨，祛风湿，有提高免疫的功能，有降低血压和类皮质激素的作用，亨有"南国人参"之称。

巴戟天在我国有很长的应用历史，早在汉代，《名医别录》就有其药用的记载。巴戟天为茜草科植物巴戟天的根。其味辛、甘，性微温，归肾、肝经。能够补肾助阳、祛风除湿，常用于治疗阳痿不举、小便频数、宫冷不孕、风湿腰膝疼痛、肾虚腰膝酸软等症。《本草正义》说巴戟天"味辛，气温，专入肾家，为鼓舞阳气之用。温养元阳，则邪气自除，起阴痿，强筋骨，益精，治小腹阴中相引痛，皆温肾散寒之效"。

现代社会，人们工作紧张，生活压力大，加上有些人过度放纵性生活，以致不少人年纪轻轻就出现腰膝酸软、阳痿不举、肾虚滑精的现象。巴戟天能补肾强筋、祛风除湿、治筋骨痿软，可以与肉苁蓉、杜仲、萆薢等中药配伍使用，也可以与熟地黄、补骨脂、金樱子等中药配伍以固肾、涩精、壮阳。对于肾虚不足、冲任虚寒所致的小腹冷痛，月经不调，可以用巴戟天与高良姜、肉桂、吴茱萸等药配伍使用，可以起到温肾调经的作用。对于女子不孕、男子不育等症，可以用巴戟天与人参、山药、覆盆子等配用以温肾暖宫、填精种子。

前人对巴戟天论述详备，盛赞有加。《本草经疏》：巴戟天，主大风邪气，及头面游风者，风力阳邪，势多走上，《经》曰："邪之所凑，其气必虚。"巴戟天性能补助元阳，而兼散邪，况真元得补，邪安所留，此所以愈大风邪气也。主阴痿不起，强筋骨，安五脏，补中增志益气者，是脾、肾二经得所养，而诸虚自愈矣。其能疗少腹及阴中引痛，下气，并补五劳，益精。利男子者，五脏之劳，肾为之主，下气则火降，火降则水升，阴阳互宅，精神内守，故主肾气滋长，元阳益盛，诸虚为病者，不求其退而退矣。

现代人对巴戟天的药食疗配伍研究已达炉火纯青的地步。老人衰弱，足膝痿软，步履困难。巴戟天、熟地黄各10克，人参4克（或党参10克），菟丝子6克，补骨脂6克，小茴香2克。水煎服，每日1剂。可收补肾壮腰之效。

男子阳痿早泄，女子宫寒不孕。巴戟天、党参、覆盆子、菟丝子、神曲各9克，山药18克。水煎服，每日1剂。常服有效。

遗尿、小便不禁。巴戟天12克，益智仁10克，覆盆子12克。水煎服，每日1剂。亦可用巴戟天30克，核桃仁20克，装入猪膀胱内，隔水炖熟后食服。

治虚羸阳道不举，五劳七伤百病；能食，下气。巴戟天、生牛膝各三斤。以酒五斗浸之，去滓温服，常令酒气相及，勿至醉吐。（《备急千金要方》）

治妇人子宫久冷，月脉不调，或多或少，赤白带下。巴戟三两，良姜六两，紫金藤十六两，青盐二两，肉桂（去粗皮）、吴茱萸各四两。上为末，酒糊为丸。每服二十丸，暖盐酒送下，盐汤亦得。日午、夜卧各一服。（《太平惠民和剂局方》巴戟丸）

而当代火神派大家李可先生，在他的"引火汤"中重用巴戟天30克！伍熟地黄、天冬、茯苓、五味、生芍、葛根，导龙入海，引火归元！

回到医案中。十五诊中原方加巴戟天20克、大云15克，意在温肾促孕。一般情况，谢师用巴戟天用到12克，特殊情况用16克，如今用至20克，足见力度之大，火力之猛。好钢刀刃！

2018年6月12日十六诊：月经第3天，如期而来，量可，色红，无不舒，续服十五诊方，加大紫河车量至30克，日1次（早晨服）。10剂，水煎服，日1剂，早、晚2次温服。服10天，休4天。

月经如期而至，量可色红，身无不舒。

2018年6月26日十七诊：月经后的第10天，患者各方面转佳，体重增加了4.5千克，无不适，坚持服药调理，仍按二诊方加水蛭10克。10剂，水煎服，日1剂，早、晚2次温服。服10天，休4天。

2018年6月26日十八诊：月经如期而至，今诊是月经的第2天，量色均好，本月想试孕，各方面转佳，体重增加了4.5千克，无不适，坚持服药安胎。

按促孕汤加减如下。

太子参10克，熟地黄10克，菟丝子20克，巴戟天20克，大云15克。加鹿角霜20克，枳壳10克，淫羊藿20克，紫河车（日1次冲服）20克。10剂，水煎服，日1剂，早、晚2次温服。服10天，休4天，服药期间不避孕。

不避孕是已经达到了谢教授所调理的最佳孕育水准，是一个婴儿的最佳着床时间，是一个优秀女性的最佳孕育状态。

2018年7月14日十九诊：月经后第9天，续服十八诊方加桑寄生15克。10剂，水煎服，日1剂，早、晚2次温服。服10天，休4天。

调孕喜见桑寄生！佳兆。

桑寄生在《本经》里列为上品的药材，其性平，味苦、甘，入肝、肾经，为祛风湿类药材，具有补肝肾、强筋骨、通经络、益血和安胎的功效。中医认为它可治腰膝酸痛、筋骨痿弱、偏枯、脚气、风寒湿痹、胎漏血崩、产后乳汁不下诸证。现代医学研究认为，它有降压、利尿、扩冠、抑菌、抗肿瘤、镇静、抗心律失常等作用。

关于桑寄生还有一个美好的传说。相传桑寄生在旷野里迎风而立，顶雨而长，虽日复一日，年复一年，但因其貌无惊人之处，又无诱人的气味，故一直不被人们注意。相传它是在无意中被一农夫发现的。这位农夫姓姬名生，世代在黄河流域耕作。因辛勤操劳，加之风寒所袭，晚年之后他腰腿疼痛，而又家贫如洗无钱医治，几乎丧失了劳动力。

一日他在田间劳作后，连回家的气力也没有了。心一横，打算死在荒野草中。于是就栖身于许多藤条缠绕的桑树之间。一觉醒来，已是日落西山，只觉得周身汗出，肢节舒展，多年的腰腿疼痛明显减轻了。以后，他每于劳作后都躺在这些乱藤上休息。久而久之，他的腰腿疼痛不仅痊愈了，而且干活也来了力气。此事很快在乡邻里传开，不少腰腿疼痛者前来找他，有的如法套用，有的还灵活发挥，采回藤条煎汤饮用，的确都有比较好的效果。后来，人们为了纪念它的发现者，就把这种藤条称为"姬生"了。又因这种藤条大多寄生于桑树上，随着文字分工的过细，后人又把它称为"桑寄生"了。

桑寄生有利尿、降压的作用，可补肝肾，强筋骨，祛风湿。而主要作用是养血安胎。它能养血安胎气，补肾固胎元，用于血虚胎动不安。

当代中医药大师张廷模言桑寄生安胎是治肝肾亏虚，黄芩安胎是治胎元不安，紫苏安胎是治气机阻滞。

2018年7月28日二十诊：月经后第23天，月经未见，无不适，经门诊检测HCG示弱阳性，又续服十八诊方加桑寄生15克。3剂，改成2天1剂，上午服1次，观察早孕情况，避劳累，多休息。

2018年8月5日二十一诊：孕37天，经HCG检查为强阳性。

拟保胎方如下。

太子参15克，枳壳10克，竹茹10克，清半夏10克，砂仁6克。上方加乌梅6克，五味子3克，桑寄生15克。仍按2天1剂，上午服1次，清热安胎以防胎动，避劳累，多休息。

2018年8月12日二十二诊：孕42天，无不舒，坚持防胎动先后服中药3个月停中药，无不适，一切正常，于2019年4月22日足月生一男婴，母子平安。

8年不孕，3年不调，经中医大家谢文英调理，喜孕男婴且帅气聪颖。

五、经典案例之二：多发性子宫内膜息肉孕男医案

现代医学认为，子宫内膜息肉是一种子宫内膜基底层过度增生性病变，是慢性子宫内膜炎的另一种类型（即炎性子宫内膜局部血管和结缔组织增生，形成蒂性息肉状赘生物突入宫腔内）。本病可发生在青春期以后的任何年龄，多发生于围绝经期或绝经后妇女，是引起异常子宫出血的主

要原因之一，也是子宫最常见的疾病。其临床表现有不孕、痛经。宫腔镜的出现和应用，使本病的明确诊断和治疗效果的观察得到了大大的提升。当前应用高频电刀和激光刀切除多发性子宫内膜息肉，难以彻底治愈，也易引起大量出血，且容易复发。个别患者由于并发症严重，可行子宫全切除术，但对于多发性病灶年轻有生育要求的患者，多用中医中药治疗，既可以彻底治愈多发性子宫内膜息肉，又可以保持子宫内膜的完整性和生育功能的恢复。

李某，女，29 岁，郑州市郊县人。结婚 8 年不孕（因子宫内膜息肉）。

2017 年 3 月 5 日一诊：痛经加重 8 年，结婚后 6 年不孕。

月经史：月经后第 16 天，量较多，有血块，色暗，痛经剧烈，曾经多处中西医长期治疗无效。自述：两年前（即 2015 年 8 月 26 日）在省级医院行宫腔镜检查，发现子宫腔内充满息肉样突起，确诊为多发性子宫内膜息肉，曾用米非司酮、米索前列醇治疗 3 个月无效，于 2015 年 11 月 4 日行电刀切除息肉共 10 克，因出血较多，终止手术。遗有部分息肉未切除。现在症状：头晕、神疲困倦、腰膝酸软、大便溏泻，舌淡，脉沉弦。

证属脾肾两虚，气滞血瘀，治宜温肾助阳、健脾化湿。给予化瘀消症汤加减：红参 20 克，茯苓 30 克，炒白术 20 克，水蛭 6 克，桂枝 15 克，桃仁 10 克，枳壳 10 克，土元 12 克，蜈蚣 2 克，赤芍 15 克。6 剂，水煎服，日 1 剂，早、晚 2 次温服。

此类疾病，先化瘀消症，再行孕育。红参 20 克，茯苓 30 克，白术 20 克，以加大化瘀动力。

在上品中药中，唯参家类多，医家所用，也各有所爱。诸如生晒参、白参、红参、名党参、潞党参、太子参、辽参、西洋参等，不一而足。

张锡纯是这样区分党参、辽参的。古所用之人参，方书皆谓出于上党，即今之党参是也。考《本经》载，人参味甘，未尝言苦，今党参味甘，辽人参则甘而微苦，古之人参其为今之党参无疑也。特是，党参之性，虽不如辽人参之热，而其性实温而不凉，乃因《本经》谓其微寒，后世之笃信《本经》者，亦多以人参之性果然微寒，即释古方之用人参者，亦本微寒之意以为诠解，其用意可谓尊经矣。然古之笃信《本经》而尊奉之者莫如陶弘景，观其所著《名医别录》，以补《本经》所未备，谓人参能疗肠胃中冷，已不遵《本经》以人参为微寒可知。因此，疑年湮代远，古经字句或有差讹，吾人生今之世，当实事求是，与古为新。

此公发前人所未发，纠前人之所谬，实为实事求是之医学思想路线也！

今试即党参实验之，若与玄参等分并用，可使药性无凉热，即此可以测其热力矣（此即台党参而言，若潞党参其热稍差）。然辽东亦有此参，与辽人参之种类迥别，为其形状性味与党参无异，故药行名之为东党参，其功效亦与党参同。

至于辽人参，其补力、热力皆倍于党参，而其性大约与党参相似，东人谓过服之可使脑有充血之病，其性补而上升可知。……方书谓人参，不但补气，若以补血药辅之亦善补血。愚则谓，若辅以凉润之药即能气血双补，盖平其热性不使耗阴，气盛自能生血也。至《本经》谓其主补五脏、安精神、定魂魄、止惊悸、除邪气、明目、开心、益智，无非因气血充足，脏腑官骸各得其养，自有种种诸效也。

参之所效，已路人皆知。然用之所异，则相差万里。用之不对，则贻害无穷。

有先贤云：天下之害人者杀其身，未必破其家。破其家，未必杀其身。先破人之家，而后杀其身者，人参也。夫人参用之而当，实能补养元气，拯救危险。然不可谓天下之死人皆能生之也。其为物，气盛而力浓，不论风寒暑湿、痰火郁结皆能补塞。故病患如果邪去正衰，用之固宜。

或邪微而正亦惫，或邪深而正气怯弱，不能逐之于外，则于除邪药中投之，以为驱邪之助。

然又必审其轻重而后用之，自然有扶危定倾之功。乃不察其有邪无邪，是虚是实，又佐以纯补温热之品，将邪气尽行补住。轻者邪气永不复出，重者即死矣。夫医者之所以遇疾即用，而病家服之死而无悔者，何也？盖愚人之心，皆以价贵为良药，价贱为劣药。而常人之情，无不好补而恶攻。故服参而死，即使明知其误，然以为服人参而死，则医者之力已竭，而人子之心已尽，此命数使然，可以无恨矣。若服攻削之药而死，即使用药不误，病实难治，而医者之罪，已不可胜诛矣。

此番看来，古人也有医患之闹。不过古人比今人聪明，古人自比今人贤。

故人参者，乃医家邀功避罪之圣药也。病家如此，医家如此，而害人无穷矣！更有骇者，或以用人参为冠冕，或以用人参为有力量；又因其贵重，深信以为必能挽回造化，故毅然用之。孰知人参一用，凡病之有邪者，死者即死，其不死者，亦终身不得愈乎。其破家之故，何也？盖向日之人参，不过一二钱，多者三四钱。今则其价十倍，其所服，又非一钱二钱而止。小康之家，服二三两，而家已荡然矣。夫人情于死生之际，何求不得，宁恤破家乎？医者全不一念，轻将人参立方。用而不遵在父为不慈，在子为不孝，在夫妇昆弟为忍心害理，并有亲戚朋友责罚痛骂，即使明知无益，姑以此塞责。又有孝之慈父，幸甚或生，竭力以谋之，遂使贫婆之家，病或稍愈，一家终身冻馁。若仍不救，棺殓俱无，卖妻鬻子，全家覆败。医者误治，杀人可恕，而逞己之意，日日害人破家，其恶甚于盗贼，可不慎哉！吾愿天下之人，断不可以人参为起死回生之药而必服之。医者，必审其病，实系纯虚，非参不治，服必万全，然后用之。又必量其家业，尚可以支持，不至用参之后，死生无靠，然后节省用之。一以惜物力，一以全人之命，一以保人之家。如此存心，自然天降之福。若如近日之医，杀命破家于人不知之地，恐天之降祸，亦在人不知之地也，可不慎哉！用参之于破家、杀身，医者当戒。而今参又难比古参。

张廷模认为，人参四组功效：一是大补元气，二是补脏腑之气，三是生津止渴，四是安神益智。

而经过高温处理过的人参即红参，其温补性能更佳，多为医家青睐。谢文英用红参温补调孕，用之之多，用量之大，疗效之好，是值得研究的。

2017年3月12日二诊：月经后第23天。

阴道少有分泌物，量少色黑，腹痛下坠、小腹疼痛能忍，头晕轻，乏力好转，大便日1次，成形，腰痛明显，以补气健脾化湿为主。

处方：红参30克，黄芪30克，炒白术20克，茯苓30克，龙眼肉12

克，茯神12克，枳壳10克，炒山药30克，延胡索10克。5剂，水煎服，日1剂，早、晚2次温服。待量少始服。

晕轻，乏力减，初战捷。红参加至30克，黄芪30克，伍茯苓、白术，大量的益气健脾药出现在方中，调理气机，促经下行。

2017年3月19日三诊：月经第7天。经量正常，色暗红无凝，腹痛较前大有好转，5天干净，神疲困倦好转，头晕消失，按一诊方加减。红参30克，茯苓30克，炒白术20克，水蛭6克，桂枝15克，桃仁10克，枳壳10克，土元12克，蜈蚣2克，赤芍15克。6剂，水煎服，日1剂，早、晚2次温服。

正常月经刚过，加大化瘀方略，主攻宫腔息肉。

2017年3月26日四诊：月经后第7天。近3天有少量白色分泌物，色白，无腹痛，精神好，无头晕，继按三诊方加减：红参30克，茯苓30克，炒白术20克，水蛭10克，桂枝15克，桃仁10克，红花10克，枳壳10克，土元15克，蜈蚣3克，赤芍15克。6剂，水煎服，日1剂，早、晚2次温服。

2017年4月2日五诊：月经后第14天。少腹隐隐作痛，别无不适，继按一诊方加减：红参30克，茯苓30克，炒白术30克，水蛭10克，桂枝15克，桃仁10克，枳壳15克，土元12克，蜈蚣3克，延胡索6克。6剂，水煎服，日1剂，早、晚2次温服。

少腹隐隐作痛，是攻瘀之效，说明药物与息肉短兵相接，佳兆！

2017年4月9日六诊：月经后第21天。乳房稍有胀痛不舒，别无不适，大便日1次，按二诊方加减。

方一：柴胡（颗粒）12克，穿山甲（颗粒，代）12克。3剂，日2次，开水冲服，见月经停。

方二：红参30克，黄芪30克，炒白术20克，茯苓30克，龙眼肉12克，茯神12克，枳壳10克，炒山药30克，延胡索10克。4剂，水煎服，日1剂，早、晚2次温服。待月经量少时始服。

此医案中，谢师以参为主药，诊诊有参，或曰红参，或曰人参。

2017年4月16日七诊：月经第5天。经量正常，无不适，5天干净。

按一诊方加减：红参 30 克，茯苓 30 克，炒白术 20 克，水蛭 10 克，桂枝 15 克，桃仁 10 克，枳壳 10 克，土元 12 克，蜈蚣 2 克，赤芍 15 克。4 剂，水煎服，日 1 剂，早、晚 2 次温服。月经干净后 3 天始服用。

2017 年 4 月 23 日八诊：月经后第 5 天。近两天有少量白色分泌物，色白，无腹痛，睡眠、精神均好，继按四诊方加减：黄芪 30 克，红参 30 克，茯苓 30 克，炒白术 20 克，水蛭 10 克，桂枝 15 克，桃仁 10 克，红花 10 克，枳壳 10 克，土元 15 克，蜈蚣 3 克，赤芍 15 克。6 剂，水煎服，日 1 剂，早、晚 2 次温服。

又见少量白色分泌物。排卵在即。

2017 年 4 月 30 日九诊：月经第 19 天。有少量白带，无腹痛，睡眠、精神均好，继按五诊方加减：红参 30 克，茯苓 30 克，炒白术 30 克，水蛭 10 克，红花 10 克，桃仁 10 克，枳壳 15 克，香附 10 克，木香 10 克。6 剂，水煎服，日 1 剂，早、晚 2 次温服。

2017 年 5 月 7 日十诊：月经后第 19 天。乳房稍有不舒，别无不适，按六诊方加减。

方一：柴胡（颗粒）12 克、穿山甲（颗粒，代）12 克。4 剂，日 2 次，开水冲服，见月经停。

方二：红参 30 克，黄芪 30 克、炒白术 20 克，茯苓 30 克，龙眼肉 12 克，熟地黄 20 克，枳壳 10 克，炒山药 30 克，炒菟丝子 20 克，覆盆子 20 克。10 剂，水煎服，日 1 剂，早、晚 2 次温服。待月经量少时始服。

此医案已经三个阶段：第一阶段补气健脾，打好身体基础，建设一个环境。第二年阶段，全力攻瘀消症，活血化瘀，主攻月经不调。第三阶段，正常经期，开足马力，全力促孕。

2017 年 5 月 21 日十一诊：月经后第 11 天，可以考虑试孕。

前 5 天白带量多成透明拉丝样，无不适，按十诊方二加减：红参 30 克，黄芪 30 克，炒白术 20 克，茯苓 30 克，龙眼肉 12 克，熟地黄 20 克，枳壳 10 克，炒山药 30 克，炒菟丝子 20 克。10 剂，水煎服，日 1 剂，早、晚 2 次温服。休息 4 天。

透明拉丝，是优势卵泡，胜利在望。

2017年6月14日十二诊：月经后第9天，近几天又出现拉丝透明样白带，无不适。按十一诊方加减：红参30克，黄芪30克，炒白术20克，茯苓30克，龙眼肉12克，熟地黄20克，枳壳10克，炒山药30克，炒菟丝子20克，覆盆子20克，巴戟天15克。10剂，水煎服，日1剂，早、晚2次温服。休息4天。

2017年6月28日十三诊：月经第1天，量、色均可，无不适。仍按十一诊方加减：红参30克，熟地黄25克，黄芪30克，炒白术20克，茯苓30克，炒山药30克，龙眼肉12克，枳壳10克，炒菟丝子20克，覆盆子20克，巴戟天15克。10剂，水煎服，日1剂，早、晚2次温服。待月经第3天始服。

2017年7月13日十四诊：月经后第8天，精神好，近几天仍有拉丝样透明样带，有试孕，无不适。按十三诊方加减：人参20克，熟地黄20克，炒白术20克，茯苓30克，炒山药30克，龙眼肉12克，枳壳10克，炒菟丝子20克，覆盆子20克，巴戟天15克，山茱萸15克。10剂，水煎服，日1剂，早、晚2次温服。

十一诊、十二诊、十三诊、十四诊，连续出现优势卵泡，孕育状态已经形成。

2017年7月27日十五诊：月经后第22天，乳房微胀，查早孕试纸阳性，无不适。

处方：人参20克，竹茹10克，炒白术20克，茯苓15克，枳壳10克，桑寄生20克，砂仁6克，半夏6克，川续断20克。6剂，水煎服，上午服用，2天1剂。

保胎保孕。又见寄生加砂仁。

2017年8月11日十六诊：已孕42天，乳房胀，无呕吐反应，查彩超示宫内孕囊，暂无胎心，仍按十五诊方。

处方：人参20克，竹茹10克，炒白术20克，茯苓15克，枳壳10克，桑寄生20克，砂仁6克，半夏6克，川续断20克。6剂，水煎服，上午服用，2天1剂。

2017年8月25日十七诊：已孕56天，乳房胀，无任何不适，查彩超示宫内孕囊有胎心搏动,仍按十五诊方。

处方:人参 20 克,竹茹 10 克,炒白术 20 克,茯苓 15 克,枳壳 10 克,桑寄生 20 克,砂仁 6 克,半夏 6 克,川续断 20 克。6 剂,水煎服,上午服用,2 天 1 剂。

2017 年 9 月 13 日十八诊:已孕 75 天,乳房胀,能食,睡眠可,仍按十五诊方。

处方:人参 20 克,竹茹 10 克,炒白术 20 克,茯苓 15 克,枳壳 10 克,桑寄生 20 克,砂仁 6 克,半夏 6 克,川续断 20 克。6 剂,水煎服,上午服用,3 天 1 剂。

从怀孕保胎起,谢师便把温补红参换作人参,恐温动胎气,平补气血更佳。

2017 年 10 月 4 日十九诊:已孕 96 天,检查 NT 正常,能食,睡眠均可,以饮食调理为主,中药停服。

回访于 2018 年 4 月 26 日,顺产一男婴,3600 克,母子平安。

按语:本例患者结婚多年未孕,痛经、月经量过多、经期过长、淋漓出血。检查彩超:确诊为子宫内膜严重炎症。加之思想压力过大,炎性子宫内膜局部血管和结缔组织增生,形成多发性子宫内膜息肉,后经高频电刀切除子宫内膜息肉,因身体较为虚弱,手术未能清除干净,请求中医调理,经以上先后近 5 个月的调理,不但治愈了痛经、月经量大、经期过长、淋漓出血,还治好了不孕症,并且在用药期间随时调理,适时即可妊娠,可见中医是非常神奇的,值得研究、探讨、发扬光大,以造福人类。

六、经典案例之三:男女同调不孕案

人类的生活水平虽在不断提高,但生殖能力却在持续下降。世界卫生组织的调查结果显示:全世界约有 8000 万人存在生育问题,每年还要新增 200 万对不孕不育夫妇。在我国,形势同样严峻,约有 10% 的育龄夫妇有生殖障碍。近年来,这一数字有增无减。

患了病自然要治疗,但在不孕不育的诊治上,受中国传统封建思想的影响,谈及不孕却存在着一种奇怪的现象,那便是绝大多数情况下都是女方先去求医，一圈检查做下来未发现异常时，丈夫才在妻子的"押解"下，很不情愿地走进医院。对夫妻双方进行综合诊断之后才会发现，两个人或许均有问题，需要同时治疗，本案就是一例。

张某，女，27岁，郑州郊区人。2019年2月28日初诊。

主诉：婚后2年从未怀孕。患者结婚2年，未避孕而未受孕，在各大医院经过检查和治疗后无果，于2017年在某医院做试管婴儿移植术未成功，后经人介绍，遂求诊于谢文英教授门诊。婚前月经周期、经期、量、色、质均正常。婚后因家庭原因，压力过大，自2018年始月经量逐渐减少，经期腹痛，腰酸，2019年2月女方行输卵管造影示盆腔弥散功能不良，两侧输卵管通而不畅。其配偶姬某29岁，精液常规检查示精子活率低，43.9%。

现症见：女方体形偏胖，倦怠乏力，时有腰酸腰痛，小腹胀满，心烦急躁，经前乳房胀痛，月经周期规律，行经7天，月经量少，经期腹痛，稍有血块，纳、眠可，二便调，舌质淡胖暗，苔薄白，舌下静脉瘀滞，脉弦滑无力。男方阴囊潮湿，腰部酸痛，大便黏滞不爽，舌红苔白腻，脉沉细。

诊断：不孕症（女肝郁不舒，肾虚血瘀水停；男肾气不足，下元亏虚）。

治法：疏肝解郁，补肾活血利水（女）；温补下元，补肾填精（男）。

处方如下。

（女）半夏10克，陈皮10克，红参20克，茯苓40克，竹茹10克，泽泻10克，酒萸肉20克，盐菟丝子20克，丹参20克，香附10克。

（男）熟地黄15克，枸杞子20克，山茱萸20克，补骨脂10克，菟丝子20克，巴戟天15克，川续断20克，桑寄生12克，杜仲15克，龙骨15克，牡蛎15克，焦山楂15克。

各12剂，水煎服，日1剂，早、晚2次温服。

2019年3月28日二诊：月经后第3天，无心烦急躁，小腹胀满缓解，检测卵泡示：右侧卵泡16mm×15mm。一诊方减半夏、陈皮、竹茹、泽泻、丹参、香附，加巴戟天20克、沙苑子20克、补骨脂10克、续断20

克、桑寄生20克、茯苓20克、炒白术20克、甘草6克。

其配偶自诉症状好转，上方去龙骨、牡蛎，加沙苑子20克、女贞子10克。各10剂，水煎服，日1剂，早、晚2次温服。

2019年4月12日三诊：月经后第17天，倦怠乏力好转，腰酸腰痛减轻，因食不洁食物后纳差，腹泻。二诊方加干姜6克以温中止泻。

其配偶守二诊方。各10剂，水煎服，日1剂，早、晚2次温服。

2019年4月26日四诊：4月15日末次月经始来，经期正常，月经量较前偏多，第2天仍有小腹疼痛，食欲好转，大便每日1～2次，给予温肾健脾、调补冲任方以备孕。三诊方减干姜续服。

其配偶近来眠差，余症状同上，三诊方加酸枣仁20克。各10剂，水煎服，日1剂，早、晚2次温服。

2019年5月10日五诊：月经后第18天，纳食可，大便每日1次，面色红润，倦怠乏力消失，腰已不痛，舌质淡胖，苔薄。四诊方加炒山药20克，鹿角霜20克，覆盆子20克。其配偶，守上方。各10剂，水煎服，日1剂，早、晚2次温服。

2019年5月24日六诊：月经第6天，月经量少，第二天痛经，经期稍有腰酸，仍以健脾补肾法助孕。

处方：红参20克，酒萸肉20克，盐菟丝子20克，巴戟天20克，茯苓30克，炒白术20克，炒山药20克，枸杞子20克，鹿角霜20克，覆盆子20克，淫羊藿30克，藿香10克，佩兰10克。

男方上方减酸枣仁，加淫羊藿30克。各10剂，水煎服，日1剂，早、晚2次温服。

2019年6月7日七诊：月经后第13天，因与婆婆生气，压力过大，心烦急躁，睡眠欠佳，调整用药，以柴胡、香附疏肝理气。

处方：茯苓30克，炒山药20克，淫羊藿30克，藿香10克，佩兰10克，党参30克，皂角刺15克，柴胡9克，路路通15克，香附10克，益母草30克。

男方守上方。各10剂，水煎服，日1剂，早、晚2次温服。

2019年6月28日八诊：月经后第8天，此次月经量可，无腹痛腰酸，心情愉快，睡眠正常。

处方：茯苓 30 克，炒山药 20 克，淫羊藿 30 克，藿香 10 克，佩兰 10 克，党参 30 克，皂角刺 15 克，柴胡 9 克，路路通 15 克，香附 10 克，益母草 30 克，桂枝 6 克。10 剂，水煎服，日 1 剂，早、晚 2 次温服。

谢教授在六诊始用路路通，重在疏肝理气，疏通经络。

路路通别名很多，有叫枫实、枫果、枫木上球、枫香果、狼目的，也有叫狼眼、九空子、枫木球的。其性苦平，通十二经。其功能为祛风除湿，疏肝活络，利水。其主治为风湿痹痛，肢体麻木，手足拘挛，脘腹疼痛，经闭，乳汁不通，水肿胀满，湿疹。

《中药志》认为它能通经利水，除湿热痹痛。治月经不调、周身痹痛、小便不利、水肿胀满等证。《常用中草药手册》谓其祛风除湿，行气活血，治风湿性腰痛、心胃气痛，少乳，湿疹，皮炎。

因其具有祛风活络、利水、通经的功效，可以用于关节痹痛、麻木拘挛、水肿满胀、经闭的情况。因为路路通有通利之性，能够通下乳汁，所以可以用于气血壅滞、乳汁不下。另外，路路通还可以配伍穿山甲（代）、王不留行等药一起使用。

今谢师在男女同调不孕案中，于调经助孕的最后两诊重用路路通，足见其对疏肝活血、行气通利之殊效。此也给后人以启示：下奶药同样可以用来行气调经。

2019 年 7 月 12 日九诊：月经后第 21 天，自觉胸胀，检测早孕试纸（＋），已孕。中药保胎调理。

处方：人参 15 克，茯苓 30 克，炒白术 10 克，藿香 10 克，佩兰 10 克，竹茹 10 克，清半夏 10 克，砂仁（后下）6 克，桑寄生 15 克，盐杜仲 15 克。3 剂，2 日 1 剂。水煎服，每次只喝 150ml，上方加减，断续保胎用药近 3 个月，经检查正常，停止保胎用药。

一经怀孕，行气活血的路路通便停止使用。砂仁、寄生、杜仲配以茯苓、白术、藿香、佩兰健脾利湿药组团保孕。

2019 年 10 月 16 日十诊：孕育 4 个月后，经四维彩超检查一切正常。

按语：不孕症为妇科疑难杂症。现代医学认为，本病多由输卵管的急慢性炎症，或盆腔术后粘连等，造成输卵管充血、水肿等病理改变，导致输卵管不通或通而不畅，影响精子与卵子的结合而不孕。对于不孕症，夫妻双方均应重视，夫妇同调可事半功倍。肾主生殖，藏先天之精，在人体中占有非常重要的位置，主要包括肾主性事活动及生殖之精。生殖之精是肾精满而溢池的正常生理活动，继而通过两性交合射精排卵，繁衍后代，孕育新的生命。《医宗金鉴·妇科心法要诀》云："女子不孕之故，由伤其冲任也……因宿血积于胞中，新血不能成孕。"因此本病与"瘀"密切相关，多由于胞宫内瘀血未净，久而成宿血，瘀积于胞中阻碍气血、津液运行，导致血瘀、水停而不通，不通则冲任不能相资，故难以受精成胎。以活血、利水之法贯穿始终。方中柴胡、枳壳、香附疏肝理气，红参、山药、淫羊藿补任脉精气以助孕，佐以茯苓、桂枝、皂角刺、水蛭、益母草活血利水、通络散瘀之效。其配偶主要是肾气不足，生殖之精化生无源，则精少、精薄，精子活力低下。治宜温补下元，补肾填精。全方疏通冲任脉之通道，冲任调和，二者相资，故能有子。

七、谢文英调孕案实录

1. 不孕方

张某，女，2013年4月17日初诊。月经两月未至，痛经，乳房肿胀，食少易上火，舌红苔薄，脉细弱。

柴胡10克，生白芍12克，当归10克，丹参10克，淫羊藿20克，枸杞子20克，山茱萸10克，仙茅10克，菟丝子12克，桃仁10克，红花10克，枳壳10克（仙茅重养子宫卵巢，淫羊藿雌雄皆养，重养雌）。

4月24日二诊：宫颈囊肿，少腹痛，舌红苔薄，脉细。

鱼腥草15克，金银花15克，香附10克，枳壳10克，黄芩6克，枳壳10克，鸡内金10克，麦芽10克，木香10克，桃仁10克，川楝子10克。

7月17日三诊：周期25天，少腹痛，子宫内膜薄，舌暗红，苔白，脉细。

当归10克，赤芍10克，丹参10克，桃仁10克，红花10克，金银花

15克，生地黄10克，枳壳10克，鸡内金10克，麦芽20克，川楝子10克，蒲黄10克，延胡索6克。

8月14日四诊：月经后错50天，子宫内膜薄，舌淡苔白，脉沉细弱。

柴胡6克，当归10克，生白芍15克，丹参15克，香附10克，枳壳10克，刘寄奴30克，淫羊藿30克，仙茅15克，菟丝子20克，鹿角霜20克，云苓20克。

2. 调男方

徐某，男，39岁，2013年7月23日初诊。精子活率低，舌红苔厚，脉细。

熟地黄20克，枸杞子20克，山茱萸20克，菟丝子20克，补骨脂10克，淫羊藿30克，杜仲10克，巴戟天10克，川续断20克，党参20克，鹿角粉12克，沙苑子20克。

8月7日二诊：舌暗红苔白，脉沉细数。慢性肠胃炎，腹泻好转。

党参30克，云苓30克，炒白术15克，枳壳10克，枸杞子20克，山茱萸20克，五味子6克，生龙骨30克，生牡蛎30克，淫羊藿30克，巴戟天12克，白蒺藜20克，甘草6克。

8月26日三诊：舌暗红苔白，舌根部黄厚，左脉沉细，右脉弦。

党参30克，炒白术20克，枳壳10克，吴茱萸1克，枸杞子20克，山茱萸20克，生龙骨30克，生牡蛎30克，淫羊藿30克，巴戟天12克，白蒺藜20克，鹿角粉10克，五味子6克。

3. 服黄体酮不孕方

李某，女，33岁。月经后错四周，曾服中药半年。舌红苔薄脉细，服黄体酮半年，调孕男。

10月2日一诊：菟丝子20克，鹿角霜20克，巴戟天12克，桂枝6克，生白芍10克，云苓12克，生白术12克，仙茅10克，淫羊藿30克。

1月9日二诊：月经仍未见。子宫内膜上周查仍6mm。舌暗红，苔薄脉平。

桂枝9克，生白芍12克，甘草6克，当归10克，云苓15克，白术10克，桃仁10克，枳壳10克，陈皮10克，半夏10克，淫羊藿30克，川芎

10 克。

10 月 16 日三诊：舌淡红，苔白。

桂枝 10 克，云苓 20 克，白术 10 克，桃仁 10 克，红花 10 克，小茴香 6 克，香附子 10 克，枳壳 10 克，刘寄奴 30 克，丹参 12 克，王不留行 20 克，枸杞子 20 克，淫羊藿 30 克，仙茅 10 克，鹿角霜 2 克。

2013 年 10 月 23 日四诊：月经仍未至。

当归 10 克，炒白芍 12 克，柴胡 6 克，桃仁 10 克，红花 10 克，党参 15 克，白术 10 克，山药 15 克，枸杞子 15 克，仙茅 10 克，淫羊藿 30 克，云苓 20 克，甘草 6 克，桂枝 6 克。

4. 调孕方

马某，女，37 岁，2013 年 10 月 23 日下午初诊。经前 13 天，平时提前 15 天，量少，舌红苔黄，脉沉细。

拟方有二，如下。

经前服方：当归 6 克，党参 15 克，云苓 15 克，白术 10 克，枳壳 10 克，鸡内金 10 克，枸杞子 15 克，山茱萸 12 克，菟丝子 10 克，巴戟天 10 克，丹参 12 克，柴胡 3 克，黄芩 6 克。

月经期服方：人参 15 克，白术 15 克，枳壳 15 克，淫羊藿 20 克，枸杞子 15 克，山茱萸 15 克，菟丝子 15 克，巴戟天 15 克，川芎 20 克，香附子 10 克，鹿角霜 20 克（男方不离气分药）。

5. 子宫内膜厚方

侯某，女，24 岁，2013 年 3 月 15 日初诊。多囊 5 个月，月经不来半年，体胖脉沉数。

桂枝 20 克，云苓 30 克，陈皮 10 克，半夏 10 克，枳壳 10 克，鸡内金 10 克，麦芽 20 克，木香 10 克，桃仁 10 克，红花 10 克，甘草 6 克。

3 月 22 日二诊：近两日腰痛，舌红苔薄，脉沉细。

桂枝 20 克，生白芍 20 克，桃仁 10 克，红花 10 克，刘寄奴 30 克，丹参 15 克，水蛭 6 克，土元 6 克，枳壳 10 克，陈皮 10 克，半夏 10 克。

3 月 27 日三诊：服药后上火，便稀，脉沉细，苔薄红。

三棱 12 克，莪术 12 克，丹参 20 克，云苓 20 克，陈皮 10 克，半夏 10

克,枳壳10克,鸡内金10克,刘寄奴20克,水蛭10克,郁金10克,甘草6克,香附子10克。

4月3日四诊:便稀,舌红苔少脉沉细。

三棱12克,莪术12克,丹参20克,郁金12克,云苓20克,桃仁10克,红花10克,枳壳10克,王不留行20克,白术10克,桂枝15克,陈皮10克,半夏10克。

5月10日五诊:子宫内膜仍厚,双侧卵巢病变。

桂枝20克,生白芍20克,三棱15克,莪术15克,云苓20克,桃仁10克,红花10克,川芎10克,陈皮10克,半夏10克,郁金12克,甘草6克。

5月15日六诊:仍腹泻,后腰痛消。

党参30克,陈皮10克,半夏10克,云苓30克,枳壳10克,苍术10克,焦山楂20克,乌梅10克,鸡内金10克,麦芽20克,寸冬10克。

5月29日七诊:月经推迟半月,便稀,腹痛,困。

云苓30克,炒白术20克,枳壳10克,陈皮10克,半夏10克,炒薏苡仁30克,干姜6克,大腹皮30克,车前子30克,甘草6克。

6. 右输卵管切除调孕方

季某,29岁,调男孩。1年未孕,去年十月输卵管不通,输液后通畅,右输卵管切除。经量正常,排卵少腹痛。

三棱10克,莪术10克,丹参12克,皂刺15克,土元6克,鸡内金10克,麦芽20克,水蛭5克,桂枝6克,川牛膝12克,桃仁10克,红花10克,太子参10克。

7. 早泄方

冯某,男,20岁,司机。腰酸2年,开车活动少,伴早泄,多梦,有手淫习惯,纳可,多汗,舌尖红,苔白腻,脉弦沉取无力。

9月1日一诊:沙苑子10克,枸杞子20克,山茱萸20克,生龙骨20克,生牡蛎20克,川续断20克,狗脊20克,巴戟天12克,杜仲20克,五味子6克,红参15克。

9月11日二诊:腰酸轻,抽烟,舌红苔厚腻,脉虚大。

藿香12克，佩兰12克，苍术10克，炒薏苡仁20克，党参20克，枸杞子20克，山茱萸20克，金樱子12克，淫羊藿30克，川续断30克，炒菟丝子20克，巴戟天12克，鹿胎粉10克，辽五味子6克。

9月18日三诊：虚肾变化不大，腹泻日两次，便稀，舌红苔白，脉细数。

藿香12克，佩兰12克，苍术10克，川续断20克，山茱萸20克，杜仲20克，狗脊20克，辽五味子6克，淫羊藿30克，甘草6克，枸杞子20克，鹿胎粉6克，炒薏苡仁20克，巴戟天15克，干姜3克。

四诊：肾虚变化不大，腹泻消失，一天便两次，便质可，食佳，苔黄厚腻，脉洪大有力，右甚，梦多。

熟地黄20克，枸杞子20克，山茱萸20克，川续断30克，淫羊藿30克，菟丝子20克，巴戟天10克，炒沙苑子15克，白术12克，山药20克，枳壳10克，鹿胎粉6克，党参20克，甘草10克。

11月6日五诊：仍肾气虚，手足阴部汗出，阴囊潮湿，舌红苔白厚，脉细滑，尺甚。

桂枝6克，生龙骨30克，生牡蛎30克，枳壳10克，枸杞子20克，山茱萸20克，五味子6克，党参20克，淫羊藿30克，补骨脂10克，黄芪20克。

11月20日六诊：肾虚阴囊潮湿，舌暗红，苔薄白，脉弦，尺脉阳浮阴弱。

党参20克，枸杞子20克，柴胡3克，白蒺藜30克，甘草6克，五味子6克，巴戟天15克，菟丝子20克，沙苑子20克，淫羊藿30克，鸡内金12克，枸杞子20克，阿胶10克。

8. 倪某，崔某夫妇，调孕跟踪方

崔某，男，36岁，胖，有湿，肚子常咕咕叫，肾阳虚。

10月4日一诊：生晒参20克，枸杞子20克，山茱萸20克，菟丝子20克，白蒺藜20克，沙苑子20克，韭菜子20克，川续断20克，阳起石20克，生龙骨30克，生牡蛎30克。

12月18日二诊：服20剂后，舌红苔黄，脉细弦。

生晒参20克，枸杞子20克，山茱萸20克，炒菟丝子20克，白蒺藜30克，炒韭菜子20克，生龙骨30克，生牡蛎30克，川续断20克，寄生15克，白术15克。

倪某，女，34岁，经前3天，提前3天，舌红苔薄黄，脉细。两年前引产。

经前方：当归6克，白芍10克，枸杞子15克，山茱萸12克，淫羊藿15克，桃仁10克，红花10克，枳壳10克，鸡内金10克，麦芽20克，柴胡6克。

经少方：(10月30日）经少时服。鹿胎粉60克（补子宫内膜，今天服3次，明天服2次，60克两天服完）。

熟地黄12克，枸杞子15克，山茱萸15克，香附10克，枳壳10克，覆盆子12克，巴戟天12克，杜仲12克，桑寄生12克。

二诊：经前11天，内膜正常，左侧卵巢16mm，舌红苔薄。

红参20克，枸杞子20克，山茱萸20克，仙茅15克，淫羊藿30克，云苓15克，白术10克，丹参20克，香附10克，川芎16克，鹿角霜20克，甘草6克，鸡血藤30克。

11月27日三诊：月经后5天，带下黏稠。

熟地黄15克，枸杞子20克，山茱萸20克，杜仲20克，沙苑子20克，鹿胎粉10克，菟丝子20克，巴戟天15克，肉苁蓉12克，覆盆子12克，寄生20克。

12月4日四诊：舌尖红，苔薄，见卵泡，子宫内膜薄。左脉沉细，右脉大数。

党参20克，枸杞子20克，山茱萸20克，菟丝子20克，巴戟天15克，枳壳10克，鸡内金20克，麦芽20克，灵芝15克，鸡血藤30克，鹿角霜20克，仙茅10克，淫羊藿30克（左脉沉细，右脉大数，此为孕男脉象）。

注：鸡蛋，牛奶，调子宫内膜薄。此次检验示右输卵管正常，此方调左输卵管，下月左输卵管排卵，为男孩。

12月17日五诊：内膜正常，舌尖红，苔薄。

生晒参20克，枸杞子20克，山茱萸30克，炒菟丝子20克，巴戟天15克，覆盆子20克，枳壳10克，白术12克，山药15克，淫羊藿20克，龙眼肉12克。6剂，水煎服，日1剂，早、晚2次温服。

注：彩超显示12月7日右输卵管排卵，子宫内膜厚15mm。1月份左输卵管排卵。此女排卵规律，为一月左一月右。

1月1日六诊：月经后第3天，卵泡17mm×14mm，子宫内膜厚6mm（8mm为子宫内膜厚度正常值），舌红苔薄，脉细。彩超示左侧优势卵泡，备战排卵！

鹿胎粉60克（补子宫内膜，今天服3次，明天服两次，60克两天服空）。

9. 精子量少方

岳某，32岁，2013年10月13日初诊。精子量少，腰痛，舌暗红，苔薄，脉沉细。

熟地黄20克，枸杞子20克，山茱萸20克，巴戟天10克，杜仲20克，川续断20克，寄生20克，沙苑子15克，覆盆子10克，红参15克，枳壳10克。

10月23日二诊：胃纳少，舌红苔薄，脉沉细。

党参15克，枳壳10克，枸杞子10克，山茱萸15克，菟丝子15克，巴戟天15克，杜仲12克，炒沙苑子10克，覆盆子10克，怀牛膝12克。

10月30日三诊：变化不大，舌暗红苔薄，脉细。

党参20克，炒白术10克，炒山药15克，枸杞子15克，山茱萸15克，枳壳10克，韭菜子10克，巴戟天10克，炒沙苑子15克，麦芽20克，白蔻仁3克。

11月6日四诊：咽痛，舌红苔黄，脉弱细。

党参25克，枳壳10克，云苓15克，炒白术10克，炒山药15克，麦芽20克，枸杞子20克，黄芩2克，白蔻仁3克，吴茱萸3克（吴茱萸、黄芩引火归元）。

10. 糖肾消蛋白尿方

王某，男，31岁，2013年12月4日初诊。尿蛋白++，糖化血红蛋白 15.2，舌红苔黄，脉沉细。

生杜仲 30 克，怀牛膝 20 克，枸杞子 20 克，山茱萸 20 克，土茯苓 30 克，玉米须 30 克，石韦 30 克，云苓 20 克，枳壳 10 克，桑螵蛸 15 克，川草薢 30 克。

注：此为消尿蛋白专方。此方服 10 剂后，尿蛋白消失。

11. 附件囊肿三诊怀孕方

王某，女，27 岁，2010 年 7 月 17 日初诊。月经第 10 天，量少，左侧附件囊肿，舌红苔黄，脉细。

三棱 10 克，莪术 10 克，丹参 12 克，郁金 8 克，皂刺 15 克，桃仁 10 克，枳壳 10 克，土元 6 克，王不留行 15 克，太子参 20 克，甘草 6 克。

2010 年 8 月 7 日二诊：月经第 3 天，喝凉不见，舌红苔薄，脉沉细。

熟地黄 15 克，枸杞子 15 克，山茱萸 20 克，菟丝子 20 克，巴戟天 10 克，杜仲 10 克，小茴香 3 克，当归 10 克，白芍 12 克，云苓 15 克，白术 10 克。

2010 年 9 月 4 日三诊：月经后第 2 天，量少，舌红苔黄，脉细弱。

三棱 10 克，莪术 10 克，丹参 12 克，郁金 12 克，桂枝 6 克，炒白芍 15 克，皂刺 20 克，桃仁 10 克，枳壳 10 克，土元 6 克，水蛭 6 克，云苓 20 克，鸡内金 10 克，麦芽 20 克。

注：此方已于 9 月 20 日～9 月 23 日排卵中怀孕。

12. 韩某，许某，夫妇调孕方。

韩某，女，42 岁，调孕，月经第 25 天，舌红苔薄，脉沉细。

熟地黄 15 克，枸杞子 20 克，山茱萸 20 克，云苓 20 克，女贞子 20 克，旱莲 20 克，鹿角霜 20 克，覆盆子 20 克，菟丝子 20 克，沙苑子 20 克，巴戟天 20 克，陈皮 10 克，半夏 10 克。

鹿胎粉，暖宫孕子胶囊，月经量减少时开始服用。

许某，男，42 岁，曾服吲达帕胺。舌红苔黄厚，欲子，脉细。

陈皮 10 克，半夏 10 克，云苓 30 克，白术 15 克，山药 20 克，枸杞子 30 克，淫羊藿 30 克，山茱萸 20 克，生龙骨 30 克，生牡蛎 30 克。

葡萄糖酸锌口服液，小苏打，每天 1 次，每次 2 支。

13. 调孕三方

刘某，女，29岁，调孕，双输卵管通，舌暗苔薄脉细弱，经前六天，经量正常、卵泡正常。

方一：经前服方（补气方）。

熟地黄12克，枸杞子12克，川续断15克，寄生15克，杜仲12克，怀牛膝12克，香附子10克，枳壳10克，狗脊12克，巴戟天12克（补肾气）。

方二：经后服方（补精）。

熟地黄20克，枸杞子20克，山茱萸20克，菟丝子20克，覆盆子20克，巴戟天15克，沙苑子20克，淫羊藿30克，党参20克，白术12克，寄生15克，紫河车20克（补精固精）。

方三（经中服）：紫河车暖宫育子胶囊。

14. 附件囊肿痛经方

张某，女，30岁，第3天量少，附件囊肿行经痛重，平时痛轻，舌红苔薄，脉沉细。

经前方：太子参30克，鸡内金10克，香附子10克，枳壳10克，枸杞子10克，皂刺15克，三棱10克，莪术10克，水蛭6克，土元6克，穿山甲（代）6克。

经少服：熟地黄20克，枸杞子20克，山茱萸20克，菟丝子20克，巴戟天15克，半夏10克，云苓20克，白术10克，枳壳10克，生山楂20克，覆盆子20克。

15. 精子成活率低方

杜某，男，32岁，精子成活率40%，舌暗苔薄，脉细。

熟地黄12克，枸杞子15克，山茱萸12克，菟丝子15克，川续断12克，巴戟天12克，鸡内金10克，麦芽20克，沙苑子15克，紫河车10克，淫羊藿20克，寄生12克。

1月8日二诊：服药后腹胀，活动量减，舌红苔白脉弱。

党参15克，枸杞子15克，山茱萸15克，仙茅12克，淫羊藿12克，菟丝子10克，巴戟天10克，枳壳10克，川续断20克，杜仲20克，紫河车 10 克，陈皮 10 克，麦芽 20 克，桃仁 5 克。

2月12日三诊：服药后腹胀，活动轻，精少，苔白，脉细弱。

党参 15 克，枸杞子 15 克，山茱萸 15 克，仙茅 12 克，淫羊藿 30 克，菟丝子 20 克，巴戟天 20 克，枳壳 10 克，川续断 10 克，杜仲 20 克，紫河车 10 克，陈皮 10 克，麦芽 10 克，砂仁 6 克（注：首次男用仙茅、巴戟天 20 克，平时多为 12 克）。

四诊：服药后，苔厚腹胀，活动轻，自觉内虚，舌暗，脉沉细弱，阴囊潮湿。

熟地黄 15 克，枸杞子 15 克，山茱萸 15 克，菟丝子 15 克，巴戟天 10 克，沙苑子 15 克，淫羊藿 30 克，五味子 6 克，仙茅 10 克，川续断 20 克，杜仲 20 克，党参 10 克，紫河车 6 克，炒补骨脂 10 克。

3月5日六诊：自觉内虚，舌暗苔薄，脉沉细弱。

熟地黄 15 克，枸杞子 15 克，山茱萸 15 克，炒菟丝子 15 克，巴戟天 10 克，沙苑子 15 克，补骨脂 10 克，淫羊藿 30 克，五味子 6 克。

16. 王某夫妇本月怀孕补阳生子方

王某，女，31 岁，月经第 2 天，舌红苔黄腻，脉沉细。

红参 20 克，枸杞子 20 克，山茱萸 20 克，五味子 6 克，菟丝子 20 克，巴戟天 12 克，淫羊藿 15 克，肉苁蓉 10 克，云苓 12 克，白术 10 克，山药 15 克，甘草 6 克，紫河车 10 克，鹿角霜 20 克。

女服暖宫孕子胶囊，男服力补金秋。本月怀孕生子。

第四章　调睡眠

一、历代医家论不寐

失眠，即中医所指的不寐。失眠是临床常见病证之一，虽不属于危重疾病，但常妨碍人们正常生活、工作、学习和健康，并能加重或诱发心悸、胸痹、眩晕、头痛、中风等病证。顽固性的失眠，给患者带来长期的痛苦，甚至形成对催眠药物的依赖，而长期服用催眠药物又可引起药源性疾病。

不寐，是以经常不能获得正常睡眠为特征的一类病证，多为情志所伤、饮食不节、劳逸失调、久病体虚等因素引起的脏腑功能紊乱，气血失和，阴阳失调，阳不入阴所发的病症。其病位主要在心，涉及肝、胆、脾、胃、肾，病性有虚有实，且虚多实少。治疗当以补虚泻实，调整脏腑阴阳为原则大法。

历代医家对不寐见仁见智。《黄帝内经》称不寐为"不得卧""目不瞑"。《素问·逆调论》谓"胃不和则卧不安"，而张仲景在《伤寒论》及《金匮要略》中提出其病因分为外感和内伤两类，统称为"虚劳虚烦不得眠"。明代的李中梓提出："不寐之故，大约有五：一曰气虚，一曰阴虚，一曰痰滞，一曰水停，一曰胃不和。"戴元礼的《证治要诀》又提出"年高人阳衰不寐"之论。

失眠（不寐）虽然病因复杂，依笔者看来，不外如下四种。

一为情志所伤。致肝气郁结，肝郁化火，邪火扰动心神，心神不安而不寐。或由五志过极，心火内炽，心神扰动而不寐。或由思虑太过，损伤心脾，心血暗耗，神不守舍，脾虚生化乏源，营血亏虚，不能奉养心神，即《类证治裁·不寐》所说："思虑伤脾，脾血亏损，经年不寐。"思虑过度、更年期综合征、高血压、西医的神经官能症多属此类。

二为饮食不节。脾胃受损，宿食停滞，壅遏于中，胃气失和，阳气浮越于外而卧寐不安。如《张氏医通·不得卧》所云："脉滑数有力不得卧者，中有宿滞痰火，此为胃不和则卧不安也。"或由过食肥甘厚味，酿生痰热，扰动心神而不眠；或由饮食不节，脾胃受伤，脾失健运，气血生化不足，心血不足，心失所养而失眠；酒家肉客，膏粱厚味，夜半加餐，夜班族多见。

三为病后体虚。年迈久病血虚、产后失血、年迈血少等，引起心血不足，心失所养，心神不安而不寐。正如《景岳全书·不寐》所说："无邪而不寐者，必营气之不足也，营主血，血虚则无以养心，心虚则神不守舍。"虚证明显，久卧病床、产年缺血、贫病交加者，多失血者常见。

四为禀赋不足。心虚胆怯，素体阴虚，兼因房劳过度，肾阴耗伤，不能上奉于心，水火不济，心火独亢；或肝肾阴虚，肝阳偏亢，火盛神动，心肾失交而神志不宁。如《景岳全书·不寐》所说："真阴精血不足，阴阳不交，而神有不安其室耳。"亦有因心虚胆怯，暴受惊恐，神魂不安，以致夜不能寐或寐而不酣，如《杂病源流犀烛·不寐多寐源流》所说："有心胆惧怯，触事易惊，梦多不祥，虚烦不寐者。"房劳不节，真阴亏损，心神不安，夜惊不寐，惊梦颠倒，并伴见虚汗盗汗者常见。

二、历代不寐名方

《寿世保元》对不寐的论述颇有见地，不但有病论，还开出了药方。该书把不寐分为两种。有疾后虚弱，及年高人阳衰不寐者；有痰在胆经，神不守舍，亦令不寐。

虚者用六君子汤加炒酸枣仁、黄芪。即人参、白术、茯苓、甘草、陈皮、半夏、炒枣仁、黄芪。

痰者用温胆汤。竹茹减半。加南星、炒酸枣仁。即半夏、竹茹、枳实、陈皮、甘草、茯苓、南星、炒枣仁。

伤寒不寐者，当求之本门。对于心胆虚弱，昼夜不魅者，皆同此理，皆用此方。同时，此书还信誓旦旦，说在百方无效时，服此如神。

同时，又开出了如下四方。

一为高枕无忧散。方为人参五钱，软石膏三钱，陈皮、半夏（姜炒）、白茯苓（去皮）、枳实（麸炒）、竹茹、麦门冬（去心）、酸枣仁（炒）、甘草各一钱五分。上锉一剂。龙眼五个，水煎服。主治痰多少睡、心神不定之劳心。

二曰养心汤。人参、麦门冬（去心）、黄连（微炒）、白茯苓（去皮）、白茯神（去木）、当归（酒洗）、白芍（酒炒）、远志（去心）、陈皮、柏子仁、酸枣仁、甘草等分。上锉，莲肉五个去心，水煎，温服。

三曰安神复睡汤。当归、川芎、白芍（酒炒）、熟地黄、益智仁、酸枣仁（炒）、远志（甘草水泡去心）、山药、龙眼肉各等分。上锉。姜、枣煎服。主治心气不足，恍惚多忘，或劳心胆冷，夜卧不睡，此药能安神定志。

四曰加味定志丸。人参三两，白茯神（去皮木）二两，远志（甘草水泡去心）、石菖蒲各二两，酸枣仁（炒）二两，柏子仁（炒去壳）二两。上为细末，炼蜜为丸，如梧桐子大，朱砂、乳香为丸，每服五十丸，临睡服。

张锡纯则统而化之，把不寐分为心虚不寐和惊悸不寐。把心虚不寐归结为阳气浮越。此君认为，人禀天地之气化以生，是以上焦之气化为阳，下焦之气化为阴。当白昼时，终日言语动作，阴阳之气化皆有消耗，实赖向晦燕息以补助之。诚以人当睡时，上焦之阳气下降潜藏与下焦之阴气会合，则阴阳自能互根，心肾自然相交。是以当熟睡之时，其相火恒炽盛暗动（得心阳之助），此心有益于肾也。至睡足之时，精神自清爽异常（得肾阴之助），此肾有益于心也。

阳气浮越论认为睡眠之时，需得肾阴之助，方能熟睡梦香。因而开出一方，主治一切心虚不寐。

张氏心虚不寐方

生怀山药一两，大甘枸杞八钱，生赭石（轧细）六钱，玄参五钱，北沙参五钱，生杭芍五钱，酸枣仁（炒捣）四钱，生麦芽三钱，生鸡内金（黄色的捣）钱半，茵陈钱半，甘草二钱。

由斯知人能寐者，由于阳气之潜藏，其不能寐者，即由于阳气之浮越，究其所以浮越者，实因脏腑之气化有升无降也。是以方中重用赭石以降胃镇肝，即以治大便燥结，且其色赤质重，能入心中引心阳下降以成寐，若更佐以龙骨、牡蛎诸收敛之品以镇安精神，则更可稳睡。而方中未加入者，因其收涩之性与大便燥结者不宜也。又《内经》治目不得瞑，有半夏秫米汤，原甚效验，诚以胃居中焦，胃中之气化若能息息下行，上焦之气化皆可因之下行。半夏善于降胃，秫米善于和胃，半夏与秫米并用，脾胃气调和顺适，不失下行之常，是以能令人瞑目安睡。方中赭石与山药并用，其和胃降胃之力实优于半夏秫米，此乃取古方之义而通变化裁，虽未显用古方而不啻用古也。

其左脉浮弦者，肝血虚损，兼肝火上升也，阴虚不能潜阳，是以不寐。

对于惊悸不寐症，张锡纯是这样认为的。初苦不寐时，不过数日偶然，其过半夜犹能睡，继则常常如此，又继则彻夜不寐。一连七八日困顿已极，仿佛若睡，陡觉心中怦怦而动，即蓦然惊醒，醒后心犹怔忡，移时始定。

心常发热，呼吸似觉短气，懒于饮食，大便燥结，四五日始一行。其脉左部弦硬，右部近滑，重诊不实，一息数近六至。

此因用心过度，心热耗血，更因热生痰之证也。为其血液因热暗耗，阴虚不能潜阳，是以不寐，痰停心下，火畏水刑（心属火痰属水），是以惊悸。其呼吸觉短气者，上焦凝滞之痰碍气之升降也。其大便燥结者，火盛血虚，肠中津液短也。此宜治以利痰、滋阴、降胃、柔肝之剂，再以养心安神之品辅之。

张氏惊悸不寐方

生赭石（轧细）八钱，大甘枸杞八钱，生怀地黄八钱，生怀山药六钱，瓜蒌仁（炒捣）六钱，天冬六钱，生杭芍五钱，清半夏四钱，酸枣仁（炒捣）四钱，生远志二钱，茵陈钱半，甘草钱半，朱砂（研细）二分。

药共十三味，将前十二味煎汤一大盅，送服朱砂末。

三、谢文英调理失眠方略——不寐汤

古今中外，失眠（不寐）林林总总，证类繁多。但归纳起来，不外四种类型。一曰心血暗耗，心阴血虚，以天王补心丹证为代表，以知识分子和失恋男女为常见。二曰心肾不足、心肾不交，以失眠多梦为常见，治宜宁心益肾。三曰经络不通，尤以风湿经络夜间刮风为甚。此类证型尤以外线作业者中老年患者居多。四曰胃不舒则卧不安，夜间晚饭过饱，睡眠时胃不得安，故而失眠。不寐是以经常不能获得正常睡眠为特征的一类病症，主要表现为睡眠时间、深度的不足，轻者入睡困难，或寐而不酣，时寐时醒，或醒后不能再寐，重则彻夜不寐。《内经》称其为"不得卧""目不瞑"。

中医学认为，不寐的病理变化总属阳盛阴衰，阴阳失交，一为阴虚不能纳阳，一为阳盛不能入阴。

不寐，现代医学称之为失眠，属于睡眠障碍，重者可伴有记忆力减退、食欲不振、反应迟钝等，甚至认知功能及精神方面的障碍，增加了抑郁症的患病风险。

谢文英积几十年之经验，总结出了通治所有顽固性失眠的方略。此方益气养阴清热安神，名曰不寐散。一切失眠顽症都可在基础方上加减。

方曰：西洋参20克，黄连5克，炒酸枣仁30克，茯神15克，远志12克，石菖蒲12克。

方中茯神、远志、节菖蒲为明代名医龚信之状元散，加上张仲景之酸枣仁方核心加减而成。

加减如下。

1. 阴虚火旺者，心烦意乱、两颧潮红、五心烦热、舌红少津等症，加阿胶，即黄连阿胶汤，以清心安神。

2. 心阴虚者，失眠、心烦、心悸、盗汗等症，加甘草、麦冬、玄参。

3. 痰浊内扰者，心胆虚怯、触事易惊、惊悸不眠、噩梦、烦闷、坐卧不安、舌淡苔腻、脉沉缓等症，加竹茹。

4. 肝气郁滞者，心烦急躁、紧张等，加菊花、桑叶，以疏肝、平肝、调畅气机。气机舒畅，心情愉悦，则安然入睡。

5. 肝阳上亢者，急躁易怒、头晕头痛、肢体抖动等，加薄荷、荆芥以清肝平肝息风。

6. 胃气不和者，痞满嗳气、恶心呕吐、口泛酸水、胃脘嘈杂等，难以入睡或睡不安稳。加紫苏叶、升麻等以行气和胃、升阳，胃中和则寐自安。

7. 痰气交阻者，咽中不适，如有炙脔、胸膈满闷、腹胀便秘、体形肥胖、情志不舒、舌苔厚腻等，加半夏。

8. 心肾不交及营卫不和者，全身疼痛、项背发紧、体倦、汗多等症，用调和营卫之法，加桂枝、五味子、龙齿（即桂枝龙骨牡蛎汤加味）。

9. 如见经络风湿夜间刮风周身不舒而不眠，加首乌藤、合欢皮。

10. 遇胃不舒不消化而致失眠，则加鸡内金、枳壳、生麦芽。

茯神，又名抱伏神。茯神养心，为历代名家所推崇。张锡纯就有专门论述。

茯苓：气味俱淡，性平。善理脾胃，因脾胃属土，土之味原淡（土味淡之理，徐灵胎曾详论之），是以《内经》谓淡气归胃，而《慎柔五书》上述《内经》之旨，亦谓味淡能养脾阴。盖其性能化胃中痰饮为水液，引之输于脾而达于肺，复下循三焦水道以归膀胱，为渗湿利痰之主药。

然其性纯良，泻中有补，虽为渗利之品，实能培土生金，有益于脾胃及肺。且以其得松根有余之气，伏藏地中不外透生苗，故又善敛心气之浮越以安魂定魄，兼能泻心下之水饮以除惊悸，又为心经要药。且其伏藏之性，又能敛抑外越之水气转而下注，不使作汗透出，兼为止汗之要药也。其抱根而生者为茯神，养心之力，较胜于茯苓。茯苓若入煎剂，其切作块者，终日煎之不透，必须切薄片，或捣为末，方能煎透。

此公强调，茯苓能化胃中痰饮为水液，引之通过肺，循环三焦而归膀胱。此乃精辟之言。还能连心气浮越安魂定魄。抱根生之茯神，养心之力，胜于茯苓。

《本草经疏》曰："茯神抢木心而生，以此别于茯苓。"又云："茯苓入脾肾之用多，茯神入心之用多。"此即为茯苓长于渗湿利水；茯神长于宁心安神。

茯神性味同茯苓，但茯苓入脾、肾之用多，而茯神则入心之用多，有宁心安神之功，专用于心神不安、健忘、惊悸、失眠等症。茯神也有利小便的作用。然其利小便之功，是否滑精之慎用也？

此间，张锡纯举出一例。友人竹某曰："嵊县吴氏一家，以种苓为业。春间吴氏之媳病，盖产后月余，壮热口渴不引饮，汗出不止，心悸不寐，延余往治。病患面现红色，脉有滑象，急用甘草、麦冬、竹叶、柏子仁、浮小麦、大枣煎饮不效；继用酸枣仁汤，减川芎加浮小麦、大枣，亦不效；又用归脾汤加龙骨、牡蛎、萸肉则仍然如故。"

当此之时，余束手无策，忽一人进而言曰："何不用补药以缓之？"余思此无稽之谈，所云补药者，心无见识也，姑漫应之。时已届晚寝之时，至次日早起，其翁奔告曰："予媳之病昨夜用补药医痊矣。"余将信将疑，不识补药究系何物。乃翁持渣来见，钵中有茯苓四五两，噫！茯苓焉，胡为云补药哉？余半晌不能言。危坐思之，凡病有一线生机，皆可医治。茯苓固治心悸之要药，亦治汗出之主药。

笔者思量，茯苓何以治心悸？盖因化心下之湿也。

仲景治伤寒汗出而渴者五苓散，不渴者茯苓甘草汤。伤寒厥而心下悸者宜先治水，当服茯苓甘草汤。可知心悸者汗出过多，心液内涸，肾水上救入心则悸，余药不能治水，故用茯苓以镇之。是证心悸不寐，其不寐由心悸而来，即心悸亦从汗出而来，其壮热口渴不引饮、脉滑，皆有水气之象，今幸遇种苓家，否则汗出不止，终当亡阳，水气凌心，必当灭火，是谁之过欤？余引咎而退。"观竹某此论，不惜暴一己之失，以为医界说法，其疏解经文之处，能将仲景用茯苓之深意，彰彰表出，固其析理之精，亦见其居心之浓也。

湖北天门县崔某来函云：……团长夫人，头目眩晕、心中怔忡、呕吐涎沫，有时觉气上冲，昏愦不省人事。军医治以安神之药无效，继又延医十余人皆服药无效，危险已至极点。生诊其脉，浮而无力，视其形状无可下药。恍悟四期《衷中参西录》茯苓解中，所论重用茯苓之法，当可挽回此证。遂俾单用茯苓一两煎汤服之，服后甫五分钟，病即轻减，旋即煎渣再服，益神清气爽，连服数剂，病即痊愈。后每遇类此证者，投此方皆可奏效。

茯苓的中心有松树根的，叫作茯神，即所谓"抱木而生者"。因通出一母，茯神具备茯苓的所有特性。汗出心悸而不寐者，心中怔忡而不寐者，常有覆杯之妙。

远志之功效，重在安神。其味苦、辛，性温，归心、肾、肺经。远志具有安神益智、祛痰、镇静、抗厥、消肿的功效，用于心肾不交引起的失眠多梦，健忘惊悸，神志恍惚，咳痰不爽，疮疡肿毒，乳房肿痛。因而，大凡心神不交的失眠多梦必用远志。

失眠中有健忘则用远志。孙思邈的孔圣枕中丹，就是由远志加石菖蒲、茯苓、人参而组成的。后来的不忘散、读书丸、定制小丸等，就是用来增强记忆的。"肾藏志，志伤则喜忘"。所以，历代医家都认为远志是既交通心肾，又交通心神的宝药。

节菖蒲在方中，所起的作用为豁痰安神。节菖蒲开窍化痰，醒脾安神，用于热病神昏、癫痫、耳鸣耳聋、胸闷腹胀、食欲不振，外治痈疽疮癣。

节菖蒲开窍，豁痰，祛风，宣湿，健胃，解毒。其治热病神昏谵语，癫痫痰厥，气闭耳聋，多梦健忘，胸痞呕恶，风湿痹痛，疮疥肿毒。

《药材资料汇编》曰其："辟秽，开窍，宣气，逐痰。治神经衰弱，消化不良，风寒湿痹。"

《中药志》曰其："开窍醒神，散湿浊，开胃；外用解毒杀虫。治热病神昏谵语，癫痫发狂，下痢；因湿浊阻于胃中而致呕吐不食等。外敷治痈疽疥癣。"

《中药材手册》曰其："开心通窍，祛风湿，除痰消积。治心气不足，健忘，惊痫，耳聋，咳逆，烦闷，心腹痛，霍乱，风湿痹。"

这里，所有的功效都指向豁痰开心通窍，这就是节菖蒲在谢文英不寐散中的主要功效。

茯神宁心安神，远志是交通心肾，节菖蒲豁痰通窍安神，由此可看出谢文英老师的组方特征。

四、谢文英调理不寐经典案例

【病案】禹女士，48岁，2019年2月25日初诊。失眠二十余年，并有月经病，月经平素提前。

主诉：患失眠二十余年。患者诉夜夜不得眠，感觉极其痛苦，并伴有月经病，遂寻谢医生为其治疗。调理首先以解决失眠症状为主。此治从身体根本出发，首先以调理气血、宁心神为基本思路。

不寐散加减：西洋参 20 克，黄连 5 克，酸枣仁 30 克，茯神 15 克，远志 12 克，石菖蒲 12 克，枳壳 10 克，竹茹 10 克，龙眼肉 10 克，百合 10 克，莱菔子 15 克，阿胶粉 10 克，莲子 10 克，清半夏 10 克，柏子仁 10 克。7 剂，水煎服，日 1 剂，早、晚 2 次温服。

2019 年 3 月 4 日二诊：患者感觉良好，有气力了，能睡 2 小时。此以补养气血，重在养心宁神。

处方：西洋参 20 克，黄连 5 克，酸枣仁 30 克，茯神 15 克，远志 12 克，石菖蒲 12 克，枳壳 10 克，竹茹 10 克，清半夏 10 克，分心木 15 克，莱菔子 15 克，首乌藤 30 克，合欢皮 30 克。

二诊方在初诊方的基础上：减补气补血之龙眼肉、百合、阿胶粉、莲子、柏子仁，加分心木 15 克、首乌藤 30 克、合欢皮 30 克。7 剂，水煎服，日 1 剂，早、晚 2 次温服。

茯神、远志、石菖蒲，外加首乌藤、合欢皮，这就是谢师通调不寐的基本方略。

这里，重点介绍一下首乌藤，为何首乌之叶藤。其根细长，末端成肥大的块根，外表红褐色至暗褐色，白天生长茂盛，夜间则缠绕一起。

中药何首乌有生何首乌与制何首乌之分：生何首乌功能解毒（截疟）、润肠通便、消痈；制何首乌功能补益精血、乌须发、强筋骨、补肝肾。它们主治病症也不同。生首乌主治瘰疬疮痈，风疹瘙痒，肠燥便秘，制何首乌主治血虚萎黄，眩晕耳鸣，须发早白，腰膝酸软，肢体麻木，崩漏带下等。

有关何首乌的传说很多。相传，何首乌乃顺州南县人，祖父名叫"能嗣"，父亲名叫"延秀"。能嗣原名叫"田儿"，体弱多病，不能生育，年五十八岁，尚未娶妻成家，常常羡慕思念仙家道术，随师居于深山老林之中。有一天夜里，他酒醉后睡卧于山野间，朦胧中看见两株藤本植物，相距三尺多，苗蔓忽然相交在一起，久而始解，解后又交。田儿见此情景，甚为惊异，次日晨就连根掘回。遍问众人，没有一人能够认得这是什么植物。后来有一位山老忽然走来，田儿出示询问，山老回答道："你既然年老无子，此二藤相距三尺多，苗蔓忽然相交在一起，久而始解，解后又交，实在奇异，这恐怕是天赐的神药吧，你何不服用试试呢？"。于是田儿便将所挖之根捣为细末，每天早晨空腹时以酒送服一钱。七天后即思念家室，连服数月后更感强健，因此常服不断，又加至每日二钱。一年后所患诸病痊愈，原已花白的头发变得乌黑油亮，原已苍老的容颜变得光彩焕发，遂娶妻成家。十年之内，生了好几个男孩，于是将本名"田儿"改为"能嗣"。从此以后，他家即将此药当作传家宝，一代一代传下去，能嗣又让儿子延秀依法照服，父子二人都活了一百六十多岁。延秀生儿名"首乌"，首乌依爷爷、父亲之法亦服此药，也生了好几个儿子，活了一百三十多岁，虽为百岁老人，头发却乌黑如漆。有一个叫李安期的人，与何首乌的同乡关系亲密，偷偷打听到这一秘方后服用，也成了一个老寿星，于是遂将这事广加传播，一直流传至今。

何首乌最大功效就是补精血。经过九蒸九晒之后，可长期服用而无副作用，甚至终生服用都无害且有益。它在补精血的功效上远不如熟地黄、枸杞子，更不如鹿茸。何首乌受到李时珍推崇，为"滋补良药"，能延缓衰老、容颜永驻。《本草纲目》"七宝美髯丹"崇让何首乌大出风头。

因其补精血，所以何首乌的藤茎具有通经络、养血安神之功效。古人认为，所有的藤蔓都有通经络的作用，如舒筋活络的鸡血藤、活血化瘀的雷公藤等。由于现代中老年人多有经络受损之风湿关节，夜间起风便彻夜不眠，所以大剂首乌藤便派上用场。谢教授用首乌藤组方，方方精妙。

再说合欢皮。合欢皮作为安神药，特适别用于因生气情志不悦或郁闷而导致的失眠。它是高大乔木的树皮，这种树白天伸展，晚上闭合。故称为合欢，又叫夜合。《本草拾遗》曰："其也至暮即合，故云合昏。"因其安神作用不如远志，更不如酸枣仁，所以谢教授一用就是30克。

2019年3月11日三诊：睡眠已经渐渐恢复，但夜睡不安稳。面色现红润，大便干结，需补气养阴，养血除烦，畅通大便。

西洋参20克，黄连5克，酸枣仁30克，茯神15克，远志12克，石菖蒲12克，枳壳10克，竹茹10克，火麻仁15克，柏子仁15克，阿胶粉10克，龙眼肉10克，莱菔子20克。7剂，水煎服，日1剂，早、晚2次温服。

此方在二诊方的基础上，去清半夏、分心木、首乌藤、合欢皮，加火麻仁15克、柏子仁15克、阿胶粉（另冲）10克，龙眼肉10克，莱菔子变为20克，以加大通便能力，养阴宁神。

2019年3月19日四诊：患者虚火上绕，偶有烦躁，睡卧不安。坚持补养气血，清虚火除烦热，养阴津，行气以通血脉。

在三诊方的基础上，去柏子仁、阿胶粉，加大白10克、乌梅10克。

处方：西洋参20克，黄连5克，酸枣仁30克，茯神15克，远志12克，石菖蒲12克，枳壳10克，竹茹10克，火麻仁15克，莱菔子20克，大白10克，龙眼肉10克，乌梅10克。12剂，水煎服，日1剂，早、晚2次温服。

2019年4月1日五诊：失眠明显好转，能睡5小时。各方良好。拟补血养阴兼顾护脾胃，后天之本得以巩固，则气血生化有源，气阴充足，得以安眠。

处方：西洋参20克，黄连5克，酸枣仁30克，茯神15克，远志12克，石菖蒲12克，生麦芽20克，竹茹10克，火麻仁15克，大白10克，莱菔子20克，大黄（颗粒）3克。12剂，水煎服，日1剂，早、晚2次温服。

此方在四诊方的基础上，去枳壳、龙眼肉、乌梅，加生麦芽20克、大黄颗粒3克。

2019年7月22日六诊：20年失眠顽疾已愈，后以月经紊乱为主进行调理。

纵观整个治疗过程，补气养血贯穿整个治疗经过，谢医生牢抓病因病机，对症施药，调理过程中兼顾护机体阴阳气血平衡，用中医整体观指导治疗思路使患者失眠得愈。

第五章　调脾胃

一、脾胃是一首诗

脾胃是婴儿第一声啼哭吸吮母乳渐入梦幻的安详。

脾胃是"人是铁饭是钢""病从口入"朴素真理代代相传的俗章。

脾胃是酒客的"喝死权当老丈人门前的那头老叫驴"的丑态醉语。

脾胃是诗人太白"举杯邀明月，对影成三人"那月下独酌的惆怅。

脾胃是五丈原得知诸葛孔明一天只进半盅粥米的司马懿推断死期、不战而胜的五行生克。

脾胃是"三杯两盏淡酒"难敌"凄凄惨惨戚戚"李清照愁肠寸断那思夫的忧伤。

脾胃是消化道病人临死也要偷食的那口佳肴美味。

脾胃是辛稼轩"廉颇老矣，尚能饭否"金戈铁马、神鸦社鼓的豪情。

脾胃就是危重病人可怜胃气拼死抗争那猛食一顿的回光啊！

脾胃就是木克土麦茬新坟那魂幡招展的哀殇。

脾胃啊，就是那部人人都能说、人人都说不透，天天都在写、终生都写不完的天字第一号养命大方。

二、历代名医说脾胃

《内经》云："饮入于胃，游溢精气，上输于脾。脾气散精，上归于肺。通调水道，下输膀胱，水精四布，五经并行。"

《内经》又云："气通于脾，六经为川，脾胃为海，九窍为水注之气。九窍者，五脏主之。五脏皆得胃气，乃能通利。"

仲景云："谷入于胃，脾道乃行。血温卫和，荣卫乃行。得尽天命。水谷于养神，谷尽而神去。安谷则昌，绝谷则亡。水去则荣散，谷消则卫亡。"

祖国医学史上论治脾胃之名家，当首推李东垣和叶天士。李氏善升补脾阳，用药多刚燥；叶氏善滋养胃阴，用药多柔润。

张锡纯则兼采二家之长，融于一炉，创制了不少调补脾胃的有效方剂，如资生汤、资生通脉汤、扶中汤等。方中刚柔并用，燥润兼施，扶脾阳，益胃阴，并行不悖，两擅其长，广泛地应用于多种疾病。

张锡纯治疗的许多疾病，如劳瘵、经闭、膈食、久泻等，都属于慢性虚弱性疾病，证候错综复杂，气、血、阴、阳都有亏损，单纯地补气、补血、补阴、补阳等补偏救弊方法是很难奏效的，唯有从调补脾胃，重建中气入手，方能缓缓见效。

脾胃共处中焦，为人体气机升降之枢纽。脾气升，方能运化水谷精微以灌溉四旁；胃气降，方能受纳、腐熟水谷，传送糟粕于体外。

锡纯认为脾升胃降，这不仅是脾胃本身功能正常的标志，而且是肝胆功能正常的标志。为了印证他的这一重要学术思想，他引用黄坤载所说："肝气宜升；胆火宜降。然非脾气之上行，则肝气不升；非胃气之下降，则胆火不降。"

张氏之论，是《金匮要略》"见肝之病，知肝传脾，当先实脾"的最好的注语，并做了详尽的发挥："欲治肝者，原当升脾降胃，培养中宫，俾中宫气化敦厚，以听肝木之自理。即有时少用理肝之药，亦不过为调理脾胃剂中辅佐之品。所以然者，五行之土原能包括金木水火四行；人之脾胃属土，其气化之敷布，亦能包括金木水火诸脏腑。所以脾气上行则肝气随之上升；胃气下行则胆火自随之下降也。"

治因肝气不舒，木郁克土，致脾胃之气不能升降，胸中满闷，常常短气之"培脾舒肝汤"，方以"白术、黄芪为补脾胃之正药，同桂枝、柴胡，能助脾气之升，同陈皮、厚朴，能助胃气之降。清升浊降满闷自去，无事专理肝气，而肝气自理。"

肝脾统调同治，是张锡纯调理脾胃的突出贡献。

当代名医李可，则把调理脾胃视为救命仙丹，认为"百病不治，求之于脾"。因此，他把调理脾胃当作治理恶性肿瘤的首要，治理血证的首要，治理各类顽疾的首要。

李可自创"三畏汤",首开了相畏不相医的先河。方中红参、灵脂、公丁香、郁金、肉桂、赤石脂。三对畏药,属十九畏药范围。历史上相畏药不入煎剂。至散结消症,红参、灵脂相配,一补一通,用于虚中夹瘀之症,益气活血,启脾进食,化积消瘢,化瘀定痛,化腐生肌。于丸散剂,远在唐代《备急千金要方》即已突破,山西名药定坤丹、龟龄集内亦已应用千年,未见不良反应。三畏相合,功能为益气活血,启脾进食,温肾止久泻、久带,消寒胀,宽胸利气,定痛。

三、谢文英之脾胃观

脾胃之大论,莫过于东垣老人。他根据《内经》"土者生万物之理论",提出了"人以胃气为本"之学说,认为所有疾病,无论内伤外感,都由人体气虚造成,而人体气虚,则由脾胃所伤。"胃气元气既伤,而元气不能充,而诸疾病所由生也"。由此得出结论:脾胃是元气之源,人以胃气为本!

一言既出,振聋发聩!以此奠定了这位老人在中华医学史上的历史地位。脾胃伤则元气衰!脾胃虚则九窍不通!一部《脾胃论》名传千古,开创了疾病的内伤学说,独树一帜地形成了脾胃学派。因脾胃五行属土,因而东垣老人理所当然地被后人推为"补土派"的杰出代表。同时其也培育和影响了一代又一代"补土生金"治顽病的后世医家,谢文英就是其中一位。

"人以水谷为本","有胃气则生,无胃气则死"。谢文英深谙《黄帝内经》之精髓。她常给患者说的一句话就是,人只要能吃会睡,就好调理。不会吃,不会睡,万病滋生。因而,在所有疾病的调理中,都不忘通调脾胃。在所有疏方中,都不离脾胃类药,而用得最多的就是枳壳、鸡内金、麦芽。

枳壳苦辛微酸。其苦能泻,其辛能升,其酸能收。又独归脾、胃二经,既能破气除痞,又能消积导滞,还能托举胃下垂,加速胃排空助运化,为理气之要药。

鸡内金其味甘性平,甘能开胃健脾,平能运化中焦,健运脾阳,通淋化石，涩精止遗。鸡内金善化米面薯芋及各种食积，同时由于鸡内金为鸡之脾胃，内含稀盐酸故而能化一切石铜铁瓷。加白术可为消食之妙品，伍以当归、白芍又可调室女月信。张锡纯用鸡内金三两、柴胡一两，旬日可消腹中积块。鸡内金加三棱、莪术治愈如拳硬块，半月全消。

大麦芽性平，味微酸，能入脾胃，因其含盐酸，故能消化一切食积。又其性善消化，兼能通透二便，虽为脾胃之药，而实善肝气。因麦芽升发属木，与肝同气，还由于肝肾同源，肝能代肾疏泄，故生麦芽能够助肝木而行肾气，生麦芽也能够催生。

人乃天地之子，脏腑法天象地，因而能升能降。

大抵五脏属阴，其性皆升。如心花怒放，肝喜条达，肺主宣发肃降，又宣发一身正气而主皮毛，脾宜升清，将消谷之清液上升于肺，荣养于心。

而六腑皆降。胃及大小肠皆为囊体，囊体中有无数吸盘，吸盘之开启，犹如心房之开启闭合。心房启闭有度，只打出血液而不回流，胃肠囊体亦是如此，囊体吸盘只吸收营养精液而不至反流，在吸精之中息息下行而排出糟粕。

阴升阳降，揭示了天地之运行规律。《易经》六十四卦中，最为吉祥而和畅之卦莫过于地天泰卦。三阴爻升居上位，三阳爻谦居下首。升发与肃降相合而交，这就是人们所说的"三阳开泰"之卦象。又如居于君位高高在上之君主躬身下行，而常居卑位之平民当家作主，君民同等，党群一体，干群鱼水，一派欣欣向荣。此可谓阴平阳秘之脉象，其乐融融而长寿体也。

然升降之道，皆有规律可循。或曰左升右降，脾无肝气不升，胆无胃气不降。或曰脾偕肝气同升，胆降胃气息降。升降自如，方可运化自然，消化健运。犹如堵车，车流阻塞，对方车不驶来，已方车就难行。此为同理。明代太医龚信言，凡遇大便燥结不开，大便多日不行者，多用提升之药，提升脾气，津液乃行，燥结可通矣。

谢文英之枳壳、鸡内金、麦芽伍对，人称枳麦健脾汤。深合升降运化之妙理，三药伍对，运化之中，皆有升降。枳壳善降，麦芽多升，而鸡内金又善消积，三药相得益彰，与升降中健运脾胃，于运化中消化积物，此乃黄金搭配，理想组合。在以下医案中，我们将细体味。

四、谢文英调脾胃经典案例——结肠泄泻

1. 慢性结肠炎方

朱某，女，61岁，口苦腹胀，结肠炎40年，胃下垂，舌红苔厚，脉细。

一诊：党参30克，云苓30克，炒白术10克，炒山药20克，枳壳10克，鸡内金10克，麦芽20克，炒薏苡仁30克，苍术10克，川续断2克，大腹皮3克（宽中利气捷药）。

二诊：病情稳定。舌红苔薄，脉细，加大腹皮40克、枳壳15克、升麻6克、黄芪15克。

注：加大提升药，主治中气下降之胃下垂。

三诊：乏力神差，左结肠痛，舌红苔根部黄厚，脉细缓。上方加香附10克、炮姜6克、延胡索6克（温通止痛）。

四诊：便不成形，贲门痛，小腹痛，舌根黄厚，脉细。党参30克，云苓30克，炒山药30克，炒枳壳10克，炒薏苡仁30克，炒扁豆30克，炒车前子30克，炒姜6克，泽泻10克，干姜6克，甘草6克，白及8克（主胃溃疡、胃穿孔）。

五诊：便黏，小腹痛，稍有不舒。舌红苔黄，脉弦细。照六诊方药继续服用。

六诊：四诊方药方去云苓、枳壳、泽泻、车前子、炒姜，加乌梅2个。阶段性痊愈。

2. 虚寒泄泻方

石某，男，28岁，日泻数次，肢冷身寒，肠胃炎数年。舌淡苔白，脉沉细。

一诊：红参10克，附子10克，枳壳10克，炒姜6克，香附子10克，荜茇3克，云苓30克，炒白术10克，甘草6克，炒白芍20克，桂枝3克，良姜6克（温里止泻）。

二诊：仍怕冷，日泻两次，舌红苔薄腻，脉沉细。

红参20克，附子10克，干姜6克，车前子30克（利小便实大便），云苓3克，炒白术15克，炒薏苡仁30克，枳壳10克，炒白芍30克，甘草6克（倍红参去良姜、荜茇，加薏苡仁、车前子、炒山药重在健脾）。

三诊：日便一次，舌红苔薄黄腻，脉缓。二诊加炒扁豆30克。

四诊：病除数年沉疴。

老师此方非常成功，当时笔者赞叹之余，立即写下了一篇研析文章，在网上发表，点赞如云，好评如潮！全文如下。

近研谢文英教授医案，感到谢老师不仅辨证清晰，而且用药如神。行云流水间，透出缜密医理。现举一案，以飨读者。

石某，男，胃肠泄泻多年，自言四肢发冷，上午冷甚，舌红苔黄，脉沉细。

谢医生诊后略一沉吟，疏方如下。

一诊：红参10克，附子10克，枳壳10克，炮姜6克，香附10克，荜茇3克，云苓30克，炒白术10克，甘草6克，炒白芍20克，桂枝3克，高良姜6克。6剂，水煎服，日1剂，早、晚2次温服。

此案初诊，先以红参10克益气补津。虑久泻必渴，又虑其虚不受补，故用之补气生津。仲景凡渴必用人参。枳壳辛温，归肺、大肠经，用之较缓，此恐枳实破气，故用枳壳，除胀行气而不破气。香附辛平，通三焦，为"气病总司，女科主帅"。与枳壳、红参同用，补元气，生津液，除胀理气。此为第一组合：人参、枳壳、香附。

茯苓、白术为健脾要药，大剂茯苓和炒白术健脾止泻力强，为主药。此为方中第二组合：茯苓、炒白术。

附子大辛大热，上回心阳，中救脾阳，下温肾阳；炮姜苦温，温阳止痛；荜茇、良姜，温肠驱寒，主客寒犯胃。附子、良姜、炮姜、荜茇一派辛温祛寒，以助茯苓、白术健脾止泻。此为第三组合：附子、炮姜、良姜、荜茇。

炒白芍性温宜补，桂枝辛温通阳，外加甘草补脾和中，因甘草多甜生胀，故不用炙。此为第四组合：炒白芍、甘草、桂枝。

一诊全方严谨，共奏益气补津、回阳祛寒、止泻止痛之功。

二诊时此患者仍怕冷，日泻已减为两次，舌红苔薄腻，脉沉细。

按语：舌红苔黄腻已见泻后虚热，脉仍沉细，说明阴虚，阳气被郁，故沉里。

谢教授再拟二诊方如下。

红参20克，附子10克，干姜6克，车前子（另包）30克，云苓30克，炒白术15克，炒薏苡仁30克，枳壳10克，炒山药30，甘草6克。6剂，水煎服，日1剂，早、晚2次温服。

止泻已见成效，故红参加倍为20克，因体已回暖，不甚寒，处于温里回阳之时，故此用干姜、附子（良姜、荜茇已去，热多亦可耗阴）。苓、术之药健脾止泻不变，加车前子利小便以实大便（谢老师已着手调理脏腑，大刀阔斧回阳救逆已过）。30克炒薏苡仁重在利湿排脓（久泻易生脓便，此为预治），因薏苡仁性凉，故炒用。30克山药重在止泻固本（张锡纯常用大剂山药以止泻）。佐以除胀行气之枳壳、和中之甘草，继续巩固治疗。

三诊：日便一次，舌红苔薄黄腻，脉缓。

泄泻见黄腻苔，说明脾胃好转，寒象已去，脉缓病亦缓也，泻已止矣。

拟以上方去甘草（黄腻苔恐再生腹满，故去甘草）加炒白术25克，以加强止泻健脾功效，又加苍术10克以燥湿健脾（白术除内湿，苍术除外湿亦除经络之湿），又加上炒扁豆30克以补脾止泻，形成强大的健脾利湿止泻组合，强力善后不使反弹。

三诊方为：红参20克，附子10克，干姜6克，车前子（另包）30克，云苓30克，炒白术25克，炒薏苡仁30克，枳壳10克，炒山药30克，苍术10克，炒白扁豆30克。6剂，水煎服，日1剂，早、晚2次温服。

纵观全诊，出现两个高潮，一诊为第一高潮，以大剂量回阳救逆为特点，力挽狂澜，祛寒补温。第二高潮为三诊，大剂量的炒山药、炒薏苡仁、炒扁豆力佐苓、术，以善其后，妙手收关，诚有回春之力，健脾和胃，不使反弹。

五、谢文英调脾胃经典案例——胃下垂案

诸般脏腑疾病，无非两腔，即胸腔和腹腔。

胸腔居上位。心君所在，君临天下。肺如罗盖，上通皓天，下护心君。心、肺居上膈，主血司呼吸。所谓一腔热血是也。

腹腔居胸腔膈下，肝、胆、脾、肾和胃、大肠、小肠、膀胱，囊括一腔。由于同腔之位，关系密切，相克相生。纵使肝木克脾土，也必"欲治肝病、知肝传脾、肝脾可同调"。肝是肝，肾是肾，也要"肝肾同源"，就连疏肝之气都能"代肾行气"。对于脾虚泻泄，因"肾主二便"，也曰"脾肾阳虚"而脾肾同调。

胸腹两腔之分野，聪明的先贤早就明察秋毫，并以此为理论基石，而布经传世。

全身脏腑经络，分手三阴经、手三阳经和足三阴经、足三阳经共十二经。手三阴经为手太阴肺，手少阴心经，手厥阴心包经；手三阳经为手阳明大肠经，手太阳小肠经，手少阳三焦经。足三阴经为足太阴脾经，足少阴肾经，足厥阴肝经；足三阳经为足阳明胃经，足太阳膀胱经，足少阳胆经。

十二经络已明，我们不难发现，朴素先贤之布经规律：即所有手经所主之脏，都在胸腔。而所有足经之所主之脏，皆在腹腔。手足十二经络按身体两腔上下位置而定。胸腹两腔而"情同手足"也。

其实，中医并不难学，也最易懂。因为，中医就是我们的先民在无数个朴素而简单的实践中总结发明出来的。因而，感悟先哲的中医智慧和构思习惯，越简单越直观，就越能理解其精髓。

千百年来，围绕重胸重腹，或手经足经，存在着不同的治疗医理之流派，各个流派因着眼和理解之侧重，而争论不休。李东垣之"补土派"无疑是崇尚后天脾土，重视腹腔功能，认为血由胃生，胃是脾运化之阳，是产生一切内伤疾病之本源。认为胃乃囊体，无所不装，无所不容，安胃则昌，失胃则亡。

而与之相对应的火神派，就是崇尚胸腔手经主脏之代表流派，重火善阳。心君主火，肺金主一身之气，心、肺相克也要融为一体，因两脏同腔之故也。温里补阳，多用桂、附，即使在濒临危亡患者之抢救中，也必以百多克附子、乌头，"死马活医"而起死回生。

医圣仲景包容中庸之道。以六足经统领六手经。体现了人法地、地法天、天法道、道法自然之道家精髓。法地象天，熔手足两经为一炉，集胸腹二腔于一身，融汇了合二为一阳阴一体之东方智慧，确立六经辨证的基石。用"太阳之为病"统领太阳寒水受邪等足太阳膀胱、手太阳小肠及所属心、肾两脏之一切外感之病。同时，以"胃家实"三个字概括所有脾胃失调、升降失衡、健运无权等必见证。

李东垣分得更细，他把"胃家实"的几十种必见证和百多种或见证看得更透，并立60方之脾胃系统病一篮子装攉。

说到底，中医就是一个圆，在哪里切入都有道理，都有大法支撑，而根本之问题，就是疗效。

如果把腔体比做一个宇宙天体，那么每个脏腑犹如一个星球，各在其位。相互依靠自身引力和空间外引力，而各在其位、各司其职，哪个星球也不会在太空中掉下去。无论哪个星球运行轨道发生变化，都可能引起星际错位，引力紊乱，能量失衡。引起连锁反应，导致宇宙间所有元素的再调整。

笔者不才，难步开国圣贤之"而今我谓昆仑"。然追随之心常发，研医之功不辍，常常于仰望先驱之际，偶发些许随想，无非在医病活人之"太平世界"与诸君仁师之"同此凉热"。

胃下垂，其外因就是由于人体在饱食之后，出现的站立性运动过量，所导致的脏腑失位现象。而内因，则是由于膈肌悬力不足，支撑内脏器官的韧带松弛，而持重下垂。中医辨证多为中气下陷，脾气虚弱，气陷阻滞。

胃下垂临床常表现为饱胀不适、厌食、嗳气、便秘腹痛等胃功能低下和分泌功能紊乱。患此病者多为瘦长体形且下腹呈葫芦形，常伴胀满感、重坠感和压迫感。

谢师治疗此类疾病，多以补中益气加提升行气药，重用枳壳和莱菔子，而根据胃下垂患者所出现的症状，有是证用是药，常获捷效。

【医案】罗某，女，62岁。胃下垂5年，食胀，贲门胆区疼痛，便秘，呃逆，时有鼻出血。舌暗苔薄，脉细数。

2014年2月19日一诊：酸枣仁12克，茯苓12克，太子参20克，竹茹10克，鸡内金10克，麦芽20克，枳壳10克，莱菔子10克。

2014年2月26日二诊：睡眠少，疼痛，便秘，呃轻，舌青苔白，脉沉细。

处方：太子参15克，酸枣仁15克，茯神10克，麦芽20克，莱菔子15克（主胃下垂），连翘10克，枳壳12克，穿山甲（代）6克，延胡索6克，黄连2克。

三诊：近两天胃痛好转，呃逆好转，睡眠仍差，易醒。拟（2月26日方）加首乌藤30克、合欢皮30克、三七3克、紫河车3克、穿山甲（代）3克。

四诊：太子参20克，酸枣仁12克，茯神12克，枳壳10克，路路通5克，鸡内金10克，麦芽20克，白蔻仁3克，三七4克，莱菔子15克，连翘10克。

六、谢文英调脾胃经典案例——胃烧灼案

1. 食管胃部烧灼方

周某，男，26岁，胃胀2个月，加重一周，晨重，午后晚上轻，纳可。便两日一行，不干。眠差，凌晨四点多易醒，舌质暗，苔黄厚，脉细。

12月24日一诊：太子参15克，莱菔子10克，枳壳10克，连翘10克，鸡内金10克，麦芽20克，乌贼6克，黄连2克，酸枣仁10克，木香10克，茯神10克。6剂，水煎服，日1剂，早、晚2次温服。

1月7日二诊：近2天来，舌尖发热，昨日胃又胀，眠未见好转。舌红稍暗，苔黄，脉弦细。

太子参15克，莱菔子15克，鸡内金10克，麦芽20克，黄连2克，

酸枣仁10克，茯神10克，远志10克，木香10克，白及6克，三七3克，乌贼6克。

2. 胃灼欲呕方

罗某，女，42岁。月经第2天，量可，便可，胃部烧灼感，想呕吐，饭后半小时胃中不适。舌苔质嫩，苔薄，脉细弱，多梦。

一诊：黄连2克，竹茹10克，莱菔子12克，枳壳10克，香附10克，木香10克，砂仁10克，白蔻仁5克，太子参5克，云苓15克，乌贼10克。

二诊：月经第9天，胃部烧灼恶心减轻，次数减少，饭后胃中仍不适。舌质淡嫩、苔薄，脉细弱。

党参15克，云苓15克，莱菔子12克，连翘10克，枳壳10克，乌贼10克，鸡内金10克，香附10克，砂仁5克，瓦楞子12克。

3. 咽痛胃灼方

黄某，女，60岁，咽干，咽痛。胃中灼热不适，身体发热，便干，时有头晕，舌暗苔白厚，脉沉细，眠少。

太子参20克，莱菔子15克，连翘10克，木香10克，鸡内金10克，麦芽20克，白蔻仁5克，乌贼5克，黄连2克，酸枣仁15克，茯神15克，沉香6克。

胃脘部烧灼热，或烧心或吞酸，或便结，或眠差，谢教授以香砂养胃汤、木香顺气汤、黄连竹茹汤为治疗大法。周某患胃疼胃热致眠差易醒，方汤中又加黄连、酸枣仁、茯神，清热安神。为活血化瘀、消肿化瘤，又加少量三七、白及。

以上患者都为胃溃疡，胃灼热，但又各不相同，疏方时，又随证加减。

罗某患之胃灼欲呕、胃痛，又加胆气上逆，舌质淡嫩，说明胃黏膜已消失殆尽。先用黄连竹茹汤清化胆热，加香砂养胃汤温中和胃、健脾化滞。二诊又加乌贼骨、白及、瓦楞子制酸止痛、软坚散结，它们为主治胃糜烂、消化道肿瘤之药对。黄某患身热咽干，胃热便干，乃一派热象，则又在主治汤方之基础上，加木香、沉香以行气止痛、温中消食，加黄连、连翘以清热解毒、消肿散结。

七、谢文英调脾胃经典案例——贲门肿瘤案

王某，男，59岁，胃不舒，饭后难受，舌红苔薄，脉沉细有力。

2013年10月9日一诊：太子参20克，莱菔子6克，连翘10克，枳壳10克，鸡内金10克，麦芽20克，竹茹10克，白蔻仁3克，酸枣仁12克，云苓15克，乌贼骨6克，穿山甲（代）6克。

10月16日二诊：现状轻，胃痛时有发作，拟上方去半夏，加莱菔子至10克。

10月23日三诊：仍有不舒，饥饿多。

党参13克，云苓12克，枳壳10克，鸡内金10克，蒲黄16克，麦芽20克，香附10克，紫河车10克，延胡索6克，白芍15克，酸枣仁10克，木香10克，穿山甲（代）6克。

四诊：11月16日。胃痛时有发作，微热。舌红苔黄厚，脉细滑数。

生晒参15克，云苓15克，枳壳10克，鸡内金10克，酸枣仁10克，茯苓12克，穿山甲（代）6克，麦芽20克，紫河车10克，延胡索6克，白芍12克。

对于肿瘤疾病，中医很有优势，轻者保守治疗，调畅气机，平衡阴阳，使患者各脏腑及经络气血达到最佳和谐状态，进而实现中医之携病长寿之境界。对于较重患者，采用中庸理念，以是证用是药，对症治疗。不刺激病理产物，不使病情恶化，使病理细胞一步一步得到治疗而趋于缓解，进而有效延长患者寿命。

2014年春天，我就成功医治一位重症患者，82岁，是位抗美援朝志愿军炮兵连长。半年前因贫血住院，输血服西药后，吃啥吐啥，一吃就吐。剑突下时痛发硬有阻，食后犹重，近3个月，食后即吐，吐物为黏液，医院主张检验贲门，怀疑是肿瘤，家人坚辞不做，怕发现肿瘤后加重患者负担。

笔者观察，老人家骨瘦如柴，把脉三五不齐，至数如啄，舌淡无苔鲜嫩，深感胃气虚极。好在说话能言，思维不乱。遂予谢教授枳麦健胃汤

加味。

方疏：炒枳壳8克，生麦芽20克，金钗石斛6克，西洋参20克，乌梅3克，制何首乌12克，灵芝12克，生山药15克。

嘱其先服3剂以观其效。我意年迈虚极，先补中气，生胃液，强气力。家人将信将疑，先取1剂。后无不适，又连服5剂。觉有气力，但吐秽如故。几天后，再把其脉，脉虽弱，但至数已稳，不再乱象如啄。观其舌，苔已长起！

虽苔有糜渣，但毕竟胃中黏液渐复。见其苔有腐象知其贲门处必有瘀血脓肿。对于舌苔之象，笔者亦有研究。据其研验，所谓舌苔者，亦即胃气黏液是也。这是笔者反复观察胃镜所积累的体会。少儿无苔，鲜嫩，初生无胃气；老人苔嫩，为胃气已衰，黏液已失；胃肿瘤患者苔鲜嫩，为之病重；胖人服减肥药后，无苔淡嫩，为之伤阴伐胃。

二诊疏方治疗。方用张锡纯治膈食方之参赭培气汤，原方意在培气化瘀。

针对食后即吐，方为：党参18克，天冬12克，赭石20克，法半夏9克，肉苁蓉12克，知母15克，当归参9克。为治贲门瘀肿，又加三棱6克，桃仁6克，白术18克，鸡内金6克，生山药20克。上方嘱其泡30分钟，煎煮30分钟，少服多次，每服四分之一碗，饭后服。

服1剂后，其女告知，已不再吐，又嘱其家人如有不适，随时以告，此顽疾又见年迈，反复难免，只要任效，即为大吉。又嘱之再服10剂后，与一方交叉服用。边补胃气，边治贲门膈吐。

半年后，回访。老人家病已稳定，体征平稳。还能外出活动，能做饭煎药如常人。两方仍在交替服用，自觉不舒时，便取方煎服。

八、谢文英调脾胃经典案例——泛酸吐酸、胃胀案

1. 反酸吞酸吐酸方

赵某，女，31岁，2014年4月23日初诊。自述，胃反酸，时有吞酸、吐酸。月经第16天，行经7天。小腹坠痛，舌红苔薄，脉细。

党参20克，云苓20克，白术10克，枳壳10克，香附10克，鸡内金

10 克，生麦芽 20 克，莱菔子 12 克，连翘 10 克，砂仁 5 克。3 剂，水煎服，日 1 剂，早、晚 2 次温服。

2014 年 5 月 7 日二诊：仍反酸胃胀不舒。经前 3 天。舌红苔少，脉稍细。

党参 15 克，云苓 15 克，香附 10 克，枳壳 10 克，鸡内金 10 克，麦芽 20 克，莱菔子 10 克，乌贼 10 克，砂仁 5 克，炒白术 10 克。6 剂，水煎服，日 1 剂，早、晚 2 次温服。

2. 浅表性胃炎呃逆方

杜某，女，44 岁。胃胀呃逆 3 个月，饮食较难，食后呃逆加重，患者浅表性胃炎 10 余年。5 个月前行子宫切除术后，服西药影响脾胃，至今食少，呃逆、胃胀，舌暗苔黄脉细。

太子参 15 克，木香 10 克，莱菔子 15 克，连翘 10 克，枳壳 10 克，白蔻仁 5 克，砂仁 6 克，竹茹 10 克，酸枣仁 10 克，黄连 1 克，鸡内金 10 克，麦芽 20 克。

3. 心脏病胃胀不食方

赵某，男，58 岁，胸憋闷 4 年余。偶发心病，4 年前检查为心肌缺血，冠心病，发作时胸闷，之后上逆至食管部而感疼痛。4 天前服治疗心脏病西药后，胃脘部胀满不适，时常泛酸。4 天未进食，未便，无矢气，舌暗红，苔白厚，脉细弱。

太子参 30 克，鸡内金 10 克，麦芽 20 克，莱菔子 15 克，连翘 10 克，枳壳 10 克，黄连 3 克，酸枣仁 10 克，茯神 15 克，白蔻仁 5 克，竹茹 16 克。

反酸是胃中上逆反吐酸或反咽酸水。感觉有股酸气从口腔涌出。常人的胃与食管连接处有一个类似阀门的结构，其功能是允许食物通过胃管进入，防止胃内物和胃酸胃蛋白酶及胆汁逆行流入食管。一旦"阀门失灵"胃内容物就很容易倒入食管乃至口腔。

对于反酸一证历代医家站在不同角度，各持妙言。

《黄帝内经素问》之谓，吐酸明言以热而论治，而李东垣则独谓其寒。丹溪又方，吐酸，是吐出酸水如醋，津液随上升之气，郁积而成。郁积而久，湿中生热，故从火气，遂作酸水吐出。《黄帝内经素问》言其热是主其本，东垣言其寒，言其标也。丹溪之智，圆其二说。

而作为三代名医的明代戴思恭，则以湿热论之。他认为：湿热在胃口上，饮食入胃，被湿热郁遏，其食不得传化，故作酸也。如谷肉在器，湿热则易为酸也（此为谷肉食物留滞胃中发酵说）。

对此，金元四大家之一的刘河间，在他的《素问玄机原病式》中，则又从肝而论。口吐酸者，肝木之谓也。因火盛炽金，不能平木，则肝木自盛，故为酸也。如饮食热自谓酸也，必以粝米蔬菜以自养，宜节原味。

明代太医龚信更是言之凿凿，腹满吞酸，此是胃中留饮，胸胀嗳气，盖缘膈上停痰（此言为胃有形之物）。他认为：吞酸、吐酸、嘈杂、嗳气统统论之从肝，从痰、从湿、从气而出，并立之平肝顺气保和丸，通吃酸家各征。谢文英深谙历代医家之论之精道，根据中原气候人文和生存环境，脉舌合参，指出吞酸、吐酸、嘈杂、嗳气、腹胀，乃同一病理，是为寒热交杂，中气不运。郁火伤脾，致胃中伏火，郁集生痰，治宜顺气和中，健脾开胃，化痰消滞，消火抑肝。以参、苓、术补气和中，以枳麦健胃汤升降健运；再以乌贼、连翘清热消毒，香砂六君子和胃收关。赵某患5年之泛酸沉疾二诊即愈。

至于赵某案例，则为急则治本，患者西药伤胃后，4天未食、未便、未矢气，急疏太子参30克以补中气，枳麦健脾汤调节升降，健运脾阳，黄连竹茹汤加连翘降逆消炎解毒，酸枣仁、茯神以荣养心神。6剂后，中气已补，升降已运，患者饮食已调。

第六章 调头窍

头为"诸阳之会""清阳之府",窍为五脏窍门,观一窍而知其脏。头窍中藏脑髓,五脏精华之血,六腑清阳之气皆上注于头。因此,头窍病包括两个系统,即头部疾病和窍部疾病。头部疾病包括头痛、眩晕、中风、痴呆、癫证、痫证、高血压、脑出血、脑梗死、脑瘤等。窍部疾病包括视昏、鼻渊、耳鸣、唇风、口疮等。

一、历代医家调头窍

全身器官,头窍为上。头顶一片天,脚踩一片地。诸阳之会的头窍为整个生命提供清阳、青天而建不世勋业,但高处不胜寒,自然也不胜风、不胜火、不胜湿!因而,常常受到风、暑、湿、燥、寒的侵袭,而中风、中雨、中湿。因而,也就成了历代医家所研究的对象。听说要讨论调头窍病,大家都想发发高见。

明太医龚信率先发言。一改太医惯常的谨小慎微的作风,其言凿凿,大有当家太医的做派。风邪中人,六脉多沉伏,亦有脉随气奔,指下洪盛者。挟寒则脉带浮迟,挟暑则脉虚,挟湿则脉浮涩。

言及中风之后果。太医这样罗列八种证候。夫风中于人也,曰卒中,曰暴仆,曰暴喑,曰蒙昧,曰瘫痪,曰不省人事,曰语言謇涩,曰痰涎壅盛,或死,或不死,皆以为中风之候也。

《内经》曰:风者,百病之长也。至为变化,乃为他病,无常方。又曰:风者,善行而数变。又曰,风之伤人也,或为寒热,或为热中,或为寒中,或为厉风,或为偏枯。《千金》云:岐伯所谓中风,大法有四:一曰偏枯,谓半身不遂也;二曰风痱,谓身无疼痛,四肢不收也;三曰风懿,谓奄忽不知人也;四曰风痹,谓诸痹类风状也。

为此,仲景云:寸口脉浮而紧,紧则为寒,寒虚相搏,邪在皮肤;浮者血虚。络脉空虚，贼邪不泻，或左或右，邪气反缓，正气即急，正气引邪，僻不遂。邪在于络，肌肤不仁；邪在于经，即克不胜；邪入于腑，即不识人；邪入于脏，舌即难言、口吐痰涎。是以古之明医，皆以外中风邪立方处治。

说到这里，龚太医话锋一转：然刘河间、李东垣、朱丹溪等人对此颇有疑问。河间曰，中风瘫痪者，非谓肝木之风实甚而卒中之，亦非外中于风，良由将息失宜，心火暴甚，肾水虚衰，不能制之，则阴虚阳实，而热气怫郁；心神昏冒不用，而卒倒无所知也，多因喜、怒、思、悲、恐五志有所过极，而卒中者。夫五志过极，皆为热甚故也。俗云：风者，言末而忘其本也。此公之论，持内因说，情志化火，导致中风。

对此，李东垣说得更直接：中风非外来风邪，乃本气自病也。凡人年逾四旬，气衰之际，或因忧、喜、忿、怒伤其气者，多有此证。壮岁之时无有也，若肥者，则间而有之，亦是形盛气衰，故如此耳。

朱丹溪对中风分得更细：中风有气虚，有血虚，有痰盛。又曰：西北气寒，为风所中，诚有之矣；东南气温，而地多湿，有风者，非风也，皆是湿生痰，痰生热，热生风也。

三公之论，河间主乎火，东垣主乎气，丹溪主乎湿，反以风为虚象。若以三公为是，古人为非，则三公未出之前，固有从古人而治愈者；若以古人为是，三公为非，则三公已出之后，亦有从三公而治愈者，大抵古人与三公之论，皆不可偏废。盖古人之论，言其证也；三公之论，言其因也，因则为本，证则为标，其所谓外中风邪者，未必不由元精虚弱，荣卫失调，而后感之也，其所谓因火，因气，因湿者，亦未必绝无外邪侵侮而作也。

列为看官，这就是中医，你从哪里下手都能看好病，都有道理。无非是内因外因而已。笔者认为，内因论者有理。何也？时代变了，吃的好了，生活节奏加快了，肠肥脑满，膏粱厚味，迈不开步，动不开腿，工作间有空调，坐车有空调，吃饭有空调，大小便有空调，动辄空调冰箱，空调闭表者有之，冰激凌直中少阴者有之。此间，我就纳闷了：河间、东垣、朱丹溪，怎么就那么聪明呢？怎么就把后世病因看得那么透呢？

治风之法，全在活变，若重于外感者，先驱外邪，而后补中气，重于内伤者，先补中气，而后驱外邪。或以散风药为君，而以补损药为臣使；或以滋补药为君，而以散邪药为臣使，量重轻而处之也。《内经》曰：有取本而得者，有取标而得者；有本而标之者，有标而本之者。又曰：急则治其标，缓则治其本。若夫初病暴仆，昏闷不省人事，或痰涎壅盛，舌强不语，两寸口脉浮大而实者，急宜瓜蒂、藜芦等药吐之，以遏其势。肥人多有中风，以其形盛于外，而气歉于内也。肺为气出入之道。人胖者气必急，气急则肺邪盛。肺金克木，胆为肝之腑，故痰涎壅盛，所以治之，必先理气为急，中后气未尽顺，痰未尽除，调理之剂，惟当以藿香正气散加南星、木香、防风、当归，此药非特治中风之证，而中恶、中气尤宜。

气虚卒倒，参芪补之。挟痰，则浓煎人参汤，加竹沥、姜汁。血虚四物汤补之。挟痰者，四物汤以姜汁炒过，更加竹沥、姜汁。

左瘫右痪者，因气血虚而痰火流注也。血虚则痰火流注于左，而为左瘫，宜四物汤加白芥子、竹沥、姜汁；兼有死血，加桃仁、红花。气虚则痰火流注于右，而为右痪，宜四君子汤合二陈汤，加白芥子、竹沥、姜汁，能食者去竹沥，加荆沥尤妙。肥人多湿，少加附子行经。瘫痪初起，急治则可，久则痰火郁结而难治也。

中风饮食坐卧如常，但失音不语，俗呼为哑风，小续命去附子，加石菖蒲一钱，或诃子清音汤亦可。

然不语岂止一端？有舌强不语，有神昏不语，有口噤不语，有舌纵语涩，有舌麻语涩，其间治痰、治风、安神、养气血，各从活法，又难拘续命、诃子而已。

中气亦似中风，但风中口中多痰涎，气中则无。又风中身温，气中身冷。风中脉浮洪，气中脉沉伏。此七情内伤，气逆为病，治当顺气，用乌药顺气散、八味顺气散主之，或藿香正气散亦可。

经云：无故而喑，脉不至，不治自已，谓气暴逆也，气复则已，审如是，虽不服药，亦自可。

说起中风，此公有说不尽的话题，一口气列出10多个方子，有的还是秘方。可见宫廷中风者多矣！当代之膏粱厚味不亚于宫廷，自然此公方子对现代人有指导意义。此略举几方，以飨读者。

一曰通关散（秘方）〔批〕（按此方治不省人事者，吹鼻通窍之剂）。治中风不语，不省人事，水汤不入。

天南星、半夏、猪牙皂荚各五分。

上为末，每用少许吹鼻。有嚏可治，无嚏不可治。

二曰夺命散。治卒暴中风，涎潮气闭，牙关紧急，眼目上视，破损伤风，搐搦潮作，及小儿急惊风并治。

天南星、甜葶苈、香白芷、半夏（汤泡，去皮）、巴豆（去壳，不去油，生用）各等分。

上为细末，每服五分，生姜汁二三匙调下。牙关紧急，汤剂灌不下者，此药辄能治之。小儿以利痰或吐为愈。按此方风痰必顽结者，宜用之。

三曰独圣散〔批〕（按此方治痰壅盛者，吐痰之剂）。治中风痰迷心窍，癫狂烦乱，人事昏沉，痰涎壅塞，及五痫心风等证。

四曰太白散（秘方）。治中风痰气厥绝，心腹微温，喉间微响，此药下痰如神。

陈煅石（千年古者）。

石刮去土为细末，水飞过，每服三钱，水一碗，煎至七分温服。

五曰化风丹。治一切中风痰厥风痫，牙关紧急，不省人事，及小儿惊风、搐搦，角弓反张，发热痰嗽喘促。

天南星（牛胆制过）二钱，天麻（煨）、防风（去芦）、荆芥穗、羌活、独活（去芦）、人参（去芦）、细辛、川芎各一钱，木香五分。

上为细末，炼蜜为丸，如芡实大，朱砂为衣，薄荷泡汤研化服。因气忿，用紫苏汤化下。如牙关口噤，用少许擦牙即开。

六曰摄生饮。治一切卒中，不论中风、中寒、中暑、中湿及痰厥、气厥之类，不省人事者，初作即用此方，神效。

苍术（生）一钱，南木香、天南星（湿纸煨）、半夏（汤泡）各一钱五分、辽细辛、石菖蒲、甘草（生）各一钱。

上咀，生姜七片，水煎温服，痰盛加全蝎（炙）二枚。

七曰三生饮〔批〕（按此方治一切风痰气厥，不省人事初作者，通治之剂）。治中风昏不知人，口眼㖞斜，半身不遂，声如拽锯，痰涎上壅，无问外感风寒，内伤喜怒，或六脉沉伏，或指下浮盛，并宜服之。兼治痰厥、气厥及气虚眩晕。若直气虚，而风邪所乘，加人参一两。

天南星一两，川乌（去皮、尖）、黑附子（去皮、尖）各五钱，木香二钱五分。

上咀，生姜十片，水煎温服。如气盛人，只用南星五钱，木香一钱，生姜十四片，水煎服。

八曰乌药顺气散。治男子女人一切风邪攻注，遍身麻痹，骨节酸疼，手足瘫痪，语言謇涩，筋脉拘挛，步履艰辛，腿膝软弱，妇人血气不调，胸膈胀满；心腹刺痛，吐泻肠鸣。凡治风，先理气，气顺则痰自消，风自散。

麻黄（去节）、陈皮（去白）、乌药各二钱，川芎、白芷、僵蚕（炒）、枳壳（麸炒）、桔梗（去芦）各一钱，干姜（炮）五分，甘草（炙）三分。

上咀，生姜三片，黑枣二枚，水二钟，煎八分，温服。

如憎寒壮热，肢体倦怠，加葱白；遍身瘙痒，加薄荷。手足拘挛，加木香、石斛。湿气，加苍术、白术、槟榔；足浮肿，加牛膝、五加皮、独活；遍身疼痛，加当归、官桂、乳香，没药；自汗，加黄芪、麻黄根，去麻黄、干姜；胸膈胀满，加枳实、莪术。头眩，加细辛、细茶；脚不能举动，加羌活、防风、麝香；心腹刺痛，加小茴香。手足不能动，头不能起，加川续断、威灵仙；阴囊浮肿，合五积散。四肢冷痹，加川乌、附子、交桂、秦艽；久患左瘫右痪，去麻黄、干姜，加天麻、防风、羌活、半夏、南星、木香、当归；麻痹作痛，加天雄、细辛、防风；妇人血风，加防风、荆芥、薄荷；臂痛，加羌活、防风、薄桂、苍术、紫苏。气滞腰痛，加桃仁，入酒同服；背心痛，合行气香苏散，加苍术、半夏、茯苓；口眼㖞斜，加姜炒黄连、羌活、防风、荆芥、竹沥、姜汁；麻痹疼痛极者，合和三五七散；午后痛甚，合和神秘左经汤。经年不能举动者，合和独活寄生汤。

九曰八味顺气散〔批〕（按此方治中风中气者，先宜此顺气之剂）。凡中风，先服此药顺气，然后治风。

人参（去芦）、片白术（炒）、白茯苓、白芷、青皮、陈皮（去白）、乌药各二钱，甘草一钱。

上咀，分作二剂，每一剂用水二钟，煎至八分，滤去渣，食远服。或加南星、木香以醒痰气。或痰盛，加半夏二钱、生姜三片。

其中以小续命汤和防风通圣散最为有名。诸君应特别关注。

十日小续命汤〔批〕（按此方治风中腑者，发表之剂）。治卒暴中风，不省人事，半身不遂，口眼㖞邪，手足颤掉，语言謇涩，肢体麻痹，精神眩乱，头目昏花，痰涎壅盛，筋脉拘挛，及香港脚缓弱，不能动履屈伸，治外有六经之形证，则此方加减以发其表。

防风二钱，麻黄（去节）、杏仁（泡，去皮、尖）、白芍药、肉桂、川芎、防己、黄芩、人参（去芦）、甘草（炙）各一钱四分，附子（泡，去皮、脐）七分。

上咀，生姜五片、水二钟，煎至一钟，温服。

凡中风，不审六经之加减用药，虽治之，不能去其邪也。《内经》曰：开则洒然寒，闭则热而闷。知暴中风邪，宜先以续命汤随证加减治之。

太阳中风，无汗恶寒，麻黄续命主之。根据本方麻黄、防风、杏仁各加一倍。太阳中风，有汗恶风，桂枝续命主之，根据本方桂枝、芍药、杏仁各加一倍。阳明中风，有汗，身热、不恶寒，白虎续命主之，根据本方甘草加一倍，外加石膏、知母各一钱。阳明中风，有汗、身热、不恶风，葛根续命主之，根据本方桂枝、黄芩各加一倍，外加葛根一钱。太阴中风，无汗，身凉，附子续命主之，根据本方附子加一倍。中风六证混淆，系之于少阳、厥阴，或肢节挛痛，或麻痹不仁，宜羌活连翘续命主之，小续命八钱，外加羌活二钱，连翘三钱。大法，春夏加石膏、知母、黄芩，秋冬加肉桂、附子、芍药。有热去黑附子，加白附子。

筋脉拘挛，语迟，脉弦，加薏苡仁；若筋急，加人参，去黄芩、芍药，以避中寒，服药后稍轻，再加当归；烦躁，不大便，去附子、肉桂，倍芍药加竹沥；大便燥结，三五日不出，胸中不快，加枳实、大黄；语言謇涩，手足颤抖，加石菖蒲、竹沥；发渴，加麦门冬、天花粉、干葛；热而渴，加秦艽；身痛，加羌活，搐者亦加之；烦躁多惊，加犀角、羚羊角；多怒，加羚羊角；恍惚错语，加茯神、远志，不能言，加竹沥；失音不语，加石菖蒲；头痛如破，加羌活。骨节痛，此有寒湿，倍附子、肉桂；呕逆、腹胀，加人参、半夏；脚膝屈弱，加牛膝、石斛；腰疼，加桃仁去皮、尖，杜仲姜汁炒；不眠加酸枣仁；痰多加天南星；肥人多湿，加乌头、附子行经，用童便浸煮，以杀其毒，以助下行之力，入盐尤妙；脏寒下痢，去防己、黄芩，倍附子，加白术；或歌笑哭泣，妄言谵语，加白术，倍麻黄、人参、桂枝；自汗，去麻黄、杏仁，加白术。

十一曰防风通圣散。治中风一切风热，大便燥结，小便赤涩，头面生疮，眼目赤痛；或热极生风，舌强口噤；或鼻生紫赤风刺瘾疹，而为肺风；或成风厉而俗呼为大风；或肠风，而为痔漏；或肠郁而为诸热，谵妄惊狂，悉能调治。

防风、川芎、当归、白芍药、大黄、芒硝、连翘、麻黄（不去节）、薄荷各四分，石膏、桔梗、黄芩各八分，白术、山栀仁、荆芥各二分，滑石二钱四分，甘草（炙）一钱。

上咀，生姜三片，水二盏，煎一盏，温服。

劳汗当风，汗出为当风，郁乃痤劳，出于玄府，脂液所凝，去芒硝，倍加芍药、当归，发散玄府之风，当调其荣卫。俗云风刺。生瘾疹，或赤，或白，麻黄、盐豉、葱白出其汗，麻黄去节，并去芒硝，咸走血而内凝，故不发汗。还根据前方中加四物汤、黄连解毒汤，三药合而服之，日二服。故《内经》曰：以苦发之，谓热在肌表连内也。小便淋涩，去麻黄，加滑石、连翘，煎药汤调木香末二钱。

麻黄主表，不宜里，故去之。腰胁走注疼痛，加芒硝、石膏、当归、甘草各二钱，调车前子末、海金沙末各一钱。《内经》曰：腰者，肾之府。若破伤风者，如在表，则辛以散之；在里，则苦以下之，兼散之。汗下后，通利气血，祛逐风邪者，每一两内，加荆芥穗、大黄各二钱，调全蝎末、羌活末各一钱。

诸风潮搦，小儿急、慢惊风，大便闭结，邪热暴甚，肠胃干涩，上窜切牙，盗汗睡语，转筋惊悸，肌肉蠕动，每一两加大黄一钱，栀子二钱，调茯苓末二钱。肌肉蠕动者，调羌活末一钱。经曰：肌肉蠕动，命曰微风。风伤于肺，咳嗽喘急，每一两加半夏、茯苓各二钱。跌扑损伤，肢节疼痛，腹中恶血不下，每一两加当归、大黄各三钱五分，调乳香、没药各二钱。解利四时伤寒，内外所伤，每一两内，加益元散一两，葱白十茎，豆豉一合，生姜五钱，水一大碗，煎八分，先温服一半，以箸探之，即吐，吐后，再热服一半，汗出立解。饮酒中风，身热头痛，加黄连须二钱，葱白十茎，慎勿用桂枝麻黄汤解之。头旋鼻塞，浊涕时下，每一两加薄荷、黄连各二钱半。《内经》曰：胆移热于脑，则辛䪼鼻渊，浊涕下不已也。王冰曰：胆液下澄，则为浊涕下不已，如水泉，故曰鼻渊也。此谓足太阳脉与阳明脉俱盛也。气逆者，调木香末一钱服之。

痈疽肿毒，一切恶疮，本方一两，倍连翘、当归，加黄连、茯苓、木香、人参、白芷、金银花、牡蛎、黄芪各五分，名胜黄饮子。如疮在上，加当归，用酒浸；发斑热，本方加黄连五钱。

内病、外病，防风通圣！

十二曰仙传史国公浸酒

臣谨沐圣恩，叨居相职，节宣弗谨，遂染风疾，半身偏枯，手足拘挛，不堪行步，宣医延医，良剂屡投，今越十载，并无寸效（庸医是也，看来高手在民间，明代亦如此——编者），乞归故里，广访名医，途至奉先驿，获遇异人，臣陈病状，蒙授一方，臣根据方浸酒，未服之先，非人扶不能起，及饮一升，使手能梳头；服二升，手足屈伸有力；服三升，语言行动如故；服四升，肢体通缓，百节康和，步履如飞，效难尽述，乞赐颁行天下，使黎庶咸登寿域，谨录是方。随表拜进以闻。

如此国公，感恩天下，特献此方，后世莫忘。

防风（去芦，治四肢骨节疼痛，浑身拘急）三两，秦艽（去芦，治四体拘挛，语言謇涩）四两，萆薢（酥炙，治骨节疼痛）三两，羌活（治风湿百节疼痛）二两，川牛膝（去芦，酒洗，治手足麻木，补精髓，行血脉）二两，虎胫骨（酥炙，退骨节中风毒，壮筋骨）二两，鳖甲（九肋或七肋者佳，治瘫痪）一两，当归（治血补血）二两，苍耳子（槌碎，去风湿骨节顽麻）四两，晚蚕砂（炒黄色，治瘫痪百节不遂，肢体顽麻）二两，枸杞子（焙，治五脏风邪）五两，油松节（槌碎，壮筋骨）二两，干茄根（饭上蒸熟，治骨节不能屈伸）八两，白术（去芦，土炒，补脾胃）二两，杜仲（姜汁炒，去丝，补腰膝）二两。

上细锉，用好酒三十五斤，将生绢袋盛药，悬浸于内封固，过十四日，将坛入锅内，重汤煮数沸；取出埋于土内，以出火毒；然后取用，每开坛，不可以面对坛口，恐药力冲伤眼目。每日饮二三次，尽量为度，毋令药力断续，其效如神。

十三曰羌活愈风汤〔批〕（按此方治风中经者，调血养血之剂）。治肝肾虚，筋骨弱，语言謇涩，精神昏愦，风湿袭虚，入人经络，或瘦而一肢偏枯，或肥而半身不遂，大抵心劳则百病生，心静则万邪息，此药能安心养神，调理阴阳，使无偏胜，治中风内外无邪，服此药以行中道。

羌活、甘草、蔓荆子、防风（去芦）、川芎、细辛（去苗）、枳壳（麸炒）、熟地黄、人参（去芦）、麻黄（去节）、薄荷、甘菊花、当归（去芦）、知母（去毛）、黄地骨皮（去骨）、独活、白芷、杜仲（酒炒，去丝）、枸杞子、秦艽、柴胡（去芦）、半夏（姜制）、梓浓朴（姜汁炒）、前胡、防己各三分，黄芩、白茯苓、白芍药各四分，石膏、苍术、生地黄各六分，桂枝一分。

上咀，水二盏，煎一盏，温服。遇阴雨，加姜三片。

十四曰天麻丸。治风因热而生，热胜则风动，宜以静胜其躁，此药能滋阴抑火，行荣卫，壮筋骨。

天麻一两五钱，牛膝（酒洗）两半，萆薢一两五钱，玄参一两五钱，当归二两五钱，羌活一两五钱，独活一两，生地黄四两，杜仲（酒炒，断丝）一两五钱，附子（制）五钱，知母（盐、酒炒）一两。

上为极细末，炼蜜丸如梧子大，每日空心，温酒送下八十丸。

上方皆为预防中风之剂。

凡人何中风之有？初觉大指、次指麻木不仁，或手足少力，或肌肉微掣，此中风之先兆也，宜予服愈风汤、天麻丸各一料，此圣人不治已病治未病也，或先服竹沥枳术丸及搜风顺气丸。

此公一气带着十四个妙方而来，其言滔滔。然有人坐不住了，谁？乃张锡纯是也。咱看看张公怎么说。

张公倡导衷中参西，这在去中医化甚嚣尘上的民国时期，着实难能可贵！对于中风，此公颇有研究，所立汤头诸如搜风汤、熄风汤、逐风汤、加味黄芪五物汤、加味屏风散和加味补血汤，等等。张公吝啬，今天就带了搜风汤以展医理。

搜风汤治中风，其组成如下。

防风六钱，真辽人参（另炖同服，或用野台参七钱代之，高丽参不宜用）四钱，清半夏三钱，生石膏八钱，僵蚕二钱，柿霜饼（冲服）五钱，麝香（药汁送服）一分。

中风之证，多因五内大虚，或秉赋素虚，或劳力劳神过度，风自经络袭入，直透膜原而达脏腑，令脏腑各失其职。

此公也是内因论者。单刀直入：或猝然昏倒，或言语謇涩，或溲便不利，或溲便不觉，或兼肢体痿废偏枯，此乃至险之证。

中之轻者，犹可迟延岁月，中之重者，治不如法，危在翘足间也。故重用防风引以麝香，深入脏腑以搜风。犹恐元气虚弱，不能运化药力以逐风外出，故用人参以大补元气，扶正即以胜邪也。用石膏者，因风蕴脏腑多生内热，人参补气助阳分亦能生热，石膏质重气轻性复微寒，其重也能深入脏腑，其轻也能外达皮毛，其寒也能祛脏腑之热，而即解人参之热也。

用僵蚕者，徐灵胎谓邪之中人，有气无形，穿经入络，愈久愈深，以气类相反之药投之则拒而不入，必得与之同类者和入诸药使为向导，则药至病所，而邪与药相从，药性渐发，邪或从毛孔出，从二便出，不能复留，此从治之法也。僵蚕因风而僵，与风为同类，故善引祛风之药至于病所成功也。用半夏、柿霜者，诚以此证皆痰涎壅滞，有半夏以降之，柿霜以润之，而痰涎自息也。

此证有表不解，而浸生内热者，宜急用发汗药，解其表，而兼清其内热。又兼有内风煽动者，可与后内中风治法汇通参观，于治外感之中兼有熄内风之药，方为完善。

中风之证，有偏寒者，有偏热者，有不觉寒热者。拙拟此方治中风之无甚寒热者也。若偏热者，宜《金匮》风引汤加减（干姜、桂枝宜减半）。若偏寒者，愚别有经验治法。曾治一媪，年五十许，于仲冬忽然中风昏倒，呼之不应，其胸中似有痰涎壅滞，大碍呼吸。诊其脉，微细欲无，且迟缓，知其素有寒饮，陡然风寒袭入，与寒饮凝结为恙也。急用胡椒三钱捣碎，煎两三沸，取浓汁多半茶杯灌之，呼吸顿觉顺利。继用干姜六钱，桂枝尖、当归各三钱，连服三剂，可作呻吟，肢体渐能运动，而左手足仍不能动。又将干姜减半，加生黄五钱，乳香、没药各三钱，连服十余剂，言语行动遂复其常。

若其人元气不虚，而偶为邪风所中，可去人参，加蜈蚣一条、全蝎一钱。若其证甚实，而闭塞太甚者，或二便不通，或脉象郁涩，可加生大黄数钱，内通外散，仿防风通圣散之意可也。

徐灵胎曾治一人，平素多痰，手足麻木，忽昏厥遗尿、口噤手拳、痰声如锯。医者进参、附、熟地黄等药，煎成末服。诊其脉，洪大有力，面赤气粗。此乃痰火充实，诸窍皆闭，服参、附立危。遂以小续命汤去桂、附，加生军一钱为末，假称他药纳之，恐旁人之疑骇也。三剂而有声，五剂而能言。然后以养血消痰之药调之，一月后，步履如初。此案与愚所治之案对观，则凉热之间昭然矣。又遗尿者多属虚，而此案中之遗尿则为实，是知审证者，不可拘于一端也。然真中风症极少，类中风者极多，中风症百人之中真中风不过一二人。审证不确即凶危立见，此又不可不慎也。

这不，张公说：特是证名内中风，所以别外受之风也。乃自唐、宋以来，不论风之外受、内生，浑名曰中风。夫外受之风为真中风，内生之风为类中风，其病因悬殊，治法自难从同。若辨证不清，本系内中风，而亦以祛风之药发表之，其脏腑之血，必益随发表之药上升，则脑中充血必益甚，或至于血管破裂，不可救药。此关未透，诚唐、宋医学家一大障碍也。迨至宋末刘河间出，悟得风非皆由外中，遂创为五志过极动火而猝中之论，此诚由《内经》"诸风掉眩，皆属于肝"句悟出。盖肝属木，中藏相火，木盛火炽，即能生风也。大法，以白虎汤、三黄汤沃之，所以治实火也。以逍遥散疏之，所以治郁火也（逍遥散中柴胡能引血上行最为忌用，是以镇肝熄风汤中止用茵陈、生麦芽诸药疏肝）。以通圣散（方中防风亦不宜用）、凉膈散双解之，所以治表里之邪火也。以六味汤滋之，所以壮水之主，以制阳光也。以八味丸引之，所谓从治之法，引火归源也（虽曰引火归源，而桂、附终不宜用）。细审河间所用之方，虽不能丝丝入扣，然胜于但知治中风不知分内外者远矣。且其谓有实热者，宜治以白虎汤，尤为精确之论。愚治此证多次，其昏仆之后，能自苏醒者多，不能苏醒者少。其于苏醒之后，三四日间，现白虎汤证者，恒十居六七。因知此证，多先有中风基础，伏藏于内，后因外感而激发，是以从前医家，统名为中风。不知内风之动，虽由于外感之激发，然非激发于外感之风，实激发于外感之因风生热，内外两热相并，遂致内风暴动。此时但宜治外感之热，不可再散外感之风，此所以河间独借用白虎汤，以泻外感之实热，而于麻桂诸药概无所用。盖发表之药，皆能助血上行，是以不用，此诚河间之特识也。吾友张山雷（江苏嘉定人），着有《中风斠诠》一书，发明内中风之证，甚为精详。书中亦独有取于河间，可与拙论参观矣。

后至元李东垣、朱丹溪出，对于内中风一证，于河间之外，又创为主气、主湿之说。东垣谓人之元气不足，则邪凑之，令人猝倒僵仆，如风状。夫人身之血，原随气流行，气之上升者过多，可使脑部充血，排挤脑髓神经。至于昏厥，前所引《内经》三节文中已言之详矣。若气之上升者过少，又可使脑部贫血，无以养其脑髓神经，亦可至于昏厥。是以《内经》又谓："上气不足，脑为之不满，耳为之苦鸣，头为之倾，目为之眩。"观《内经》如此云云，其剧者，亦可至于昏厥，且其谓脑为之不满，实即指脑中贫血而言也。由斯而论，东垣之论内中风，由于气虚邪凑，原于脑充血者之中风无关，而实为脑贫血者之中风，开其治法也。是则河间之主火，为脑充血，东垣之主气，为脑贫血，一实一虚，迥不同也。至于丹溪则谓东南气温多湿，有病风者，非风也，由湿生痰，痰生热，热生风，此方书论中风者所谓丹溪主湿之说也。然其证原是痰厥，与脑充血、脑贫血皆无涉。即使二证当昏厥之时，间有挟痰者，乃二证之兼证，非二证之本病也。

按语：其所谓因热生风之见解，似与河间主火之意相同，而实则迥异。盖河间所论之火生于燥，故所用之药，注重润燥滋阴。丹溪所论之热生于湿，其所用之药，注重去湿利痰。夫湿非不可以生热，然因湿生热，而动肝风者甚少矣（肝风之动多因有燥热）。是则二子之说，仍以河间为长也。

真中风，内中风，类中风，历代名家讨论热火朝天，唯独冷落了坐在角落不善言谈的丁甘仁。当此时，丁甘仁公举了两例，却很有代表性。

沈左，年逾古稀，气阴早衰于未病之先，旧有头痛目疾，今日陡然跌仆成中，舌强不语，人事不省，左手足不用。舌质灰红，脉象尺部沉弱，寸关弦滑而数，按之而劲。良由水亏不能涵木，内风上旋，挟素蕴之痰热，蒙蔽清窍，堵塞神明出入之路，致不省人事，痰热阻于廉泉，为舌强不语，风邪横窜经腧，则左手足不用。《金匮》云：风中于经，举重不胜，风中于腑，即不识人，此中经兼中腑之重症也。急拟育阴熄风，开窍涤痰，冀望转机为幸。

大麦冬三钱，玄参二钱，羚羊片（先煎汁冲）八分，仙半夏二钱，川贝二钱，天竺黄一钱五分，明天麻八分，陈胆星八分，竹茹一钱五分，枳实一钱，全瓜蒌（切）四钱，嫩钩钩（后入）三钱，淡竹沥（冲）一两，生姜汁（冲）二滴，至宝丹（去壳研末化服）一粒。

二诊：两投育阴熄风、开窍涤痰之剂，人事渐知，舌强不能言语，左手足不用，脉尺部细弱，寸关弦滑而数，舌灰红。高年营阴亏耗，风自内起，风扰于胃，胃为水谷之海，津液变为痰涎，上阻清窍，横窜经脉，论恙所由来也，本症阴虚，风烛堪虑！

今仿河间地黄饮子加味，滋阴血以熄内风，化痰热而清神明，风静浪平，始可转危为安。

大生地黄四钱，大麦冬二钱，川石斛三钱，羚羊片（先煎汁冲）四分，仙半夏二钱，明天麻一钱，左牡蛎四钱，川贝母三钱，陈胆星八分，炙远志一钱，九节菖蒲八分，全瓜蒌（切）四钱，嫩钩钩（后入）三钱，淡竹沥（冲服）一两。

三诊：叠进育阴熄风、清热化痰之剂，人事已清，舌强言语蹇涩，左手足依然不用。苔色灰红，脉象弦数较静，尺部细弱，内风渐平，阴血难复。津液被火炼而为痰，痰为火之标，火为痰之本，火不靖，则痰不化，阴不充，则火不靖。经脉枯涩，犹沟渠无水以贯通也。前地黄饮子能获效机，仍守原意进步。然草木功能，非易骤生有情之精血也。

西洋参一钱五分，大麦冬三钱，大生地黄三钱，川石斛三钱，生左牡蛎四钱，煨天麻八分，竹沥、半夏各二钱，川贝三钱，炙远志一钱，全瓜蒌（切）四钱，鲜竹茹二钱，嫩钩钩（后入）三钱，黑芝麻（研包）三钱。

四诊：神识清，舌强和，言语未能自如，腑气行而甚畅，痰热已有下行之势。左手足依然不用，脉弦小而数，津液亏耗，筋无血养，犹树木之偏枯，无滋液以灌溉也。仍议滋下焦之阴，清上焦之热，化中焦之痰，活经络之血，复方图治，尚可延年。

西洋参一钱五分，大麦冬二钱，大生地黄二钱，川石斛三钱，生左牡蛎四钱，仙半夏二钱，川贝三钱，全瓜蒌（切）四钱，浓杜仲二钱，怀牛膝二钱，西秦艽二钱，嫩桑枝三钱，黑芝麻（研包）三钱。

分析透彻，医理分明，神志清，舌强和，左手依然不用。想那中风瘫痪，非一日之功。

祁妪，中风延今一载，左手不能招举，左足不能步履，舌根似强，言语蹇涩，脉象尺部沉细，寸关濡滑，舌边光、苔薄腻，年逾七旬，气血两亏，邪风入中经，营卫痹塞不行，痰阻舌根，故言语蹇涩也。书云：气主煦之，血主濡之。今宜益气养血，助阳化痰，兼通络道。冀望阳生阴长，气旺血行，则邪风可去，而湿痰自化也。

潞党参三钱，生黄五钱，生于术二钱，生甘草六分，熟附片八分，川桂枝五分，全当归三钱，大白芍二钱，大川芎八分，怀牛膝二钱，浓杜仲三钱，嫩桑枝四钱，红枣十枚，指迷茯苓丸（包）四钱。

此方服三十剂，诸恙均减，后服膏滋，得以收效。

无论是育阴息风，还是益气养血，都没有跳出张锡纯医理的范畴，毕竟是同时代的医家，也折射出祖国医学一脉相传！

二、谢文英调治头痛方略

(一) 论头痛

头痛是临床常见的病症,既可单独出现,也可作为症状发生于多种急慢性疾病中。若外邪六淫侵袭、气血虚亏、气滞血瘀、痰浊内阻,均可引头痛发作。前额、两颞、巅顶、枕后颈项均为头痛多发部位。头痛可作为疾病,亦可作为伴随症状,疼痛轻时隐痛、胀痛、重则跳痛、灼痛、刺痛,甚则锥痛,痛如刀劈,连及颈项,不能伸缩头颈,常伴恶心呃逆,甚则呕吐频频、不能仰视等症状。头痛一词首见于《素问·五脏生成》,曰:"头痛巅疾,下虚上实,过在足少阴、巨阳,甚则入肾。……心烦头痛,病在鬲中,过在手巨阳,少阴。"头痛相当于现代医学的血管性头痛、紧张性头痛、三叉神经痛、外伤后头痛、部分颅内疾病、神经官能症等病症。在快节奏的现代社会生活中,头痛发病率呈逐年增长的趋势。紧张疲劳、情绪波动、饮食不调,都可能成为其发病原因。在临床诊疗中,特别强调中医药在防治头痛上有独特的经验和疗效,而医者须详询患者之发病由来,审病求因,方能辨证求本,把握疾病之要领。

(二) 头痛宁

以下为临床常用的方药,主要功效,活血温经、通络止痛。谢文英自拟头痛宁方治疗头痛,临床疗效显著。

"头痛宁"处方:川芎10克,丹参10克,细辛6克,僵蚕10克,全蝎6克,钩藤15克。

"头痛宁"方析:方中川芎、丹参活血通络,通行诸经,为治疗各类头痛之要药,为君;细辛温经止痛,僵蚕剔风通络引药上行,二者共为臣;全蝎、钩藤镇痉通络,同奏止痛之功而为佐使。诸药合用使气血通畅,疼痛得止,以此为主方,尊崇中医学辨证论治之法则,根据临床不同部位、病种、分型,加减调理。

加减如下。

1. 左侧偏头痛,为少阳风火上攻头目,加柴胡10克、黄芩10克。

2. 右侧偏头痛,属水亏木亢,血燥络阻加生地黄20克、知母10克。

3. 巅顶痛属阳气虚弱，厥阴寒邪上逆者，加黄芪20克、吴茱萸6克。

4. 额窦剧痛属阳明实热上攻者，加生石膏15克、枳实10克、大黄（颗粒，后下）6克。

5. 眉棱骨痛，属胃气上逆者，加竹茹10克、半夏10克。

6. 后脑痛连项者，加葛根15克、羌活15克。

7. 疼痛剧烈者，加大蜈蚣两条。

从药理上分析，血中气药之川芎直达脑窍穷庐，加上功同四物之丹参，行气通络。而细辛在这里，成了当家要药。无论是明朝太医之化风丹，还是已故名医李可之引火汤，方方不离细辛。作为发散止痛药，细辛治头窍病非常拿手。伍白芷，通鼻窍。伍川芎，止头痛，通过川芎的特殊功效，细辛的止痛作用可直达脑干，把细辛的止痛作用和麻醉中枢神经作用发挥得淋漓尽致，进而有效地治疗昏厥。古人在治疗昏厥的时候，常用1克细辛粉剂鼻饲或撬牙灌服。

此间重点介绍一下全蝎和蜈蚣。因走窜搜风通治所有中风，而为医家推崇备至。

蝎子色青，味咸（本无咸味，因皆腌以盐水，故咸），性微温。善入肝经，搜风发汗，治痉痫抽掣，中风口眼㖞斜，或周身麻痹，其性虽毒，转善解毒，消除一切疮疡，为蜈蚣之伍药，其力相得益彰也。

此物所含之毒水即硫酸也，其入药种种之效力，亦多赖此。中其毒螫者，敷以西药重曹或碱，皆可解之，因此二者皆能制酸也。

锡纯举例，本村刘氏女，颌下起时毒甚肿硬，抚之微热，时愚甫弱冠，医学原未深造，投药两剂无甚效验。后或授一方，用壁上全蝎七个，焙焦为末，分两次用黄酒送下，服此方三日，其疮消无芥蒂。盖墙上所得之蝎子，未经盐水浸腌，其力浑全，故奏效尤捷也。

邻庄张马村一壮年，中风半身麻木，无论服何药发汗，其半身分毫无汗。后得一方，用药局中蝎子二两，盐炒轧细，调红糖水中顿服之，其半身即出汗，麻木遂愈。然未免药力太过，非壮实之人不可轻用。

蝎子功效和蜈蚣一样，就十二个字，息风止痉，攻毒散结，通络止痛。其毒性尽在蝎尾。

对于蜈蚣，锡纯曰：蜈蚣味微辛，性微温。走窜之力最速，内而脏腑，外而经络，凡气血凝聚之处皆能开之。性有微毒，而转善解毒，凡一切疮疡诸毒皆能消之。其性尤善搜风，内治肝风萌动、癫痫眩晕、抽掣瘛疭、小儿脐风；外治经络中风、口眼㖞斜、手足麻木。为其性能制蛇，故又治蛇症及蛇咬中毒。外敷治疮甲（俗名鸡眼为末敷之以生南星末醋调、敷四周），用时宜带头足，去之则力减，且其性原无大毒，故不妨全用也。

张公附举实例，奉天陈某之幼子，年五岁，周身壮热，四肢拘挛，有抽掣之状，渴嗜饮水，大便干燥，知系外感之热，引动其肝经风火上冲脑部，致脑气筋妄行，失其主宰之常也。投以白虎汤，方中生石膏用一两，又加薄荷叶一钱，钩藤钩二钱，全蜈蚣二条，煎汤一盅，分两次温饮下，一剂而抽掣止、拘挛舒，遂去蜈蚣，又服一剂热亦退净。

奉天那姓幼子，生月余，周身壮热抽掣，两日之间不食乳、不啼哭，奄奄一息，待时而已。来院求治。知与前证仿佛，为其系婴孩，拟用前方将白虎汤减半，为其抽掣甚剧，薄荷叶、钩藤钩、蜈蚣其数仍旧，又加全蝎三个，煎药一盅，不分次数徐徐温灌之，历十二小时，药灌已而抽掣愈，食乳知啼哭矣。翌日，又为疏散风清热镇肝之药，一剂痊愈。隔两日其同族又有三岁幼童，其病状与陈姓子相似，即治以陈姓子所服药，一剂而愈。

奉天吴姓男孩，生逾百日，周身壮热，时作抽掣，然不甚剧，投以白虎汤，生石膏用六钱，又加薄荷叶一钱，蜈蚣一条，煎汤分三次灌下，尽剂而愈。此四证皆在暮春上旬，相隔数日之间，亦一时外感之气化有以使之然也。

一人年三十余，陡然口眼㖞斜，受病之边目不能瞬，用全蜈蚣二条为末，以防风五钱煎汤送服，三剂痊愈。

有病噎膈者，服药无效，偶思饮酒，饮尽一壶而病愈。后视壶中有大蜈蚣一条，恍悟其病愈之由，不在酒实在酒中有蜈蚣也。盖噎膈之证，多因血瘀上脘，为有形之阻隔（西人名胃癌，谓其处凸起如山石之有岩也），蜈蚣善于开瘀，是以能愈。观于此，则治噎膈者，蜈蚣当为急需之品矣。为其事甚奇，故附记于此。

蜈蚣善治胃癌，锡纯公早有记载，供后人研究。

蜈蚣和全蝎相须而用，常用于息风止痉。二药合用为止痉散。在中药学中，相须而用的药，其功能不是相加关系，而是成倍增长的增效关系，蜈蚣的第二个功效是解毒散结。因全蝎和蜈蚣本身都是毒药，以毒攻毒，常获捷效。

蜈蚣第三个功效是通络止痛。

功效类似天麻、僵蚕，所有风湿痹痛必用全蝎、蜈蚣。特别是脑络闭阻之头痛，当用天麻、川芎、僵蚕都无效果的时候，止痉散之全蝎、天麻药对将力挽狂澜！

谢文英立方之头痛宁，在调治头痛病家族中，无论是偏头痛，还是巅顶头痛，眉棱骨疼痛，以本方为主加加减减，准能捷效如桴鼓。

（三）调治偏头痛医案

头两侧为足少阳部位。《灵枢·经脉》云："胆足少阳之脉，起于目锐眦，上抵头角，下耳后。"肝与胆互为表里，故头两侧又为肝、胆所主。前人有左侧头痛为血热，右侧头痛为气虚之说，与临床所见多有不合。偏头痛不必拘泥于左右，应根据临床见症进行辨证。若风火循少阳经上攻头目，治以清肝潜阳为主。方选自拟头痛宁方合龙胆泻肝汤加减；若肝阴不足、肝阳上亢，治以滋水涵木、平肝潜阳为主。方选自拟头痛宁方合知柏地黄丸加减。其中兼有实热内结者，应辅以泻热；兼有血瘀者，应辅以活血通络。

【病案1】邓某，男，62岁，河南省测绘局退休干部。2015年2月5日初诊。

左侧偏头痛反复3年余，加重2个月，曾屡用中、西药物，针灸等治疗，痛剧时曾住省级医院2次，未能根治。近2个月来偏头痛加剧，痛连及左目眶，筋肉跳动，坐卧不安，食欲减退，口舌干燥，溲黄便秘，6～7天一次，排便困难，舌红，苔粗厚，脉弦数，此为少阳风火上攻头目，治拟清肝潜阳为主。方选自拟头痛宁方合柴胡加龙骨牡蛎汤加减。

处方：细辛6克，僵蚕10克，全蝎6克，钩藤15克，川芎10克，丹参 15 克，柴胡 10 克，黄芩 10 克，龙胆草 10 克，大黄（颗粒，另冲）6 克，生石决明（先煎）15 克，生龙骨（先煎）20 克，生牡蛎（先煎）20 克，羚羊角（先煎）2 克，生甘草 6 克。6 剂，水煎服，日 1 剂，早、晚 2 次温服。

2 月 12 日二诊：2 剂后头痛大减，大便畅通，舌红、苔黄，脉弦数，诸症均减。原方去大黄、生石决明、生牡蛎、羚羊角，续服 6 剂，服法同上。

2 月 19 日三诊：按二诊方加生地黄 15 克、白芍 15 克，续服 10 剂以善后，随访 3 年未见复发。

按语：此为多年宿疾，风火上攻头目，曾用川芎、白芷、藁本之类升散药，则其痛愈甚，故选用龙胆草、柴胡、黄芩清泻肝热，钩藤、菊花、白蒺藜、石决明、牡蛎、羚羊角潜阳息风，生地黄、白芍养阴，再以大黄直泻内热，以遏止其上炎之势而偏头痛得安。

【病案 2】马某，男，35 岁，干部。2016 年 8 月 15 日初诊。

头痛偏右反复 6 年余，发作时右侧头部剧痛，伴见右侧牙齿浮动，失眠，四肢困倦，周身酸痛，时有遗精。发作严重时曾晕倒。诊时见患者面色暗紫，舌红，苔薄微黄，脉浮弦而大。此乃水亏木亢，血燥络阻。治以滋阴平肝、行血通络之法。方选自拟头痛宁方合知柏地黄丸加减。

处方：细辛 6 克，僵蚕 10 克，全蝎 6 克，蜈蚣 1 条，钩藤 15 克，川芎 10 克，柴胡 10 克，生地黄 20 克，知母 10 克，黄柏 10 克，山茱萸 15 克，牡丹皮 10 克，怀牛膝 12 克。6 剂，水煎服，日 1 剂，早、晚 2 次温服。

8 月 22 日二诊：上方连服 2 剂后，头痛大减，仍失眠遗精，精神欠佳，原方去知母、黄柏，加炒酸枣仁 15 克、金樱子 20 克，续服 6 剂，服法同上。

8 月 29 日三诊：头部仍有轻微疼痛，睡眠较好，精神仍差，心烦不安，时有面部发热感，依二诊方加龟甲（先煎）15 克，再服 10 剂，诸症消失。随访 2 年未见复发。

按语：素体阴虚，水亏木亢，经脉瘀阻，故用生地黄、知母、黄柏养阴制火，钩藤、生地黄平肝热，怀牛膝养阴而引火下行，全蝎、牡丹皮通血络，柴胡引药入病所，诸药相配得法，切合病机，使宿疾得除。

(四) 调治巅顶痛医案

巅顶为厥阴所主。《灵枢·经脉》云："肝足厥阴之脉……与督脉会于巅。"故巅顶头痛多为厥阴寒邪上逆为患，治以张仲景之吴茱萸汤为主，随证加减，可获良效。

【病案1】王某，女，52岁。2016年8月12初诊。

巅顶痛连及颈项已3年，反复发作，发时心烦呕吐，肢凉纳差，微有寒热，舌淡边有齿印，苔薄白滑，脉微细。辨证为厥阴寒饮上逆。治宜温寒降逆，祛痰化饮。方选自拟头痛宁方合吴茱萸汤加减。

处方：细辛6克，僵蚕10克，全蝎6克，钩藤15克，川芎10克，柴胡10克，吴茱萸6克，蔓荆子10克，法半夏10克，白术10克，茯苓15克，川椒3克，生姜3片。6剂，水煎服，日1剂，早、晚2次温服。

8月19日二诊：服2剂后，呕出涎沫，痛减，思食。仍困倦懒言，原方加黄连3克，续服5剂，痛大减。精神仍差，时有烦闷，夜寐不安，脉较有力，拟健脾散寒为主。

处方：党参15克，白术15克，鸡内金10克，神曲10克，法半夏10克，茯苓20克，麦芽20克，羌活10克，陈皮10克，砂仁6克，细辛6克，生姜3片。6剂，服法同上。

8月26日三诊：精神转佳，夜寐安，烦闷消除，舌淡红、边有齿印变浅，苔薄白，脉有力，仍以上方6剂，服法同上。

按语：以厥阴寒邪挟痰饮为患，故用吴茱萸、生姜、细辛、川椒温阳散寒。法半夏祛痰，云苓、白术健脾化湿以治本，蔓荆子止头痛以治标。后见头痛发作时即心烦呕吐，加黄连3克，取苦、辛、酸以制寒，因寒以防隔拒之义。取效后续以健脾散寒以治本。

【病案2】杨某，男，47岁，西郊农民。2016年7月12日初诊。

巅顶痛反复2年，屡用中、西药治疗不愈，痛时喜用手按压，口淡纳差，大便溏，日2次，小便清而频数，舌淡、苔白厚润，脉沉细。此由阳气虚弱，厥阴寒邪上逆于头所致。治当益气温阳、散寒止痛。方选自拟头痛宁方加减。

处方：细辛6克，僵蚕10克，全蝎6克，川芎10克，柴胡10克，黄芪20克，党参20克，吴茱萸6克，蔓荆子10克，羌活10克，生姜3片，大枣3枚，6剂，水煎服，日1剂，早、晚2次温服。

7月19日二诊：服上方后，痛稍缓，原方加蜈蚣2条，连服18剂后，诸症消失。随访2年未见复发。

按语：本案为阳气虚弱，寒逆厥阴，故以参、芪益气，吴茱萸温阳散寒，羌活、川芎、细辛散寒止痛，蔓荆子为治头痛专药，姜、枣和营卫，药虽切病，然病久痼疾，初用效果不著，故加蜈蚣2条，全蝎10克，以走络搜风，而获显效。

（五）调治额窦痛医案

额窦部位为阳明所主，《灵枢·经脉》曰："胃足阳明之脉，起于鼻，交頞中，旁约太阳之脉，下循鼻外，入上齿中，还出挟口环唇，下交承浆，却循颐后下廉，出大迎，循颊车，上耳前，过客主人，循发际，至额颅……"额窦痛为阳明胃所主。有虚、实两途，实者为阳明热邪为患，如为阳明无形邪热炽盛，以白虎汤加减；如为阳明实热内结，则以枳实导滞汤加减。虚者主要表现为脾胃虚弱，中气不足，气血不能上荣所致，治以补中益气汤加减。

【病案1】黄某，女，27岁，教师。2016年10月12日初诊。

妊娠4个月，因感冒致额窦剧痛、失眠、口渴、腹胀、大便秘结，经某医院诊为额窦炎，治疗数天无效。观其人肌肤丰满，面色红赤，湿敷额部则痛减，舌红，苔黄厚，脉弦数有力，辨证为阳明实热上攻。治以清泻阳明实热为主。

处方：生石膏15克，大腹皮15克，川厚朴10克，枳实10克，大黄（颗粒，后下）6克，黄连3克，黄芩10克，白芷10克，葛根15克，莱菔子15克。2剂，水煎服，日1剂，早、晚2次温服。嘱便通痛消，减去大黄颗粒，续服。

10月15日二诊：上方服后，痛大减，腹不胀，仍失眠，纳差，脉数，前方去川厚朴、枳实、大黄，加青皮6克、炒酸枣仁20克、炒麦芽20克、鸡内金10克。6剂，服法同上。

10月22日三诊：头痛未作，腹不胀，睡眠正常，仍以二诊方6剂，服法同上。后因服药不便，予菊花10克、甘草3克泡水代茶以善后，随访1年未见复发。

按语：素体壮实，实热久积，与外感风热相乘，上攻而痛，故当直攻其阳明实热，热去则痛止，其人虽有身孕，但因病情需要，大黄之类仍当使用，此正合古人所谓："有病则病受，无病则胎受。"但需注意中病即止。

【病案2】郭某，男，45岁，郊区工人。2016年6月12日初诊。

额窦痛反复3年余，发作时需服解热止痛散以止痛，数年来约服此药散达3500多包。痛剧时曾住院2次，诊断为额窦炎。刻诊：面色无华，语音低微，步履不稳，唇淡口和，食欲不佳，小便清长，大便稀溏，舌淡边有齿印、苔薄白润，脉沉缓无力。辨证为中气虚弱、气血不能上荣，治以益气升阳为主。方选头痛宁方合补中益气汤加减。

处方：细辛6克，僵蚕10克，全蝎6克，钩藤15克，川芎10克，柴胡10克，党参20克，黄芪30克，白术10克，当归10克，升麻10克，炒麦芽20克。6剂，水煎服，日1剂，早、晚2次温服。

6月19日二诊：上方连服20余剂，诸症消失，随访一年半，痛未再作。

按语：此案以中气虚弱为主，坚持以益气升阳、温通之法，使中气充足，气血上荣于头，则其痛自止，使数年之痼疾得以解除。

（六）调治眉棱骨痛医案

眉棱骨居目之上，肝开窍于目，故眉棱骨为肝所主。《灵枢·经脉》曰："肝足厥阴之脉……上入颃颡，连目系，上出额，与督脉会于巅。"眉棱骨痛当从肝辨治。如属肝风上旋、肝阳上亢者，当以平肝、息风、潜阳为主。方选头痛宁方合天麻钩藤饮加减；如属血不养肝、血虚生风者，当补血养肝。方选头痛宁方合四物汤加味。

【病案1】郭某，男，32岁，农民。2016年5月12日初诊。

眉棱骨痛反复2年余，发作时眉跳动，伴目红赤、流泪畏光、烦躁不安，屡用中西药治之无效。近日又复痛作，前来求治，症如上述，并微有寒热，舌红，少苔，脉浮弦无力。证属肝风内动，兼有外感。治以平肝息风、柔润养阴为主。方选头痛宁方加减。

处方：细辛6克，僵蚕10克，全蝎6克，钩藤15克，川芎10克，柴胡10克，生石决明（先煎）15克，天麻15克，薄荷（后下）10克，牡丹皮10克，山栀子6克，羚羊角（先煎）2克。6剂，水煎服，日1剂，早、晚2次温服。

5月19日二诊：连服6剂后，痛减，寒热除为外邪已解，内风未平，原方去柴胡、羚羊角、薄荷，续服6剂，服法同上。

5月25日三诊：又连服6剂后，诸症大减，原方去山栀子，加北沙参15克、生麦芽20克，再服6剂，服法同上。

5月31日四诊：服上方加减12剂后，各症悉除，拟养阴息风之法以善后：生洋参（另炖）5克，枸杞子5克，石斛3克。隔日煎服1剂，连服10剂，代茶饮，随访1年痛未再作。

按语：此案久服祛风止痛之药，耗伤肝阴，致肝风上旋，上扰头目，而致眉棱骨痛，故始用平肝息风以治标为主，取效后逐步转为养阴柔肝以治本，肝阴足则其风自息。

【病案2】彭某，女，35岁。2016年7月12日初诊。

眉棱骨痛反复发作2年余。由产后2个月时感冒引起，以后反复出现眉棱骨痛，屡用中西药治疗，暂时缓解，此后又复发。现面色无华，说话迟滞，眉目不展，唇白舌淡，脉缓无力。证属血不养肝，虚风内动，治当养血祛风。方选头痛宁方加减。

处方：细辛6克，僵蚕10克，全蝎6克，钩藤15克，川芎10克，柴胡10克，熟地黄15克，红参20克，黄芪20克，当归10克，白芍15克，甘草5克。6剂，水煎服，日1剂，早、晚2次温服。

7月19日二诊：服上方后，眉棱骨痛减轻，舌淡，脉缓无力，仍以上方去川芎，加大黄芪用量至30克。6剂，服法同上。

7月26日三诊：眉棱骨痛消失，舌淡红，脉细有力，仍以二诊方12剂，服法同上。先后断续服用20余剂，眉棱骨痛消失，随访1年未发作。

按语：眉棱骨痛反复发作，因血不养肝，致血虚生风，故以养血为主祛风为辅，标本并治，而获显效。

【病案3】吴某，男，43岁。2018年5月17日初诊。

后头痛连及项背反复发作4年，加重20天，痛如针扎。先后检查提示：眼底早期动脉硬化改变、椎基底动脉供血不良。4年前，因工作压力及家庭纠纷，出现间歇性头痛，伴心烦失眠，但尚可忍受，此后头痛程度及发作频率加剧，当工作劳累或心情不好即可诱发头痛，连及枕后及巅顶，重则头痛如裹，针刺连及项背，曾间断服用多种中西药，疗效甚微。症见表情痛苦，双眉紧凑，面色晦暗，舌体胖色暗紫，脉弦紧，重按关尺无力。证属脾虚肝郁、痰瘀阻络。治以健脾活肝、温经通络、益气止痛。方选自拟头痛宁方。

处方：川芎10克，丹参10克，细辛6克，僵蚕10克，全蝎6克，钩藤15克，红参15克，黄芪15克、清半夏10克，炒白术15克。6剂，水煎服，日1剂，早、晚2次温服。

5月24日二诊：服后头痛程度明显缓解，频率减少，睡眠改善，但颈项仍感不适，伴有僵硬感，查舌质暗红，苔薄腻，脉沉弦。上方去清半夏加羌活去湿化浊。10剂，服法同上。

6月12日三诊：头痛伴其他症状明显好转，守方加减治疗40余剂，诸症基本去除，间断就诊服药，头痛痊愈。

按语：本例患者因劳累过度加之情绪不畅，导致肝郁脾虚，气滞血瘀，痰瘀交阻，脑络失养。故脾虚、肝郁、湿阻、瘀结是本病的症结所在。治宜健脾疏肝、温经通络、益气止痛。全方虚实兼顾，扶正不留邪、祛邪不伤正，根据症情变化，加减用药，疗效显著。

三、变通熄风汤

谢文英教授所立变通熄风汤实例如下。

方为：赭石 30 克，怀牛膝 30 克，山茱萸 20 克，生龙骨 20 克，生牡蛎 20 克，生鳖甲 6 克，天冬 12 克，元参 8 克，生麦芽 20 克，茵陈 8 克，蝉蜕 8 克，枳壳 12 克。

加减方法如下。

1. 肾精亏虚加菟丝子 20 克、熟地黄 30 克。
2. 腰腿疼加补骨脂 30 克、牛膝加大到 40 克。
3. 眠差加炒酸枣仁 30 克、炒柏子仁 20 克。
4. 便稀去鳖甲，加太子参 30 克、干姜 10 克。

或问，龙骨、牡蛎在方中起什么作用？为什么案例中常用？要回答这个问题，先看看它们的本质属性。

要说药性，张锡纯研究最透。龙骨味淡，微辛，性平。质最粘涩，具有翕收之力（以舌舐之即吸舌不脱，有翕收之力可知），故能收敛元气、镇安精神、固涩滑脱。凡心中怔忡、多汗淋漓、吐血衄血、二便下血、遗精白浊、大便滑泻、小便不禁、女子崩带，皆能治之。其性又善利痰，治肺中痰饮咳嗽，咳逆上气，其味微辛，收敛之中仍有开通之力，故《本经》谓其主泻利脓血，女子漏下，而又主癥瘕坚结也。龙齿与龙骨性相近，而又饶镇降之力，故《本经》谓主小儿大人惊痫，癫疾狂走，心下结气，不能喘息也。

愚于忽然中风肢体不遂之证，其脉甚弦硬者，知系肝火肝风内动，恒用龙骨同牡蛎加于所服药中以敛戢之，至脉象柔和其病自愈，拙拟镇肝熄风汤、建瓴汤，皆重用龙骨，方后皆有验案可参观。

龙骨若生用之，凡心中怔忡、虚汗淋漓、经脉滑脱、神魂浮荡诸疾，皆因元阳不能固摄，重用龙骨，借其所含之元阴以翕收此欲涣之元阳，则功效立见。若煅用之，其元阴之气因之伤损，纵其质本粘涩，后其粘涩增加，而其翕收之力则顿失矣。用龙骨者用其粘涩，诚不如用其吸收也。明乎此理，则龙骨之不宜锻益明矣。

王洪绪《外科证治全生集》谓"用龙骨者宜悬之井中经宿而后用之"，是可谓深知龙骨之性，而善于用之者矣。愚用龙骨约皆生用，惟治女子血崩，或将流产，至极危时恒用煅者，取其涩力稍胜以收一时之功也。

陈修园曰："痰，水也，随火而上升，龙骨能引逆上之火泛滥之水下归其宅，若与牡蛎同用，为治痰之神品，今人止知其性涩以收脱，何其浅也。"

一句话，龙骨重镇安神，对于心神不宁的实证，常用来配伍养心。再一个就是它收涩作用明显，固表止汗，无论盗汗自汗，皆可固涩。对于男性遗精，女性白带过多，男女尿频、遗尿，它都能固敛肾气大派用场。

再说牡蛎。牡蛎味咸而涩，性微凉。能软坚化痰，善消瘰，止呃逆，固精气，治女子崩带。《本经》谓其主温疟者，因温疟但在足少阳，故不与太阳相并为寒，但与阳明相并为热。牡蛎能入其经而祛其外来之邪。主惊恚怒气者，因惊则由于胆，怒则由于肝，牡蛎咸寒属水，以水滋木，则肝胆自得其养。且其性善收敛有保合之力，则胆得其助而惊恐自除，其质类金石有镇安之力，则肝得其平而恚怒自息矣。至于筋原属肝，肝不病而筋之或拘或缓者自愈，故《本经》又谓其除拘缓也。

牡蛎所消之瘰，即《本经》所谓。而其所以能消者，非因其咸能软坚也。盖牡蛎之原质，为碳酸钙化合而成，其中含有沃度（亦名海碘），沃度者善消瘤赘瘰疬之药也。

当代医药学者张廷模认为，牡蛎作用有三：一是平肝潜阳，和龙骨常常相须为用，增大药效。二是收敛固涩，这和龙骨完全一样，常常用来敛汗和固护肾气。三是软坚散结。这个作用龙骨没有，对于腹内积块和体表痰凝结块，如瘿瘤、痰核、瘰疬，皆能软坚建功。

现代研究表明，牡蛎还有壮阳固肾作用。年轻人餐桌常烤生蚝，间接地用到了它的固涩肾气作用。

谢文英变通熄风汤在张锡纯镇肝熄风汤的基础上，为解决镇肝熄风汤久服重镇而引起胸闷不适而变通的，原方加上开破健脾药，久服无虑！在重镇药中加上开破的蝉蜕，加上健脾和胃的枳壳、生麦芽药对，继承和完善了镇肝熄风汤，使得张锡纯的理法方药得到有效的传承。

【病案1】某患者，女，60岁。5年前丈夫肺癌去世，在侍奉丈夫的5年中，身体大损，渐渐不力。前年春，患脑出血住院8个月，出院后，眼睛睁不开，头窍如浆糊，一片懵痛，走路如趋，一摇三晃，吃饭如猫，一句话，虚弱至极！

观其色，脸色苍白，两眼睁不开，看其舌，滑腻而厚。把其脉，脉数无力而涩，关脉犹滑。血压高，血糖高。咋疏方？睁不开眼，责之于脑；不敢走路，责之于脑；头懵，更责之于脑。何也？长期住院，长期输液，这个清阳之会的大脑已经不清阳了！大脑里有痰，有湿，有水，有瘀血，有涎，有杂质！杂质出不来就懵，长期排挤着神经，压迫着神经，导致懵痛，眼难睁，步难迈。

处方：赭石30克，怀牛膝30克，生龙骨20克，山茱萸20克，生牡蛎20克，天冬12克，生鳖甲6克，元参8克，生麦芽20克，茵陈8克。

息风止痉，还其清阳。原汁原味当即给予张锡纯的镇肝熄风汤。嘱其取3剂。家人慎重，先取1剂。1剂3煎服后，眼睛稍能睁开，头懵减轻！家人大喜，连取10剂。服完10剂，家人报喜："每天能走一公里了，眼也睁开了！"

她们就把方留下来，一不舒服就取，断断续续吃了30余剂，后电话咨询，说服药后，常觉胸闷，胃里重坠。起先是不服药就不闷，到后来不服也胸闷还重坠，不思饮食。

此时想到谢文英老师的变通熄风汤，当即疏方如下：赭石30克，怀牛膝30克，生龙骨20克，山茱萸20克，生牡蛎20克，天冬12克，元参8克，生麦芽20克，茵陈8克，蝉蜕8克，枳壳12克。

方中蝉蜕，功莫大焉，既能发散风热，反佐赭石、生龙骨、生牡蛎之重坠，又能息风止痉，还治肝风内动，清肝明目。使整个方子再无后顾之忧，可放胆常服。随访几年来，服药再无胸闷重坠，常广场散步，悉如常人。

【病案2】同事哥哥，62岁。40年长期高血压，年轻时服降压药导致肾虚，从此没再服过降压药。爱活动，喜户外。血压高了就吃点芹菜，再高就喝点芹菜汁和玉米须什么的。随着自己的年龄越来越大，自己的血压也越来越高，有时高压竟达到160mmHg。

通过朋友介绍，想用中药调理。一把脉，感觉寸口虚大，右寸尤甚。双尺脉细弱，左关弦硬。舌质暗紫，舌苔薄白，中有裂缝。问诊知其母亲有高血压史。这是典型的顽固性原发性肝阳上亢高血压症。需长期中药调理，尤其是季节交替时。此症适用于谢老师的变通熄风汤，一是这方子适合长期服用，安全有效。二是这方子能维持血压不使升高。

处方：赭石 30 克，怀牛膝 30 克，山茱萸 29 克，生龙骨 20 克，生牡蛎 20 克，天冬 12 克，元参 8 克，生麦芽 20 克，茵陈 8 克，蝉蜕 8 克，枳壳 12 克。

考虑到本人双尺虚细，又加上菟丝子 20 克、补骨脂 30 克以滋补肾阴肾阳。嘱其先取 7 剂，1 剂煎 4 次服 2 天。患者服 3 剂 6 天后，血压平稳，睡眠充足，浑身有力。

四、调头窍之脱发篇

头为"诸阳之会""清阳之府"，中藏脑髓，五脏精华之血，六腑清阳之气皆上注于头，滋养于头。因此，头窍疾病包括脱发、头痛、眩晕、鼻渊、耳鸣、唇风、口疮。

（一）先贤医家治脱发

太医云：医者所谓人须、发、眉，虽皆毛类，而所主五脏各异。故有老而须白，眉发不白者，或发白，而须眉不白者，脏气有所偏故也。大率发属心，禀火气，故上生；须属肾，禀水气，故下生，眉属肝，禀木气，故侧生。男子肾气外行，上为须，下为势，故女人、宦人无势，则亦无须，而眉发无异于男子，则知不属肾也明矣。

我们再看这位先贤所立十方。

一为天下乌须第一方（高阁老传）

五倍子（不拘多少，捶碎，去灰，入砂锅内，炒尽烟为度，以青布巾打湿，扭干，包裹，脚揣成饼，为末听用。每用一钱半），乌黑霜（即炒黄好细面四两，当归尾一两为末，白芨末一两，三味搅匀。每用一分半），红铜末（不拘多少，火内烧极红，投入水碗中，取出再烧，再投，取其水内自然之末，用水淘净，将好醋煮数沸至干，随炒黑色所用。每用一分半），明矾末一分半，青盐一分二厘，没石子二厘半，诃子（二味俱用面包，入砂锅内，将柴炭同拌，炒至焦干）二厘半。

上用细茶卤调如糊，瓷器内重汤煮，洗净搽上，干了洗去。

二为京师秘传乌须方

五倍子（制法如前）二钱，红铜末（制法如前）六分，食盐三分，明矾末六分，白灰面一分半。

上合火酒调搽，无酒浓茶亦可，调匀，以酒盏盛贮。用铁杓注水，煮至如糖香镜脸，方可取用。先将皂角水洗净须发，然后涂药，包裹一夜，次早洗去即黑，如须少只用半张。

两张方都是五倍子为君药，足见其妙。

三为旱莲膏（马翰林传）。乌须黑发神方。

旱莲草十六斤，在六月下半月、七月上半月采十六斤，不许水洗，扭干取汁，对日晒过五日，不住手搅一午时，方加真生姜汁一斤，蜜一斤，和汁同前晒，搅至数日，似稀糖成膏，瓷碗收藏。每日空心，用无灰好酒一钟，药一匙服，午后又一服，至二十一日，将白须发拔去，即长出黑须发。

四为神仙乌云丹（吴侍郎传）。乌须黑发，返老还童，壮筋骨，补真精，固元阳，神效无比。

何首乌（入砂锅内，以黑豆同蒸半日，去豆，用好酒浸一七，晒干再蒸、浸七次）半斤，破故纸（酒洗，砂锅内炒黄色）一斤，旱莲汁（如无汁，旱莲为末亦可）二两，槐角子（为末）二两，梧桐泪（即木律，为末）二两。

上共一处为细末，枣肉二斤，核桃仁半斤，共一处捣为丸，如梧桐子大。每服五十丸，空心盐汤下，服三个月勿断一日。

五为旱莲丸（王史目传）。乌须黑发，服一月，已白者退，再生者黑，其效如神，士大夫不可一日无此药。

旱莲汁（晒）半斤，生姜（取汁晒半斤）三斤，生地黄（酒泡去汁，晒半斤）二斤，细辛一两，破故纸（面炒）一斤，杜仲（炒）半斤，五加皮（酒浸）半斤，赤茯苓（乳汁浸）半斤，枸杞子四两，川芎四两，没石子二两。

上为末，核桃仁去皮半斤，枣肉同和为丸，如梧桐子大。每服五十丸，黄酒送下。

六为五煎膏（刘太府传）。乌须发，固牙齿，壮筋骨。

旱莲汁，黑桑椹，何首乌，生地黄，白茯苓。

上五味各自为咀片，煎汁，滤净渣，熬成膏，合一处和匀，置瓷器内封固，埋土七日。每服二三匙，一日三服。

七为一醉不老丹（刘金宪）。专养血化痰，乌须黑发，男女皆可服。

莲花蕊、生地黄、槐角子、五加皮各三两，没石子（三阴三阳）六个。

上将药用木石臼捣碎，以生绢袋盛药，用无灰好酒十斤，入不渗坛内，春冬浸一月，秋二十日，夏十日，紧封坛口，浸满日，任意服之，以醉为度。须连日服尽，久则恐味变也。酒尽而须发白者自黑，若未黑，再制，服不过三两次，神效。

八为蒲公散（刘小亭传）。乌须生发。

蒲公英（净，炒）四两，血余（洗净）四两，青盐（研）四两。

上用瓷罐一个，盛蒲公英一层，血余一层，青盐一层，盐泥封固，淹春秋五日，夏三日，冬七日，桑柴火，令烟尽为度，候冷取出，碾为末。每服一钱，清晨酒调服。

九为三仙丸（贺兰峰传）。治头发脱落，神效。

侧柏叶（焙干）八两，当归（全身）四两。

上忌铁器，为末，水糊为丸，如梧桐子大。每服五七十丸，早晚各一服，黄酒、盐汤任下。

十为生头发方

大附子一个，要一两重者佳，为末，用乌骨黑鸡一只，取其油搅药末擦头，其发即生。

（二）脱发古今文献记载

脱发古代文献早有记载，秦汉至隋朝对脱发病因病机初步认识，是自身体虚及风邪侵袭，病机是肝肾不足，气血虚衰；唐至明朝时期以血论治，运用补益气血、清热养阴、祛风除湿等多种方法治疗，在此时出现治疗脱发的专方；清朝至新中国成立之前，各家在完善前人观点的基础上，提出了血瘀致脱发的新观点。

脱发是指头发脱落，正常人每天脱发40～100根，属于正常新陈代谢。若脱发数量超过这个数字，且头发比以前明显变稀即为病理性脱发。《素问·上古天真论》有"女子五七，阳明脉衰，面始焦，发始堕。男子五八，肾气衰，发堕齿槁"，认为脱发是由人的阳气、肾气衰弱所致。《素问·生气通天论》中提到："味过于甘，心气喘满，色黑，肾气不衡。"《素问·五脏生成》载"多食甘，则骨痛而发落"等，人过食肥甘厚味，会导致肾气不衡，肾气失衡，则齿发摇落，还有嗜食肥甘厚味，使脾土生湿，湿热上蒸，毛发不固，亦可发生脱发，过食肥甘厚味也是导致脱发的一个原因。在《素问·六节藏象论》中更是直接指出肾与头发的关系："肾者，主蛰，封藏之本，精之处也；其华在发，其充在骨，为阴中之少阴，通于冬气。"肾者，其华在发，看一个人的头发浓密、乌黑发亮，便可以知道他的肾脏藏精充盈。而肾脏藏精较少时，其发不华，则干燥枯黄易摇落。

后世医家对脱发亦多有见解。巢元方《诸病源候论》载"若血盛则荣于头发，故须发美；若血气衰弱经脉虚竭，不能荣润，故须发秃落"，认为血气衰弱会使须发秃落。张从正《儒门事亲》"血热发落"理论："至如年少，发早白落，或白屑者，此血热而太过也。"指出血热亦可导致脱发。青少年血气方刚，阳气偏盛，若邪热入血，煎耗阴液，则须发失荣而早白。龚延贤在《寿世保元》中写道："一儒者，因饮食劳役，乃恼怒，眉发脱落。余以为劳伤精血，阴火上炎所致。用补中益气汤加麦门冬、五味子及六味地黄丸加五味子，须发顿生如故。"顾世澄在《疡医大全》中写道："发乃血之余。焦枯者，血不足也。忽然脱落，头皮多痒，须眉并落者，乃血热生风，风木摇动之象也。病后疮后产后发落者，精血耗损，无以荣养所致也。"认为血热及精血耗损均可导致脱发的发生。王清任《医林改错》曰："不知皮里肉外血瘀，阻塞血路，新血不能养发，故发脱落不生；无病脱发，亦是血瘀。"指出血瘀导致脱发。李梴《医学入门》曰："少壮有发落，或须亦落者，肾枯火炎，肺痿内风妄动故也，肾气丸、天门冬膏主之。"《医宗金鉴》云："油风毛发干焦脱，皮红光膏痒难堪，毛孔风袭致伤血，养真海艾砭血痊。"认为是皮毛受风邪袭入有伤气血，用神应养真丹。

（三）谢文英教授论治脱发之生发汤

脱发的原因很多，"发为肾之候，为血之余"，发的生长全赖于精和血，而肝藏血、肾藏精，精血同源，肝肾精血相互滋生，共为毛发生长之必需，因此补气血作为脱发的基本治法，辅以活血、清热、祛湿等治法，注重内治与外治的结合，重视调养肝肾和脾胃，内服选药平和。

自拟生发汤处方：当归 10 克，何首乌 10 克，熟地黄 15 克，枸杞子 10 克，菟丝子 12 克，桑椹 15 克，阿胶 10 克。功能为养血生发，治疗脱发。

加减如下。

1. 湿热蕴结者，加黄连 6 克、黄芩 10 克，以清热祛湿。

2. 湿痰内阻者，加半夏 10 克、厚朴 10 克、云苓 20 克。

3. 肝脾不和者，加柴胡 6 克、黄芩 10 克、半夏 10 克、香附 10 克、茯苓 20 克。

4. 瘀血停滞者，加川芎 15 克、赤芍 15 克、桂枝 10 克。

方中当归为君药，何首乌、熟地黄为臣药。生血活血之当归、育发乌发之何首乌，与平补肝肾之枸杞子、大补气血之阿胶同等剂量，说明生血补血对调治脱发的重要性。血赖精补，精充血旺；发源于阴，滋阴方能育发。熟地黄、桑椹等量，说明滋阴填精对生发育发的重要意义。当归、何首乌为相须而用，活血生发倍增。当归和熟地黄为同性相求，同为生血活血，当归是走而不守，斩关夺隘，无所不能；熟地黄最善填精，守而不走。二者作用一致而功能不同，一个善冲，一个善守，同在生发育发帐前效力！熟地黄同阿胶，作用一致，同气同性同缘，脾性相近，爱静不爱动，同气相求，共赴使命。枸杞子、桑椹与当归、熟地黄，是相使关系，辅佐君药共谋生发育发大业。枸杞子、桑椹同性相须，滋补肝肾，同做无名英雄，为生发育发的物质基础，做好后勤保障，滋阴养血，在生血育发大家庭中，甘当配角，共奏凯歌。此方中，熟地黄最为重要，团结各方，协调一致，常坐中军帐，为生发育发组合的中枢要药。

至此，就不能不对地黄家族有个深入的了解。鲜地黄：性寒，味苦、微甘，最善清热、凉血、化瘀血、生新血，治血热妄行、吐血、衄血、二便因热下血。其中含有铁质，故晒之、蒸之则黑，其生血、凉血之力，亦赖所含之铁质也。

干地黄（即药局中生地黄）：经日晒干，性凉而不寒，生血脉，益精髓，聪明耳目，治骨蒸劳热，肾虚生热。

熟地黄（用鲜地黄和酒，屡次蒸晒而成）：其性微温，甘而不苦，为滋阴补肾主药。治阴虚发热，阴虚不纳气作喘，劳瘵咳嗽，肾虚不能漉水，小便短少，积成水肿，以及各脏腑阴分虚损者，熟地黄皆能补之。

看看张公举例。邻村李媪，年七旬，劳喘甚剧，十年未尝卧寝。俾每日用熟地黄煎汤当茶饮之，数日即安卧，其家人反惧甚，以为如此改常，恐非吉兆，而不知其病之愈也。此例老年肺气肿、气管炎当茶饮。

侯某之子，五岁，因服凉泻之药太过，致成慢惊，胃寒吐泻，精神昏愦，目睛上泛，有危在顷刻之象。

处方：熟地黄二两，生山药一两，干姜、附子、肉桂各二钱，山茱萸、野台参各三钱，煎汤一杯半，徐徐温饮下，吐泻皆止，精神亦振，似有烦躁之意，遂去干姜加生杭芍四钱，再服一剂痊愈。

一童子，年十四五，伤寒已过旬日，大便滑泻不止，心中怔忡异常，似有不能支持之状。脉至七至，按之不实。医者辞不治。投以熟地黄、生山药、生杭芍各一两，滑石八钱，甘草五钱，煎汤一大碗，徐徐温饮下，亦尽剂而愈。

统观以上诸案，冯氏谓地黄大补肾中元气之说，非尽无凭。盖阴者阳之守，血者气之配，地黄大能滋阴养血，大剂服之，使阴血充足，人身元阳之气，自不至上脱下陷也。

用熟地黄治寒温，恒为医家所訾。然遇其人真阴太亏，不能支持外感之热者，于治寒温药中，放胆加熟地黄以滋真阴，恒能挽回人命于顷刻。曾治一室女，资禀素羸弱，得温病五六日，痰喘甚剧。治以《金匮》小青龙汤加石膏，一剂喘顿止。时届晚八点钟，一夜安稳。至寅时喘复作，不若从前之剧，而精神恍惚，心中怔忡。再诊其脉，如水上浮麻不分至数，按之即无，此将脱之候也。取药不暇，幸有预购山药两许，急煎服之，病少愈。此际已疏方取药，方系熟地黄四两、生山药一两、野台参五钱。而近处药局无野台参，并他参亦罄尽。再至他处，又恐误事。遂单煎熟地黄、山药饮之，病愈强半。一日之内，按其方连进三剂，病遂痊愈。

按语：此证原当用拙拟来复汤，其方重用山茱萸以收脱。而当时愚在少年，其方犹未拟出，亦不知重用萸肉。而自晨至暮，共服熟地黄十二两，竟能救此垂危之证，熟地黄之功用诚伟哉。又此证初次失处，在服小青龙汤后，未用补药。愚经此证后，凡遇当用小青龙汤而脉稍弱者，服后即以补药继之。或加人参于汤中，恐其性热，可将所加之石膏加重。

张氏《八阵》、赵氏《医贯》、冯氏《锦囊》皆喜重用熟地黄，虽外感证，亦喜用之。其立言诚有偏处。

然当日必用之屡次见效，而后笔之于书。张氏书中载有：治一老年伤寒，战而不汗，翌日届其时，犹有将汗之意。急与一大剂八味地黄汤以助其汗。服后，遂得大汗，阅数时周身皆凉，气息甚微，汗犹不止。精神昏昏，复与原汤一剂，汗止而精神亦复。夫用其药发汗，即用其药止汗，运用之妙，颇见慧心。又赵氏书中谓：六味地黄汤能退寒温之实热，致贻后世口实。然其言亦非尽不验。忆昔乙酉、丙戌数年间之寒温病，热入阳明府后，凡于清解药中，能重用熟地黄以滋阴者，其病皆愈。此乃一时气运使然，不可笔之于书以为定法也。

又：冯氏所著本草，谓熟地黄能大补肾中元气，此亦确论。凡下焦虚损，大便滑泻，服他药不效者，单服熟地黄即可止泻。然须日用四五两，煎浓汤服之亦不作闷（熟地黄少用则作闷多用转不闷），少用则无效。至陈修园则一概抹倒，直视熟地黄为不可用，岂能知熟地黄哉。寒温传里之后，其人下焦虚急太甚者，外邪恒直趋下焦作泄泻，亦非重用熟地黄不能愈。癸巳秋，一女年三十许，得温病，十余日，势至垂危，将昇于外。同坐贾某谓愚知医，主家延为诊视。其证昼夜泄泻，昏不知人，呼之不应，其脉数至七至，按之即无。遂用熟地黄二两，生山药、生杭芍各一两，甘草三钱，煎汤一大碗，趁温徐徐灌之，尽剂而愈。

由此可知，熟地黄用之补精填精，止泻精，确有不世之功。

现代医学证明，熟地黄由生地黄九蒸九晒至其黑如漆，其甘如饴。熟地黄最基本的两种功效，一是补血，治血虚。当归主动，治血瘀兼有寒凝者最为适合。熟地黄主静，妇科量多期长，血虚而有阴精亏耗者，最为合适。当归、熟地黄，一个主动，一个主静，动能活血化瘀，静能补血养阴。熟地黄第二个主要功效是补精填精。主老人、少儿"腰酸脚软，头晕眼花，耳鸣耳聋，须发早白等一切亏虚之证"。熟地黄还能益髓。因精生髓，精、髓、脑一体，精充髓盈，脑海就得到充养，所谓"髓聚成海"是也。

万物皆有利弊。熟地黄滋腻医人共知，炮制时有人就加入陈皮、砂仁，以防其滋腻。但立刻遭到强烈反对，张景岳说用熟地黄就是要它的宁静，不需要温燥药来影响它的宁静之性。因此，后人巧用汤剂，发挥其主静的优势。

熟地黄封帅，是在宋朝。徽宗年间名医钱乙创制六味地黄丸，治好了当朝太子的疑难病证，应诏进入太医院，六味地黄丸也被写进《小儿药证直诀》一书。自此，六味地黄丸登上政治舞台，成为宫廷秘方。

闻名遐迩的六味地黄丸，就是以熟地黄为君药配伍的。组方中，"地八山山四，茯丹泽泻三"，熟地黄八份，山药、山茱萸各四份，茯苓、牡丹皮、泽泻各三份，就足以说明，熟地黄在方中的绝对统治地位，也奠定了其在中医中药界的显赫声誉，阿胶当然是东阿的好，秦汉就有了东阿县了，这里的井水制出来的阿胶夏天不黏臭，冬天不会龟裂，质量稳定。阿胶主要用途有三：一是补血，主血虚证。血虚有两种表现。一种是心肝功能失调：血管的血不一定减少，质量也一定降低，主要心肝功能失调，血液分配上出现不均，如心悸、失眠、健忘、视力衰退等。治疗这种功能性血虚当属当归、熟地黄，通过血管血的再分配、再动员，达到身体血的有效利用，各尽其职。还有一种就是血管里血总量少了，质量降低了：由于失血而导致的血虚，阿胶能促进营血的生成，对于失血性贫血，对于妇女的崩漏、月经过多、时间过长，对于肺结核咳血，都是阿胶的补血强项。阿胶还可作为止血药常出现于血证中，广泛应用于各个部位的出血，配伍其他止血药治疗出血后的血虚。阿胶第三个用途是补阴：通过补阴能够润肺，如伍桑叶、麦冬，构成清燥救肺汤治疗肺燥。通过补心阴清降心火，滋阴除烦，如黄连阿胶汤。

阿胶用于血虚止血，一是作用在肺，一是作用在心。阿胶用法较特殊，用时敲碎在小碗里面，加水在锅里蒸2～3分钟就融化了，服药时搅匀吞下。做散剂时止血宜炒蒲黄，清肺宜炒蛤粉。先将阿胶加热变软，切成小方块，另将蛤粉或蒲黄炒至一定温度，再将阿胶放进快速翻炒至圆珠状态，是为阿胶珠。

如此赘述，无非是让大家对阿胶这味补血补阴止血药有个详细的了解，对于谢文英教授所立生发汤能熟练运用。

（四）调治脱发医案

【病案1】黄炜，女，36岁，语文老师。2018年12月6日初诊。

脱发3个月余，加重10天。面色无华、眼周色黑，头顶部的头发已经完全脱落，头部四周留有少许头发。自述近3个月来，因新学期开学忙碌焦虑，先后出现月经错前错后，量时多时少，伴失眠、食少、头晕乏力、精神疲惫、心悸腰酸、大便干，早晨起床后枕巾上会留下大量脱落的头发，舌红苔少，脉沉细数。证属气血不足、湿热蕴结，治宜养血生发、清热。方选生发汤加减。

处方：当归10克，何首乌10克，熟地黄15克，枸杞子10克，菟丝子12克，桑椹15克，黄连6克，芦根15克，麦芽20克，鸡内金10克。6剂，水煎服，日1剂，早、晚2次温服。嘱其见月经停服中药。

12月13日二诊：服上方后，体力渐增，头晕心悸症状明显减轻，睡眠改善较著，舌红，苔薄黄，脉沉细数。仍按上方10剂，服法同上。

12月28日三诊：所有症状较前好转，嘱上方加减又断续服药2个月，面色变得红润，食欲明显增长，头发开始生长，舌淡红，苔薄，脉沉细。

2019年2月18日四诊：上方加减服药后，头发全部长出，且乌黑亮泽，舌淡红，苔薄白，脉沉细。仍以上方迨月经后始服。6剂，服法同上。

3月16日五诊：患者所有症状消失，月经正常、量偏少，无不适，舌淡红，苔薄白，脉细，按养血生发原方加阿胶（冲服）6克以巩固疗效。

4月16日六诊：服上方后，患者脱发全部恢复如常，舌淡红，苔薄白,脉细有力。仍以五诊原方6剂,服法同上。

按语:该案脱发,因劳累、紧张过度,致气血不足,发失血养,加之热蕴头皮耗伤精血,使气血不能上行荣发所致。治宜养血生发、清热。方选生发汤加减而愈。半年后,随访一切正常。

【病案2】陈某,男,47岁,公务员。2018年2月18日初诊。

脱发半年,加重15天。现整个头部的毛发基本掉光,只有发际处留有少许头发。近因单位及家中事物繁杂而四处奔波,出现了脱发,刚开始未引起注意,后渐及腰膝酸困、失眠、急躁、口干发黏、食少便秘,舌红苔黄,脉弦细数。证属气血不足,湿热蕴结,治宜养血生发、清热。方选自拟生发汤加减。

处方:当归10克,何首乌10克,熟地黄25克,枸杞子20克,菟丝子20克,桑椹15克,黄连6克,地骨皮10克,麦芽20克,鸡内金10克。6剂,水煎服,日1剂,早、晚2次温服。

2月25日二诊:脱发减少,失眠有改善,腰膝酸困、急躁、口干发黏、食少便秘较前均有好转,舌红苔焦黄,脉弦细数。仍以上方12剂,服6剂歇1天,再续服。

3月16日三诊:脱发渐好,有新生头发开始生长,睡眠恢复,其余症状均有好转,舌淡红,苔薄黄,脉细数,仍以上方12剂,服法同上。

4月2日四诊:脱发停止,有较多新生头发生长,精神和体力均明显增强,面色红润,舌淡红,苔薄黄,脉细数,仍以上方12剂,服法同上。

4月26日五诊:脱发停止,有较多新生头发生长,精神和体力均明显增强,面色红润,舌淡红,苔薄黄,脉细数,仍以上方12剂,服法同上。后以上方加减调理近3个月后,所有症状消除,全部长出新发而痊愈。后以上方,断续服药巩固治疗。半年后,电话随访,一切均好。

按语:本案患者发病时间较短,因劳神过度而大伤气血,发失血养而致热蕴、瘀于头皮,血流不畅,证属湿热蕴结为标、血虚失于荣养为本,治宜清湿热、养血生发。方选生发汤加减,而获速效。

【病案3】蔡某,女,36岁。2018年7月6日初诊。

脱发3个月,3个月前不明原因的脱发,每次洗发后都可从水盆中捞出一大团头发，早晨起床后枕头上也会留下很多脱落的头发，现头发稀少、体态偏胖、面色少华、腹胀呕恶、头晕目眩、食欲不振、口淡不渴、大便不爽、月经来潮或先或后、白带清稀而多，舌淡，脉弦滑。证属气血不足，痰湿内阻，治宜益气养血，健脾化湿。方选养血生发汤加减。

处方：当归10克，何首乌10克，熟地黄25克，枸杞子20克，菟丝子20克，桑椹15克，半夏10克，厚朴10克，土茯苓30克，槟榔10克。6剂，水煎服，日1剂，早、晚2次温服。

7月13日二诊：服上方后，大便通畅，饮食增加，腹胀的症状明显减轻，舌脉同前，仍以上方加减12剂，服法同上。

7月27日三诊：服上方后，头发开始生长，洗头时已很少脱发，其他不适的症状均有所减轻，精神好转，舌淡红，脉弦滑。仍按上方加减12剂，服法同上。

8月13日四诊：服药后，头发生长好，洗头时很少再脱发，舌淡红，脉细，仍以上方去槟榔10克，加阿胶（另冲）10克。7剂。服法同上。

8月30日五诊：服上方后，头发生长很好，舌淡红，脉细有力，仍按四诊方12剂，服法同上。嘱患者又断续服药2个月后，病情痊愈。

按语：本案患者因为工作繁忙、思虑过度，久则伤及心、脾、肝、肾，使气机失调、痰湿胶结、新血不生，导致发失所养，证属气血不足，痰湿内阻，治宜益气养血，健脾化湿。方选养血生发汤加健脾化湿之品而获速效，且远期疗效更好。

【病案4】骆某，男，33岁，林业局工作。2018年9月11日初诊。

脱发4个月，加重1个月。最近4个月，因工作繁忙，出现烦躁失眠、脱发等。现头顶部的脱发全脱落，且伴有头晕乏力、胁胀少食、大便溏泻或秘结口苦、易感冒、时有呕恶，舌质淡胖有齿痕，苔薄白，脉弦缓，证属气血不足，肝脾不和，治宜养血生发，调和肝脾。方选生发汤与加味小柴胡汤加减。

处方：当归10克，何首乌10克，熟地黄25克，枸杞子20克，菟丝子20克，桑椹15克，柴胡10克，黄芩10克，半夏10克，香附10克，茯苓20克。6剂，水煎服，日1剂，早、晚2次温服。

9月18日二诊：服上方后，头晕心烦明显减轻，每天能睡3～4小时，舌脉同前，仍予上方12剂，服法同上。

10月3日三诊：服上方后，大便正常了，每天能睡5～6小时，头顶部的脱发处已有灰褐色的毛发长出。舌质淡胖有齿痕，苔薄白，脉弦，仍以上方去香附，加阿胶10克。12剂，服法同上。

10月22日四诊：服上方后，脱发处已完全被1cm长的黑发覆盖，舌质淡，齿痕变浅，苔薄白，脉弦细，续服三诊方。12剂，服法同上。

11月6日五诊：服上方后，脱发已痊愈，舌质淡红，齿痕消失，苔薄白，脉细沉，仍续服三诊方。12剂，服法同上。嘱断续服三诊方2个月，症状稳定，停药观察。1年后随访，症状稳定，一切安康。

按语：本案患者因肝脾不调，气血化源不足造成气血虚弱，再加之工作繁忙，而引起心烦不宁，使枢机不利，邪气侵入、营卫不和，导致发失所养而脱发，治以养血生发、调和肝脾。方选生发汤与加味小柴胡汤加减，服药后症状很快好转，直至痊愈。

【病案5】曾某，女，40岁，高管。2018年5月24日初诊。

头发呈块状脱落半年，加重20天，最先脱落处，位于右侧头部约一元硬币样大少，未引起注意，后剪发时，发现多处大小不等斑秃。加之最近工作紧张、繁忙，月经也后错4个月，且伴有面色晦暗、肌肤乏润、少腹疼痛、口干不欲饮、胁下隐痛、大便不畅、烦躁易怒、失眠健忘，舌边有瘀斑，脉沉涩，证属气血不足，瘀血停滞，治宜养血生发，行气活血。方选自拟养血生发汤加减。

处方：当归10克，何首乌10克，熟地黄25克，枸杞子20克，菟丝子20克，桑椹15克，川芎15克，赤芍15克，桂枝10克。7剂，水煎服，日1剂，早、晚2次温服。

6月2日二诊：服上方后，少腹疼痛明显减轻，大便通畅，其他症状同前，舌边有瘀斑，脉沉涩，仍按上方12剂，服6天歇1天，服法同上。

8月17日三诊：上方加减服药2个月后，月经于本8月10日经潮，行经5天，量、色、质均可。舌边瘀斑消失，脉沉细，精神好转，每晚能睡6～7小时，斑秃处长出了新发，仍按上方加阿胶10克。15剂，2天1

剂，服1天歇1天，以巩固疗效。

按语：此案因高管，生活、精神压力过大，长年在外奔波，生活无序，使心、脾先虚，波及肝、肾，导致血气失和、脉络不通、发失血养，予养血生发汤加活血行气之品后，所有症状渐减，坚持调理近5个月后，斑秃及闭经均获痊愈。随访1年健康无不适。

五、调头窍之眩晕篇

（一）论眩晕

先贤云：夫眩者言其黑，晕者言其转。其状目闭眼暗，身转耳聋，如立舟车之上，起则欲倒，皆属于肝风邪上攻所致。然体虚之人，外感六淫，内伤七情，皆能眩晕，当以脉症别之。风则脉浮有汗，项强不仁；寒则脉紧无汗，筋挛制痛；暑则脉虚烦闷；湿则脉沉细重吐逆。及七情所感，遂使脏气不和，郁而生涎，结而为饮，随气上逆，令人眩晕，眉棱骨痛，眼不可开，寸脉多沉，此为异耳。若疲劳过度，下虚上实，金枪吐衄，及妇人崩伤产后，去血过多，皆令人眩晕，当随其所因而治之。

眩晕之症，人皆称为上盛下虚所致，而不明言其所以然之故。盖所谓虚者，血与气也；所谓实者，痰涎风火也。原病之由，有气虚者，乃清气不能上升，或汗多亡阳而致，当升阳补气；有血虚者，乃因亡血过多，阳无所附而然，当益阴补血。此皆不足之症也。有因痰涎郁遏者，宜开痰道郁，重则吐下；有因风火所动者，宜清上降火；若因外感而得者，前论须分四气之异，皆当散邪为主。此皆有余之症也。世有所谓气不归元，而为丹药镇坠，沉香降气之法。盖香窜之气，丹药助火，其不归元之气，岂能因此而复？即《内经》所谓治病必求其本。气之不归，求其本，用药则善矣。

丹溪曰：痰在上，火在下，火炎上而动其痰也。此证属痰者多，盖无痰不能作眩也。虽有因风者，亦必有痰。又曰火动其痰，二陈汤加黄芩、苍术、羌活。挟气虚者，亦以治痰为主，兼补气降火药。

人因忧思劳苦，发作眩晕，眼暗耳鸣，面赤口干，发热气喘，有汗不食，六脉洪数，用十全大补汤，去桂，加生地黄、姜炒黄连、麦门冬、五味子、陈皮、酒炒黄柏、知母。

下面就是这位先贤推出的立方。

一为清晕化痰汤（云林制）

橘红一钱五分，半夏（制）一钱半，白茯苓一钱，甘草三分，川芎八分，白芷七分，羌活七分，枳实（麸炒）一钱，南星（制）六分，防风六分，细辛六分，黄芩（酒炒）八分。气虚加人参七分，白术一钱；有热加黄连六分；血虚倍川芎加当归一钱五分。

上锉一剂，生姜三片，水煎。以此作丸亦可。

二为黑将军散（秘方）〔批〕（按此方治痰火眩晕之剂）。治因痰火太盛，眩晕难当。

用大黄酒炒为末，清茶调下。或用大黄酒浸，九蒸九晒为末，水丸如绿豆大。每服百丸，食后临卧清茶送下，神效。

三为仙术通神散。治风热上壅，头旋目眩，起则欲倒，即防风通圣散去麻黄、芒硝，加藿香、砂仁、甘菊花、苍术。如风热上攻，头目昏眩闷痛，痰喘咳嗽，根据本方去麻黄、芒硝，加甘菊花、人参、砂仁、寒水石。

四为半夏白术天麻汤〔批〕（按此方治气虚痰厥眩晕之剂）。治头旋眼黑，恶心烦闷，气促上喘，心神颠倒，目不敢开，头痛如裂，身重如山，四肢厥冷，不能安睡。此乃胃气虚损停痰所致。

半夏（制）一钱半，白术（炒）二钱，天麻一钱半。

上锉一剂，生姜三片，水二钟，煎八分，食后温服。

五为芎归汤〔批〕（按此方治血虚眩晕之剂）。治血虚眩晕，或去血过多之后眩冒。

川芎二钱五分，当归二钱五分。

上锉一剂，水二盏，煎至八分，空心温服。

当代中医学认为，眩晕与中风属中医分类学上的风门，古代即为常见的多发病，文献论述既早且广。由于大量实践，自《内经》开始，历代医学著作均有认识上的深入和治疗上的发展。《素问·六元正纪大论》："木郁发之，甚则耳鸣眩转，目不识人，善暴僵仆"。已把眩晕和中风直接联系起来，认识上比较明确。中医学上的风，是指机体内环境（阴、阳）剧烈而突然的变化引起的精神神经症状。木郁发之是说肝这一有情志活动的内脏，由于郁结而发病，头眩耳鸣是病情的加重，到目不识人，突然跌倒，则是明显的脑血管病变。

汉代张仲景把中风分为络、经、腑、脏四型。金元时代出现了病机探讨的百家争鸣之象，李东垣"气衰说"、刘河间"水衰说"、朱丹溪"湿痰说"、张景岳强调"阴虚"，并指出饮食、起居、七情、酒色……明确地认识到，"眩晕"（高血压）是中风的先兆，中风乃是"眩晕"的后果。

祖国医学文献记载中没有"高血压"的病名，根据其头痛、眩晕伴恶心、呕吐、耳鸣等临床表现，辨证属于"眩晕""头痛"等疾病的范畴。《内经》有"诸风掉眩，皆属于肝""上虚则眩"之说。

本病病位在清窍，由气血亏虚、肾精不足致脑髓空虚，清窍失养，或肝阳上亢、痰火上逆、瘀血阻窍而发生眩晕，与肝、脾、肾三脏有关。病性以虚者居多，张景岳"虚者居其八九"，如肝肾阴虚、肝风内动，气血亏虚、清窍失养，肾精亏虚、脑髓失充。实证多由痰浊阻遏，升降失常，痰火气逆，上犯清窍，瘀血停着，痹阻清窍而成。

其发病过程、病因病机可相互影响、转化，形成虚实夹杂；或阴损及阳，阴阳两虚。肝风、痰火上扰清窍，阻滞经络，形成中风；或突发气机逆乱，清窍暂闭或失养，而引起昏厥。

（二）平眩汤

清代张伯龙主张"潜阳滋降""镇摄肝肾"。补虚泻实，调整阴阳。虚证以肾精亏虚、气血衰少居多，精虚者填精生髓，滋补肝肾；气血虚者宜益气养血，调补脾肾。实证则以潜阳、泻火、化痰、逐瘀为主要治法。

处方：石决明20克，炒黄芩10克，天麻20克，白芍20克，怀牛膝20克。

功能：平肝镇静、滋阴潜阳。对肾阴亏、肝阳偏旺上扰所致的眩晕有较好的疗效。

加减：风、痰、虚、热、瘀。

1. 有阴虚风动者，加玉竹 10 克、水蛭 6 克、全虫 10 克、僵蚕 10 克。
2. 呕恶欲吐者，加法半夏 15 克、白术 15 克、竹茹 10 克、枳壳 10 克、生姜 5 片。
3. 肾精亏损者，红参 20 克、茯苓 30 克、炒山药 30 克。
4. 热郁化火者，加龙胆草、草决明。

本方以石决明为君药，凉肝镇肝。以酒炒黄芩为臣药，清上焦热泻上焦火，清热凉血。君臣二药是相须为用，凉肝镇肝效力倍增。白芍在这里发挥柔肝敛阴平抑肝阳的作用，石决明同白芍是相使为用，你凉肝镇肝，我柔肝平肝，犹如战场上，刚柔并济，一个负责打击，一个负责谈和，谈谈打打中，出现和局。如果说石决明、炒黄芩、白芍是镇肝柔肝清肝火，那么，怀牛膝就是引火下行，引血下行，引气下行，给肝火下行打开通道，畅行无阻。犹如人民交警一样，忠实履行职责，确保气、血、瘀、痰下行畅通。天麻三大功效，一是息风止痉，二是平肝潜阳，三是祛风通络。作为脑部要药，调治眩晕，天麻是必不可少的，不能缺席的。脑中风需要它，脑瘫需要它，脑眩晕需要它，左瘫右痪更需要它。它与方中所有味药，都是相须关系，用上它，效力倍增。

此间，谈谈石决明。石决明：味微咸，性微凉。为凉肝镇肝之要药。肝开窍于目，是以其性善明目，研细水飞作敷药，能除目外障，作丸散内服，能消目内障（消内障丸散优于汤剂）。因其能凉肝，兼能镇肝，故善治脑中充血作疼作眩晕，因此证多系肝气肝火挟血上冲也。是以治脑充血证，恒重用之至两许。其性又善利小便，通五淋，盖肝主疏泄为肾行气，用决明以凉之镇之，俾肝气肝火不妄动自能下行，肾气不失疏泄之常，则小便之难者自利，五淋之涩者自通矣。此物乃鲍甲也，状如蛤，单片附石而生，其边有孔如豌豆，七孔九孔者佳，宜生研作粉用之。

石决明就是鲍鱼壳。以九龙最为优质。古代的鲍鱼就是一很臭的鱼。故而古语云："入鲍鱼之肆，久而不闻其臭；入芝兰之家，久而不觉其香。"石决明主治肝阳上亢，同平肝药相须相使，共同增加平抑肝阳的效果。有文献说它"久服益精"。石决明还清肝明目，对于肝热目疾，目赤肿痛，常用粉末外用点眼。对于视物昏花，视力下降，常常发挥作用。

牛膝的主要作用就是引血下行。其味甘微酸，性微温。原为补益之品，而善引气血下注，是以用药欲其下行者，恒以之为引经。故善治肾虚腰疼、腿疼，或膝疼不能屈伸，或腿痿不能任地，兼治女子月闭血枯，催生下胎。又善治淋疼，通利小便，此皆其力善下行之效也。

然《名医别录》又谓其除脑中痛，时珍又谓其治口疮齿痛者，何也？盖此等证，皆因其气血随火热上升所致，重用牛膝引其气血下行，并能引其浮越之火下行，是以能愈也。愚因悟得此理，用以治脑充血证，伍以赭石、龙骨、牡蛎诸重坠收敛之品，莫不随手奏效，治愈者不胜计矣。为其性专下注，凡下焦气化不固，一切滑脱诸证皆忌之。此药怀产者佳，川产者有紫、白两种色，紫者佳。

因牛膝是植物的根，而这个根够粗够大，像牛腿，故名牛膝。作为活血祛瘀药，应用广泛。常用于妇女堕胎和胎衣不下。牛膝主要功效是引火下行、引血下行。它的引血下行主要表现在三个方面。一是上焦热证，如肝火上炎，头晕头昏，咽喉肿痛。虽然它是平性药，没有清热功效，但常常同清热药石膏、知母配伍，使血不上炎。二是治疗上部出血，如鼻血、咳血、吐血等，伍止血药，引上部血下行，特别是脑充血，和平肝药一起服用，常有捷效。三是引热下行。对于肝热冲脑的脑热患者，对肝阳上亢、阳热亢盛，牛膝也能使火气潜降。

牛膝是一种很特殊的药，本身不是平肝药，却能治肝阳上亢。不是止血药，却能治出血证。不是清热药，但它可以治疗实热证。这在口服药中，就产生了一特殊功效，三个主治证。

因此，谢文英平眩汤中，把牛膝放最后，用它来掌舵。

(三) 平眩汤医案

【病案1】蒋某，男，51岁，建筑业工人。2018年11月5日初诊。

眩晕10天，平素饮食不节，喜欢晚睡，很少吃早饭。10天前起床即出现眩晕，不能下床行走，不敢睁眼，睁开眼自觉天旋地转，伴恶心，不欲饮食，无高血压病史，省级医院做颅内CT未发现异常，诊断为梅尼埃病，经输液治疗一周后可以下地自由行走，故出院，出院2天后，但眩晕频作伴恶心欲吐、目胀，要求中药治疗。急忙趴在桌上，述晕，查血压165/95mmHg，心率95次/分，可以正常交流，舌淡脉滑。证属肝阳上亢，痰阻清窍眩晕，治宜清肝泻火，化痰开窍。方选自拟平眩汤加减。

处方：石决明20克，炒黄芩10克，天麻20克，白芍20克，怀牛膝20克，法半夏15克，白术15，竹茹10克，枳壳10克，生姜3片。7剂，水煎服，日1剂，早、晚2次温服。嘱清淡饮食，平卧。

11月12日二诊：服完上方后，家人陪伴下前来复诊，车停门口，患者独自下车不需要家人帮忙，现查舌苔较前薄些且舌尖红，脉细伴口干，眼睛干涩，视物不清。以滋养肝肾、明目为主佐以化痰，仍以上方加枸杞子20克，7剂收功。

按语：本案患者平素饮食不节，饥饱劳倦，伤于脾胃，脾胃虚弱，不能健运水谷，气血生化乏源，气虚不能鼓动血脉运行，血行瘀滞，脑脉不通，加之水谷精微，聚湿生痰，痰浊中阻，肝阳偏亢使体内清阳不升，浊阴不降，引起眩晕。治宜清肝养火，化痰开窍。方选自拟平眩汤加减，服药半月后头目清宁，胸胁舒畅，眩晕未再发，续服清胃养阴之剂善后，随访1年未复发。

【病案2】潘某，女，56岁，退休老师。2018年2月12日初诊。

眩晕2年，自觉眩晕耳鸣、心悸气短，四肢倦怠，语声烦躁不安、面赤口唇紫，舌质紫红，苔白厚中黄，脉弦有力。血压190/120mmHg，眼底检查示动脉硬化，胸片示主动脉硬化。后经某大学附属医院确诊为高血压、冠状动脉硬化性心脏病。开始服西药，对症状有改善，后因家务劳累、紧张血压复升，头晕且伴有腰膝酸软，要求中医治疗。此证属肝肾阴亏，肝阳偏亢，治宜平肝镇静，滋阴潜阳。方选自拟平眩汤加减。

处方：石决明20克，炒黄芩10克，天麻20克，白芍20克，怀牛膝20克，水蛭6克，全蝎10克，僵蚕10克。7剂，水煎服，日1剂，早、晚2次温服。

2月19日二诊：服上方后，诸证颇减，血压150/100mmHg，目赤便秘，脉弦滑有力，仍按上方加龙胆草10克、草决明15克。14剂，以观后效。

3月12日三诊：服上方14剂后，血压130/80mmHg。心悸安，头晕、耳鸣除，脉转缓滑，此阴足阳平、脉络略通之象，但胃胀食少，仍按上方加麦芽30克、神曲15克、炒莱菔子15克，以健脾益胃消食之法收功。

按语：本案年逾七八，冲任不足，肝肾阴虚，阴不制阳，内风由生。阴阳平衡，气血流通则脏有所藏，经气充盈，神气安定。通过调整阴阳气血，达到"中正平和，阴平阳秘"的目的。因此，中医辨证论治眩晕（高血压病所致）上盛下虚证，须形神同辨，体用结合，疏其血气，切勿偏失而获效。

【病案3】周某，男，53岁。2018年3月4日初诊。

眩晕3年，经多家医院确诊为高血压。眩晕头痛，口干耳鸣，心烦不寐，时常口苦，目赤便秘，舌边红苔黄，脉弦数，血压180/110mmlHg。证属热郁化火，灼伤肝阴，致风阳上扰，治宜平肝镇静，滋阴潜阳。方选自拟平眩汤。

处方：石决明20克，炒黄芩10克，天麻20克，白芍20克，怀牛膝20克，水蛭6克，全蝎10克，僵蚕10克，龙胆草10克，草决明30克。7剂，水煎服，日1剂，早、晚2次温服。

3月12日二诊：药服7剂后，大便畅利，解出硬燥粪多枚，眩晕减轻，血压155/98mmHg。守原方加竹茹10克，续服上方7剂，服法同上。

3月19日三诊：头晕消失，诸恙见愈，能正常生活与工作。血压130/80mmHg，仍按二诊方。7剂，服法同上。

按语：肝为风木之脏，体阴而用阳，《证治汇补》云："以肝上连目系而应于风，故眩为肝……"《素问》云："诸风掉眩，皆属于肝。"本案患者为素体阴虚，热邪化火，鼓动风阳上扰。方选自拟平眩汤，平肝镇静、滋阴潜阳，病证结合，使阳潜热却，阴平阳秘，血压平衡，眩晕自痊。

【病案4】李某，女，45岁。2018年8月6日初诊。

眩晕2年，孕产9次，成4（孕育过多），操劳过甚，眩晕症日趋加重，时常欲跌卧床，5年前曾患慢性肾炎，经常住院，愈而复发。现头晕目眩，两耳时常有蝉鸣音，精神疲乏，形寒，四肢不温，腰酸腿软，纳谷不香，大便稀溏，夜间尿多，尿检蛋白少许，舌质淡，苔白，脉沉细。证属肾精亏损，化源不足，治宜温肾填精，益气生髓。方选自拟平眩汤加温肾填精生髓之药。

处方：红参 20 克，茯苓 30 克，炒山药 30 克，天麻 20 克，白芍 10 克，怀牛膝 20 克，益智仁 10 克，白术 15 克，竹茹 10 克，枳壳 10 克，生姜 5 片。7 剂，水煎服，日 1 剂，早、晚 2 次温服。

8 月 14 日二诊：服上方后，夜尿减少，眩晕好转，舌质淡，苔白，脉沉细，守原方加炙黄芪 30 克。7 剂，服法同上。

8 月 21 日三诊：诸恙基本消失，虑其复发，舌质淡红，苔白，脉沉细。继予上方 7 剂，服法同上。后予六味地黄丸，以巩固疗效。开水送下，以善其后，随访 2 年，一切正常，眩晕未再发作。

按语：《内经》云"髓海不足，则脑转耳鸣"，此案眩晕属肾阳不足，无力化精生髓，致髓海空虚，选用温肾填精、益气生髓之品，先投汤剂取效，后以六味地黄丸缓图，终获良效。

【病案 5】 蒋某，女，36 岁。2017 年 5 月 5 日初诊。

半年前因车祸头部受伤，昏迷近 40 天，待苏醒后，一直眩晕头痛未根治，时轻时重，症见头目眩晕，急躁失眠，语言呢喃，口干思饮，大便数日未解，舌质紫暗，脉弦数。证属瘀血蕴蓄，髓窍闭塞，腑气不通，治宜平肝潜阳，活血通腑。方选自拟平眩汤加减。

处方：石决明 20 克，炒黄芩 10 克，天麻 20 克，白芍 20 克，怀牛膝 20 克，水蛭 6 克，全蝎 10 克，僵蚕 10 克，大黄（后下）6 克。7 剂，水煎服，日 1 剂，早、晚 2 次温服。

5 月 12 日二诊：服上方后，大便畅通，下燥粪污秽之物必人事清爽，语言正常，知饥思食，唯头昏眩晕，守上方去生大黄，加钩藤 15 克。7 剂，服法同上。

5 月 19 日三诊：药后纳、寐正常，二便调和，仍感头昏眩晕。按一诊原方加西洋参 20 克、当归 10 克、川芎 10 克、生白芍 15 克。10 剂，服法同上。后续又随方加减服药近 3 个月，头晕、头痛症状痊愈。

按语：本案患者因外伤脑络，瘀血阻滞，清窍失荣，选用平眩汤加泻热、活血通窍之品，使腑通滞去，瘀血消失，气血得以上承，续以益元气之品加四物汤以养肝扶正，使脑窍得养，气血和调，则眩晕除，头痛愈，恢复健康。

总之，从以上案例可以看出，眩晕病多为本虚标实夹杂之证，临床上宜理清风、痰、虚、瘀之间的关系及其相互影响，分清主次，定疗效显著。现代医学中的椎基底动脉供血不足、颈椎病－椎动脉型、梅尼埃病、高血压病、低血压状态、良性阵发性位置性眩晕等临床常见的慢性病、多发病，治疗多以镇静、减轻迷路水肿，扩张脑血管，降低外周阻力等治疗方法，但因其危险因素（如吸烟、肥胖、高脂高钠饮食、情绪波动、熬夜等不良生活习惯）的持续存在，眩晕症状仍反复发作，自拟平眩汤加减，结合辨证及兼证，疗效满意，值得深入研究。《伤寒杂病论》曰："若五脏元真通畅，人即安和。"阴阳平衡，气血流通则脏有所藏，经气充盈，神气安定。《灵枢·平人绝谷》曰："血脉合利，精神乃居。"中医治病必求其本，通过调整阴阳气血，达到形体（身）与神气（心）两个方面的"中正平和，阴平阳秘"。

六、调头窍之鼻窍篇

(一) 论鼻病

左寸脉浮缓为伤风鼻塞，鼻流清涕；右寸脉浮洪而数，为鼻衄、鼻塞不闻香臭，或但遇寒月多塞，或略感风寒便塞，不时举发者，世俗皆以为肺寒，而用解表通利辛温之药不效，殊不知此是肺经多有火邪，郁甚则喜多热，而恶见寒，故遇寒便塞，遇感便发。

治法以清金降火为主，而佐以通利之剂。若如常鼻塞不闻香臭者，再审其平素，只作肺热治之，清肺火，泻火消痰，或丸药噙化，或末药轻调缓服，久服无不效。又平素原无鼻塞之病，一时偶感风寒，而致鼻塞声重，或流清涕者，只作风寒治之。

鼻渊以鼻流浊涕、量多不止为特点。随着大气污染的加重，鼻病呈反复发作、季节性、迁延难愈，治疗颇为棘手。慢性鼻窦炎属中医学"鼻渊"范畴。其病名首见于《素问·气厥论》，其曰："鼻渊者，浊涕下不止也。"临床表现为流脓涕、鼻塞、喷嚏、嗅觉减退，甚则头昏、精神不振、记忆力减退、注意力不集中等，严重影响正常的学习和生活，现代医学的鼻窦炎可参考此病辨证论治。治宜宣肺通窍，健脾。

（二）通窍汤

我们先看看先贤的通鼻窍的方子，再学习谢文英的立方，从中会有所感悟。

一曰丽泽通气汤。治鼻不闻香臭。

黄芪一分，苍术、羌活、独活、防风、升麻、葛根各六分，炙甘草四分，白芷、川芎各二分，麻黄（不去节，冬月加）。

上锉作一剂，生姜三片，枣二枚，葱白三根，水煎，食远温服。忌冷物，风寒凉处坐卧。

二曰通窍汤。方治不闻香臭之剂。治感风寒，鼻塞声重流涕。

防风、羌活、藁本、升麻、干葛、川芎、苍术各一钱，麻黄、白芷各五分，川椒、细辛、甘草各三分。

上锉一剂，生姜三片，葱白一根，水煎热服。

三曰苍耳散。治鼻流浊涕不止，名曰鼻渊，是胆移热于脑也。

辛夷仁五钱，苍耳子（炒）一钱半，白芷一两，薄荷叶一钱。

上为末，葱、茶调下二钱。

四曰黄连通圣散。治脑漏，胆移热于脑，则辛频鼻渊，即防风通圣散加黄连、薄荷，水煎热服。

五曰天竺黄丸（秘方）。治鼻渊。

当归、川芎、白芷、人参、茯苓、麦门冬、防风、荆芥、薄荷、苍耳子、香附子、蔓荆子、秦艽、甘草各二两，天竺黄三钱。

上为细末，炼蜜为丸，如梧桐子大。每服三四十丸，米汤送下。

〔批〕（按此方治鼻渊之剂）治鼻中时时流臭黄水，甚者脑下时痛，俗名控脑砂，有虫食脑中。

用丝瓜藤近根三尺许，烧存性，为末，酒调服。

六曰洗肺散。治鼻中生疮。

天门冬（去心）、麦门冬（去心）各一两，黄芩二钱，半夏二钱，杏仁（去皮）一钱，五味子一钱半，甘草五分。

上锉一剂，生姜五片，水煎，食后服。

七曰清肺饮子（秘方）。治鼻红肺风。

山茶花一两，黄芩二两，胡麻仁二两，山栀子二两，连翘一两，薄荷三两，荆芥一两，芍药一两，防风一两，葛花二两，苦参二两，甘草二两。

上为末，茶清调服三钱，后用搽药。

八曰搽鼻去红方（秘方）。治鼻红肺风。

白矾一钱，杏仁四十九个，水银一钱，轻粉七分，白杨七个，大枫子四十九个，京墨一钱，五味子四十九个，核桃七个。

上共为末，鸡子清调搽患处。

治鼻中肉赘，臭不可近，痛不可摇，以白矾末少许，吹其上，顷之化水而消，与胜湿汤、泻白散二帖，此浓味拥湿热蒸于肺门，如雨霁之地突生芝兰也。

九曰参归丸。治酒渣鼻，乃血热入肺。

苦参（净末）四两，当归（净末）二两。

上用酒糊丸，如梧桐子大。每服七八十丸，食后热茶下。

先贤立方，立的是基本思路，为我们制定了治疗鼻窍病的大政方针，这个大政方针，容易让后人举一反三，感悟其理；但也常常让后人望而却步，因为炮制起来比较麻烦，可操作性不强。

我们再来看看谢文英的益肺通窍汤，你就会感觉到，不但医理集中，思路清楚，操作性强，而且容易模仿，便于掌握。

谢文英立方：生黄芪 30 克，炒白术 10 克，防风 10 克，细辛 6 克，白芷 10 克，生甘草 6 克。

功能：益气健脾，宣肺通窍，治疗鼻炎（鼻渊）。

加减如下。

1. 鼻塞、流黄涕者，加藿香 15 克、胆草 10 克、苍耳子 10 克。

2. 风寒入里化热，里热内郁，胆移热于脑者，加川芎 10 克、柴胡 10 克、黄芩 10 克、知母 10 克。

3. 鼻塞流浊黄涕者，加黄芩10克、杏仁10克、沙参30克、全蝎10克、蜈蚣2条。

4. 风邪内犯、内蕴湿热者，加芦根10克、鱼腥草30克、薄荷10克、荆芥10克。

在这个方子中，君药黄芪挂帅领衔，大补肺气，说明鼻窍病常常正气虚损，大剂量的黄芪同防风、白术相须而用，补元气、充正气，一身元气、正气、肺气倍增。此处防风，既祛外风，又息内风，既解风热、又除风寒，祛风解表，同细辛、白芷相须为用，同为发散风寒药类，通鼻醒窍。整体上，此方是补气通窍药类同祛风解表药类相使为用，组合得当，共同完成通窍使命。

黄芪君药使命如此，我们不能不对它做深层次的了解。邓铁涛先生用"陷者举之、升者平之、攻可补之、瘫可行之、表虚固之"来概括它的功绩。

先说陷可举之。重用黄芪以升陷，其适应证为脏器下垂（如胃下垂、子宫下垂、脱肛、肾下垂等）、重症肌无力、肌肉痿软、呼吸困难、眩晕等属气虚下陷者。

以上诸症皆因气虚下陷，升举无力，致使脏器提升不起而下垂；或清阳不升，诸阳不能汇于巅顶而眩晕；或宗气不充而难司呼吸出现呼吸困难；或肺气难支，吐故纳新受阻，朝百脉之职难司，四末失养而肌肉痿软无力。

胃黏膜下垂者，可用四君子汤加黄芪30克，再配枳壳3克以反佐，一升一降，升多降少。

所以要用枳壳反佐，因胃属腑主受纳，胃气以降为顺。虽然黏膜下垂需升，但胃气需降，故重用黄芪补气升提，以治黏膜下垂，反佐枳壳以顺应胃气下降，促进胃黏膜之复原。

治脱肛，《中草药新医疗法资料选编》载方：用黄芪120克、防风9克。

此方实出自王清任治脱肛之黄芪防风汤。王氏方：黄芪四两，防风一钱。李东垣认为：防风能制黄芪，黄芪得防风其功愈大，乃相畏而相使也。可见，王清任之黄芪防风汤实源出于东垣，防风之分量不宜多用。此法治脱肛的确有效。

子宫脱垂，治以补中益气汤加何首乌。加何首乌之意，一者在于引经，二者因胞宫冲任所系，全赖阴血所养，气得血养，血得气行，气血充和，冲任得调，所系之胞宫则能复其原位。若能配合针灸，加强冲任之调理，则取效更捷。

重症肌无力，治以邓铁涛老先生的强肌健力饮，此方为自拟经验方，亦重用黄芪为主药。重症肌无力证候较复杂，除眼睑下垂外，可有复视、吞咽困难、构音不清、四肢无力，重者呼吸困难，大气下陷，危及生命。该病的最大特点是肌肉无力，因脾主肌肉，故此是脾胃气虚之证，并由虚至损，且与五脏相关。

治疗上紧抓脾胃虚损这一病理中心环节，重用黄芪以补气升陷，同时针对兼夹之证调理。

再言升者平之。此处言"升"，血压升高也。高血压一病，肝阳上亢者为多，临床上多使用平肝潜阳、降逆息风之品，但亦有不然者。据《中药研究文献摘要》所载日本医家寺田文次郎等报道："与其他6种可以注射的降血压制剂比较，证明黄芪的作用强大。虽然有的药剂可使血压有持续性下降的作用，但此种药剂大量使用后，可使动物衰弱。"这一结论，从药理研究角度支持了重用黄芪可以降压的观点。

先生云，血压之所以升高，是身体自我调节的一个信息，是内脏阴阳失调的结果，而不是原因。

当然，高血压经久不愈，进一步可引起心、脑、肾之病变，西医正因为注意到高血压对心、脑、肾病变的影响，故以动脉血压指标作为辨病诊断的根据，作为治疗的对象，而千方百计地寻找降低血压之药品。

近年有些学者，从辨证论治的角度，重新评价这个观点。认为血压升高的原始动因是血流供求的不平衡，其中尤以心、脑、肾为重要。这三个器官血流需求量很大，当心、脑、肾血流供求不平衡，发生血压升高，升高血压对维持上述器官的血液供求量方面起着特别重要的作用，而血压长期升高的严重后果，也主要表现在这三个重要器官血流供求矛盾的严重脱节。

既然血压升高的深一层本质是血流供求的不平衡，而血压升高本身，是体内为克服此种不平衡的代偿反应的努力还不尽善和不成功，于是，才有导致血压升高的血管反应持续存在。血压升高并不纯粹是消极的病因病理破坏，不应当是治疗压制的对象，它应被看成是治疗的服务对象和依靠对象。治疗若从帮助改善血流供求关系，帮助血压升高所要去实现的调节反应，因势利导，促其成功，则不需要再有高血压反应的持续激起。

这一论点正道出了治气虚型高血压重用黄芪，就在于调节脏腑阴阳之平衡，改变"重要器官血流供求矛盾的严重脱节"的局面，促使"血压升高的血管反应"缓解而达到降压之效果。这就是重用黄芪以降压之机制所在。

中医治疗中风之针刺疗法，往往就因能疏通经脉，平调气血阴阳而调整血压，收到迅速治疗效果。这亦是上述机制的有力佐证。

怎样解释黄芪降压与升陷之理？有人会想到中药往往有"双向作用"，故黄芪既能升提又能降压。

如何掌握升降之机？先生的体会是：黄芪轻用则升压，重用则降压。

为什么药理研究只得一个降压的结果？因为动物实验都是大剂量用药进行研究的，所以得出降压的结果。

在治疗低血压症中，喜用补中益气汤，方中黄芪的分量不超过15克。

治疗气虚痰浊型高血压，用黄芪合温胆汤，黄芪分量必用30克以上。

诚然，论方剂补中益气汤，除了黄芪之外还有柴胡与升麻，可使升提之力倍增。在重用黄芪降压时，亦可加潜阳镇坠之品，效果当然更好，但不加镇坠药亦有降压作用，这是可以肯定的。

先生曾会诊一中风患者，偏瘫失语而血压偏高，辨证为气虚血瘀之证，处方以补阳还五汤，黄芪照方用四两，该院西医生对黄芪四两有顾虑，拟加西药降压，先生晓之以理，照方服药后血压不升反降，乃信服。

虽说黄芪重用可以降压，有证有据，但黄芪仍然是益气升阳之药，这一点不可不加以注意。如果辨证为肝阳上亢或有内热之高血压，亦想用几两黄芪以降压，则犯"实实之诫"了。慎之，慎之！

由此可见，药理学之研究目前尚未能为我们解答全部之问题，仍须辨证论治。

再说攻可补之。张锡纯认为，黄芪之升补，尤善治流产崩带。

重用黄芪可下死胎，这是笔者的经验。死胎之于母体，已转变为致病之物——"邪"，病属实证。自宋代以来，妇科方书，下死胎习用平胃散加朴硝。平胃散是健运胃肠湿滞的主方，苍术猛悍为健运主药；厚朴、陈皮加强行气燥湿之力；加朴硝以润下。前人认为，"胃气行，则死胎自行，更投朴硝则无不下矣。"明代以后，《景岳全书》提倡用脱花煎催生与下死胎，此方以行血为主，兼用车前、牛膝以利下。平胃散着眼于气滞，脱花煎着眼于血瘀。

先生说，开骨散是由宋代龟甲汤加川芎组成，明代又名加味芎归汤，此方重用当归、川芎以行血，龟甲潜降，血余炭引经而止血，本方不用攻下药和破血药，故明代以后多用于治产难。清代王清任认为，本方治产难有效有不效，缘于只着重于养血活血，忽视补气行气，故主张在开骨散的基础上，重用黄芪以补气行气，使本方更臻完善。

此例何以用加味开骨散取效？

缘患者妊娠8个月，胎动消失7天，诊其舌淡嫩，剥苔，脉大而数，重按无力，更兼问诊知其妊娠反应较甚，呕吐剧烈，食纳艰难，致使伤津耗气，病虽实而母体虚，本不任攻下，故用平胃散加味和脱花煎无效。

傅青主指出："既知儿死腹中，不能用药以降之，危道也；若用霸道以泻之，亦危道也。盖生产至六七日，其母之气必甚困乏，乌能胜霸道之治，如用霸道以强逐其死子，恐死子下而母亦立亡矣。必须仍补其母，使母之气血旺，而死子自下也。"

实践证明，傅氏这一论点是正确的，为下死胎另辟蹊径。傅氏主张用疗儿散治之，笔者用加味开骨散取效，可算异曲同工。当时龟甲缺货未用。

此例说明重用黄芪可下死胎，这是寓攻于补之法也。

此说瘫者行之。对于偏瘫、截瘫等属于气虚有瘀者，补阳还五汤是一张特别著名的效方，它出自王清任的《医林改错》。

张锡纯虽然批评了王氏对于治疗半身不遂过于强调阳气不足之说，认为痿证有虚亦有实，补阳还五汤用之要得当，但张氏仍不能不说"补阳还五汤其汤甚妥善也"。

此方治疗各种脑血管意外后遗症属气虚血瘀之偏瘫者，都有不同程度的疗效，有恢复五成的，也有恢复八九成的。

先生曾治一例严重截瘫之女性青年，就诊时已卧床数月，两腿消瘦，自膝下皮包骨头，需人推扶起坐，坐亦不能持久。

用补阳还五汤加减治之，黄芪初用120克，最大量时用至200克。

服药8个多月，并经艰苦锻炼，已能扶拐杖缓慢行进，1年后参加工作，2年后能去掉手杖跛行，后结婚生一子。

使用补阳还五汤需要注意两点。

一者辨证须是气虚血瘀证，二者黄芪必须重用至120克，不宜少于60克方效，其他药量也可略为增加，但决不能轻重倒置。

最后说表虚固之。李东垣认为，黄芪除能补三焦之外，还能实卫气。卫气者，温分肉而充皮肤，肥腠理而司开合者也。"实卫"就是"固表"。自汗一证，玉屏风散为疗效确切的名方。

体会此方不但治自汗，一些盗汗属气虚者亦适用。为了方便，常用汤剂，其分量为：黄芪12克，防风3克，白术15克，防风用量少于黄芪，白术的量是黄芪与防风的量之和。

治自汗盗汗兼阴虚者，笔者喜用玉屏风散加生龙骨、生牡蛎各30克，或加浮小麦、糯稻根各30克；若汗出特多者加麻黄根10克。

治疮疡烂肉，黄芪也是一味重要药物。曾会诊一患者，腋下肿瘤摘除之后，伤口久不愈合，不断渗液，1天要换多次纱布。用补益气血之剂，重用黄芪30克后，渗液减少，不到半月而伤口愈合，此黄芪内托之功也。

小儿疮疖，逢夏则发，此伏彼起，实不少见，亦甚棘手。一军医小孩，自2岁开始，夏季疖疮发作，用抗生素稍好，稍好又发，反反复复，此伏彼起，至交秋乃愈。如是者3年，乃求助于余。时正6月，小孩满头疖疮，人虽不瘦而面黄唇淡，舌胖嫩，苔白，脉细，此由正气虚不能抗御病邪所致，拟扶正祛邪标本同治。

处方：黄芪、皂角刺、青天葵、野菊花、浙贝母、金银花、蒲公英各9克，陈皮、白术、甘草各6克，茯苓、绿豆、炙甘草各12克。4剂，疖疮乃不再起。

其父翌年1月求诊断根，为其处预防方：黄芪9克，防风、甘草、浙贝母各6克，陈皮、白术、蒲公英各12克，嘱其于4月开始，每周2剂。此后疮未再发。

（三）调鼻窍医案

【病案1】肖某，男，21岁。2018年9月10日初诊。

鼻塞、流黄涕2年，加重月余。2年前感冒后，落下反复鼻塞、流黄涕的毛病。之后季节交接、受凉、感冒后时常鼻塞，流浊脓涕，嗅觉不灵。近20天来，持续鼻塞、流脓涕，头脑胀痛，胸腹满闷，倦怠，纳少，尿黄。舌暗红，苔白腻，脉滑而濡。鼻窦CT示上颌窦炎症。证属脾肺失调，邪热夹痰浊上干清窍，治宜宣肺通窍，健脾，自拟益肺通窍汤加减。

处方：生黄芪30克，炒白术10克，防风10克，细辛6克，白芷10克，生甘草6克，藿香15克，胆草10克，苍耳子10克。7剂，水煎服，日1剂，早、晚2次温服。煎沸时以热气熏鼻10分钟。

9月18日二诊：调治1周后症减，效不更方，原方再进，嘱其防止受凉感冒。上方连服5周后来诊，诸症若失。再予加味玉屏风散调服半月善后，随访至今无复发。

按语：本案肺气虚为本，鼻塞、流黄涕为标，治疗标本同治，补气与通窍药并用，直达病处，消除鼻塞。脾肺失调，邪热夹痰浊上扰清窍。治宜宣肺通窍，健脾。方选自拟益肺通窍汤加减，使脾健肺气充足而获痊效。

【病案2】杨某，男，29岁。2017年3月29日初诊。

间断鼻流浊涕2年余，患者2年前受寒后出现鼻流浊涕，色青黄，经省级医院CT检查，诊断为鼻窦炎，先后就诊于多家医院，经中西医等治疗，均未见明显好转，症见鼻流浊涕，色青黄，伴头痛，身热，口渴，纳可，寐安，小便色黄，舌红苔黄，脉弦。证属风寒入里化热，里热内郁，胆移热于脑，治宜疏风清热，宣通鼻窍。方选自拟益肺通窍汤加减。

处方：生黄芪 30 克，炒白术 10 克，防风 10 克，细辛 6 克，白芷 10 克，生甘草 6 克，川芎 10 克，柴胡 10 克，黄芩 10 克，知母 10 克。7 剂，水煎服，日 1 剂，早、晚 2 次温服。

4 月 14 日二诊：鼻流浊涕明显较少，余症减轻。前方加竹茹 10 克。14 剂，水煎服，日 1 剂，早、晚 2 次温服。后患者续服此方 1 个月余，诸症消除，电话随访 1 年，未见复发。

按语：本案鼻渊属外感风寒，入里化热，里热内郁，胆热上扰鼻窍。治宜疏风清热，宣通鼻窍。方选益脾宣窍汤加减，外散风邪，内清里热，上通鼻窍，下泻肝胆，直切病机，药到病除，疗效颇佳，且远期疗效更好。

【病案 3】张某，女，30 岁。2017 年 9 月 6 日初诊。

过敏性鼻炎 3 年，换季及遇冷时加重，鼻中痒，清涕，喷嚏，口干，呼吸不畅，行经前后鼻炎加重，有血块，伴乳胀痛，舌红苔薄，脉沉滑。证属表虚不固，治宜益脾固肺。方选益脾宣窍汤加减。

处方：黄芪 25 克，炒白术 15 克，防风 10 克，辛夷 6 克，白芷 10 克，炙甘草 6 克。7 剂，水煎服，日 1 剂，早、晚 2 次温服。

9 月 13 日二诊：服上方后，自觉鼻中清利，且日渐症减。效不更方，继服上方 14 剂，服法同上。

按语：此案患者因表气不固，易受风寒所扰，有气壅鼻窍之症。方选益脾宣窍汤加减治疗，补气以治本，通窍以治标，标本同治，其效甚捷。

【病案 4】刘某，女，50 岁。2017 年 6 月 16 日初诊。

鼻炎 5 余年。平素鼻塞多黄涕，不闻香臭，偶哮喘。受凉则鼻塞流清涕、喷嚏。鼻音重着，胸闷，口干，纳可，舌红苔黄脉滑。证属肺经热盛，治宜益脾宣窍、清热。方选益肺通窍汤加减。

处方：生黄芪 30 克，炒白术 10 克，防风 10 克，细辛 6 克，白芷 10 克，生甘草 6 克，黄芩 10 克，杏仁 10 克，沙参 30 克，全蝎 10 克，蜈蚣 2 条。7 剂，水煎服，日 1 剂，早、晚 2 次温服。

6 月 23 日二诊：服上方后，鼻塞好转，能闻到味道，述服第 3 剂后，两鼻腔内各排出胶黏色灰的脓块，顿觉鼻道通畅，嗅觉好转。仍按上方加芦根30克，7剂后患者诸症悉除。

按语：本案患者鼻塞涕黄，胸闷、口干，舌红苔黄脉滑，为肺经热盛伤耗气阴所致。治宜益脾宣窍、清热豁痰兼以活血滋阴。全蝎、蜈蚣的消肿消疮之功，使鼻道疮复肿消，肿消则脓生成减少，鼻腔通畅，脓液排出有路。所以服用虫类药4～5天后，鼻腔有大量脓性分泌物排出，鼻道可畅，疗效显著。

【病案5】马某，男，15岁，学生。2018年4月13日初诊。

反复鼻塞、流黄涕3年余，加重2天。3年来反复出现鼻塞，流脓涕，CT报告示"双侧上颌窦炎合并积液"，确诊为慢性鼻窦炎。多次接受中西医治疗，病情反复不止。2天前因受凉后，复现鼻塞，流黄脓涕，量多不止，伴咳嗽、咽痒，舌红，苔薄有齿痕，脉滑数。平素晨起遇寒则喷嚏频发，侧卧时同侧鼻塞明显，对侧鼻腔通畅，头闷，平素体胖，易受外感，面色虚黄，白昼疲乏易睡，自觉记忆力较前减退。证属风邪犯肺，内蕴湿热，治宜疏风宣肺，益脾清热。自拟益肺通窍汤加减。

处方：生黄芪30克，炒白术10克，防风10克，细辛6克，白芷10克，生甘草6克，芦根10克，鱼腥草30克，薄荷10克，荆芥10克。7剂，水煎服，日1剂，早、晚2次温服。

4月20日二诊：鼻塞、流涕、咳嗽、咽痒较前缓解，仍按初诊方。7剂，服法同上。

4月27日三诊：偶有流白黏涕，量少，仍伴鼻塞，头昏较前明显改善，原方去鱼腥草、薄荷、荆芥加党参30克。7剂，服法同上。

5月8日四诊：除少量流黄涕，偶发鼻塞外，余症消失，患者感头脑较前清利，精神明显好转，不影响正常的学习和生活。同时嘱咐患者天气变化时注意保暖和鼻腔清洁，常戴口罩。半年后随访，患者除偶有受凉感冒外，鼻窦炎症状不明显。

按语：本案患者为体虚，腠理疏松，风寒客于鼻窍，肺气不通，鼻窍壅塞，遂致发病，属正虚邪实。风寒外邪乘虚而入，驱邪外出之正气不足，则鼻痒、喷嚏频作；邪气遏肺，肺气失宣，津液外溢则涕流不止；津液停聚于内，则鼻窍阻塞，脑络不畅，邪蒙清窍则头昏、精神不振；邪气遏滞化热，则鼻腔干涩；正虚血滞，则鼻甲肿大暗红不闻香臭。治宜疏风宣肺，益脾清热。方选益脾宣窍汤加减，疗效好，值得深入研究。

七、调头窍之耳鸣篇

(一) 补肾耳聪汤

耳鸣病，自觉耳内有鸣响，其原因多为肾精亏损、肝火上扰、痰火壅结耳窍等。治宜养肝益肾、行气通络。自拟补肾聪耳汤加减。

处方：熟地黄 15 克，山茱萸 12 克，山药 15 克，炒酸枣仁 15 克。

加减如下。

1. 肝肾阴虚者，加黄精 10 克、枸杞子 10 克、丹参 15 克。
2. 肝胆火盛者，加龙胆草 10 克、黄芩 10 克、焦栀子 6 克。
3. 痰热上扰者，加节菖蒲 10 克、柴胡 10 克、黄芩 10 克、竹茹 10 克、菊花 10 克。

方中，补血填精的熟地黄和固肾养肝的山茱萸是相须为用，倍增固精养血的功效。山茱萸同山药同量，同为固精涩精收敛正气，使人想到六味地黄丸的配方，地八山山四，茯丹泽泻三。熟地黄、山茱萸、山药同炒枣仁相使为用，共筑药效，携手完成使命。在这里，半个六味地黄丸全到了。加上一味调神经的炒酸枣仁，就是谢文英补肾耳聪汤的全部构架。

此间介绍山药。山药：色白入肺，味甘归脾，液浓益肾。能滋润血脉，固摄气化，宁嗽定喘，强志育神，性平可以常服多服。宜用生者煮汁饮之，不可炒用，以其含蛋白质甚多，炒之则其蛋白质焦枯，服之无效。若作丸散，可轧细蒸熟用之。

张锡纯附一案例，某某母，自三十余岁时，即患痰喘咳嗽，历三十年百药不效，且年愈高，病亦愈进，至一九二一年春，又添发烧、咽干、头汗出、食不下等证。延医诊视，云是痰盛有火，与人参清肺汤加生地黄、丹皮等味，非特无效，反发热如火，更添泄泻，有不可终日之势。后忽见《衷中参西录》一味薯蓣饮，遂用生怀山药四两，加玄参三钱，煎汤一大碗，分数次徐徐温服，一剂即见效，至三剂病愈强半，遂改用生怀山药细末一两,煮作粥服之,日两次,间用开胃药,旬余而安,宿病亦大见轻,大约久服宿病亦可除根。又:万某妻,大便泄泻数年不愈,亦服山药粥而愈。

按语:山药之功效,一味薯蓣饮后曾详言之。至治泄泻,必变饮为粥者,诚以山药汁本稠黏,若更以之作粥,则稠黏之力愈增,大有留恋肠胃之功也。忆二十年前,岁试津门,偶患泄泻,饮食下咽,觉与胃腑不和,须臾肠中作响,遂即作泻。浓煎甘草汤,调赤石脂细末,服之不效。乃用白粳米,慢火煮烂熟作粥,尽量食之,顿觉脾胃舒和,腹中亦不作响,泄泻遂愈。是知无论何物作粥,皆能留恋肠胃。而山药性本收涩,故煮粥食之,其效更捷也。且大便溏泻者,多因小便不利。山药能滋补肾经,使肾阴足,而小便自利,大便自无溏泻之患。

(二)调治耳病医案

【病案1】王某,女,50岁,2016年7月8日初诊。

渐发耳鸣伴听力下降月余,时有轻重。轻时与人交谈,正常声音即可,重时需大声贴其耳侧方知。曾诊断为神经性耳聋。经西药、物理、口服中药等治疗,效果不显。症见:患者耳鸣、听力下降,耳中似有物堵塞,乏力,腰膝酸软,烦躁失眠,舌红,苔厚而干,脉沉弦数。证属肾虚,痰热上扰,治宜清热化痰,益肾。方选自拟补肾聪耳汤加减。

处方:熟地黄15克,山茱萸12克,山药15克,炒酸枣仁15克,节菖蒲10克,柴胡10克,黄芩10克,竹茹10克,菊花10克。7剂,水煎服,日1剂,早、晚2次温服。

7月15日二诊:服上方后,耳"堵"减轻,听力渐强,唯耳鸣同前。现腰膝酸软,烦躁失眠,舌红,苔厚而黄,脉沉弦数,是化痰建功,清热仍为不足。热淫于内,治以苦寒,前方去熟地黄加龙胆草10克。7剂,服法同上。

7月22日三诊:服上药后,耳鸣、耳"堵"均明显好转,耳聋发作亦较前减少。腰膝酸软、烦躁失眠渐减,大便微干,舌红苔白,脉沉弦尺弱。前方苦寒已见成效。便干、脉弱,是阴气不足,前方加天冬10克。后患者复诊，于前法基础上随症加减，月余诸症悉除，后以益肾聪耳汤收功。

按语：本案患者为肾虚不能养肝，疏泄失常，久成湿热。肝胆相依，病则互传，循经上扰耳窍，发为耳鸣、耳堵，听力下降，舌红苔厚、脉弦数。证属肾虚，痰热上扰，治宜清热化痰，益肾。方选自拟补肾聪耳汤加减，效果满意。

【病案 2】李某，女，48 岁。2017 年 8 月 7 日初诊。

耳鸣 2 周，伴听力下降，耳鸣声尖细，时重时轻，多于安静时明显，睡眠差时加重，全身乏力。检查外耳道正常，鼓膜轻度凹陷，舌质红苔薄白，脉细数。证属肝肾阴虚，气滞血瘀，治宜养肝益肾，行气通络。

处方：熟地黄 15 克，山茱萸 12 克，山药 15 克，炒酸枣仁 15 克，黄精 10 克，枸杞子 10 克，丹参 15 克，黄芪 15 克。并随证加减。治疗 2 周后症状减轻，夜间睡眠较好，又 2 周后耳鸣基本消失，听力逐渐提高。

【病案 3】乔某，男，40 岁。2018 年 8 月 7 日初诊。

耳鸣、耳聋 2 天就诊。因工作劳累而发耳鸣，后听力下降，伴头晕、口苦、便干。症见面红，烦躁，舌红，苔黄腻，脉弦数，血压 130/100mmHg。外耳及中耳未见异常。证属肝胆火逆，气滞血瘀，治宜清泻肝胆，益肾，通络。方选自拟补肾聪耳汤加减。

处方：熟地黄 15 克，山茱萸 12 克，山药 15 克，炒酸枣仁 15 克，龙胆草 10 克，黄芩 10 克，焦栀子 6 克，石菖蒲 10 克。用药 1 周自觉症状减轻，2 周耳鸣消失。

总之，耳鸣是耳科临床的常见症，可单独也可与其他疾病同时发生。由于耳鸣的产生易受心理因素的影响，又缺乏较为客观的检查方法，是公认的难治之症。临床以补肾聪耳汤加减治疗，效果较为理想。

八、调头窍之唇风篇

唇风以唇部肿胀痒痛、干燥皲裂、溃烂流水、反复脱屑为主要临床特征，起病多始发下唇，渐扩展至上、下唇，经久不愈，可持续数年或更久。《医宗金鉴·外科心法要诀》谓："脾胃有热，气发于唇，则唇生疮，而重被风邪，寒湿之气搏于疮，则微肿湿烂，或冷或热，乍瘥乍发，积月累年，谓之紧唇，亦名渖唇。"《外科正宗》认为本病由"阳明胃火上攻"所致。加之足阳明胃经挟口环唇，脾胃积热循经熏灼口唇，外感风邪，导致风热相搏，引动体内湿热而发。若脾胃湿热病久不去，耗气伤阴，导致气阴两伤，唇失所养，则引起唇痒、干燥、皲裂、脱屑等症，相当于现代医学的慢性唇炎。

（一）四味荣唇汤

证属湿热内蕴脾胃者，治宜清热利湿。方选四味荣唇汤加减。

处方：太子参 15 克，石斛 10 克，黄连 6 克，竹茹 10 克。

随证加减如下。

1. 胃热壅盛，口苦舌干，下唇焦烂者，加黄芩 10 克、焦栀子 6 克。
2. 食欲不振者，加焦谷芽、麦芽、焦山楂、神曲。
3. 口唇发痒，干灼痛者，加蝉蜕 10 克、白鲜皮 12 克。
4. 肿胀灼痛干燥者，加赤芍 10 克、牡丹皮 10 克、升麻 6 克、薄荷（后下）10 克。
5. 脾虚瘀血阻滞，津不上承者，加桃仁 10 克、红花 10 克、赤芍 10 克、当归 10 克、鳖甲 10 克。

四味荣唇汤以清利为主，以不热不燥、清补中气的太子参为动力药，旨在清泻阳明胃火，加强中气的力量。黄连、竹茹相互为用，倍增清泻阳明之功效。清热之黄连与补阴之石斛，是同性相须，同气相使，滋阳明胃阴清阳明胃火。此用竹茹，重在清心和胃，对于心下之火常常能清之和之，与生津和胃之石斛、生津补气之太子参，加上清泻心火之黄连，配伍绝妙，效增力强，区区四味，唇风顿解。

张锡纯这样介绍竹茹。竹茹：味淡，性微凉。善开胃郁，降胃中上逆之气使之下行（胃气息息下行为顺），故能治呕吐、止吐血、衄血（皆降胃之功）。《金匮》治妇人乳中虚、烦乱呕逆，有竹皮大丸，竹皮即竹茹也。为其为竹之皮，且凉而能降，故又能清肺利痰，宣通三焦水道下通膀胱，为通利小便之要药，与叶同功而其力尤胜于叶。又善清肠中之热，除下痢后重腹疼。为其凉而宣通，损伤瘀血肿疼者，服之可消肿愈疼，融化瘀血。醋煮口漱，可止齿龈出血。须用嫩竹外边青皮，里层者力减。

此附一案。族家婶母，年四旬，足大指隐白穴处，忽然破裂出血，且色紫甚多，外科家以为疔毒，屡次服药不效。时愚甫习医，诊其脉洪滑有力，知系血热妄行，遂用生地黄两半、碎竹茹六钱，煎汤服之，一剂血止，又服数剂，脉亦平和。盖生地黄凉血之力，虽能止血，然恐止后血瘀经络致生他病，辅以竹茹宣通消瘀，且其性亦能凉血止血，是以有益而无弊也。

友人刘某之女，得温病，邀愚往视。其证表里俱热，胃口满闷，时欲呕吐，舌苔白而微黄，脉象洪滑，重按未实，问其大便，昨行一次微燥，一医者欲投以调胃承气汤，疏方尚未取药。愚曰："此证用承气汤尚早。"遂另为疏方，用生石膏一两、碎竹茹六钱、青连翘四钱，煎汤服后，周身微汗，满闷立减，亦不复欲呕吐，从前小便短少，自此小便如常，其病顿愈。

竹茹、竹沥、天竺黄同为竹子家族。竹茹是把竹子翠绿的部分轻轻刮掉一层，清洁处理，有些文献又叫青二竹。而竹沥是嫩竹砍下来烤，竹茎一滴一滴流出液体，就叫竹沥。天竺黄是在竹笋变老的时候，昆虫钻出小孔，地下的水分养料不再往上输送，截留在此节间，就成了天竺黄。

此三味药都主治热痰咳嗽。既能清肺经热痰，又能治心经肝经的热痰、中风高热或昏厥，常相须为用。此间，竹沥作用最强，天竺黄次之，竹茹最弱。但竹茹清心定惊，却是三兄弟中最强的。再一个，就是竹茹和胃止呕，这是竹氏三兄弟中竹茹特有的功效，这也是谢文英教授四味荣唇方重用竹茹的原因。

(二) 调治唇风病医案

【病案1】王某，女，43岁。2018年2月9日初诊。

20天前下唇突然发痒而后肿胀，皮色红，继则紫暗。曾口服抗炎药及多维元素片（21）、氯苯那敏、维生素B_1、维生素C等数日，病情依旧，两口角至下唇发痒，干灼痛，因下唇肿胀不得饮食，口腻无味，尿黄便秘，下唇红暗厚长，舌苔微黄，脉细数。胃开窍于口，脾络于唇，此乃脾胃湿热，外感风邪，合而循经上犯于唇，证属湿热内蕴脾胃，治以清热利湿。方选四味荣唇汤加减。

处方：太子参15克，石斛10克，黄连6克，竹茹10，黄芩10克，焦栀子6克，蝉蜕10克，白鲜皮12克。7剂，水煎服，日1剂，早、晚2次温服。

2月16日二诊：服上方后，下唇痒、干灼痛有减，下唇肿胀红暗如故，舌脉同前，仍按上方去黄芩、焦栀子，加赤芍10克、牡丹皮10克、升麻6克、薄荷（后下）10克。7剂，服法同上。

2月23日二诊：服上方后唇痒、肿痛已十去七八，局部皮色浅淡。继服二诊方7剂，痊愈，后又以四味荣唇汤以治本巩固。

按语：本案初起唇部发痒，随后红肿，痛如火燎，下唇肿胀重。《医宗金鉴》云："唇风多在下唇生，阳明胃经风火攻，初起发痒色红肿，久裂流水火燎痛。"《疡医大全》云："凡下唇肿痛或生疮，名驴嘴风，上唇肿痛生疮，名鱼口风。"因脾胃素有湿热，外感风邪，两邪相搏，循经上腾而发。证属湿热内蕴脾胃，治以清热利湿。方选四味荣唇汤加减，效果显著。

【病案2】温某，女，42岁，西郊工人。2017年10月20日初诊。

半年来口唇糜烂，痛如火燎，时发时止，月经前后加重，多方医治罔效，担心有癌变的可能，最近影响睡眠，一晚只休息2小时。症见：面色红赤，急躁、便干，舌红，苔焦黄，脉细数。证属湿热内蕴脾胃，治以清热利湿。方选四味荣唇汤加减。

处方：太子参15克，石斛10克，黄连6克，竹茹10，黄芩10克，焦栀子6克，蝉蜕10克，白鲜皮12克。7剂，水煎服，日1剂，早、晚2次温服。

10月27日二诊：服上方后，口唇糜烂减轻，睡眠增加至5小时，急躁、便干渐减，舌较前湿润，脉细数，此为湿热内蕴，继按上方加连翘10克。7剂，服法同上。

11月4日三诊：服上方后，口唇糜烂、热痛、睡眠、急躁、便干均好转，脉沉细有力，仍按二诊方。10剂，服法同上。

11月14日四诊：服药后，口唇糜烂、热痛消失，能睡眠7小时，白天有精神，大便日一次，不秘。脉沉细有力。为巩固疗效，仍按三诊方继续服药二周后，症状消除痊愈。

按语：本案口唇糜烂，痛如火燎，时发时止，月经前后加重，长达半年之久，由上唇属脾，下唇属胃，阳明胃经风火上炎凝结而成。证属湿热内蕴脾胃，治以清热利渗湿。方选四味荣唇汤加减，效果很好，值得总结研究。

【病案3】徐某，女，26岁，工人。2017年9月17日初诊。

患者近10日口唇红肿起疹疱，干裂，月经提前，大便秘结，舌红，苔黄无津，脉细数。证属湿热内蕴脾胃，治以清热利湿。方选四味荣唇汤加减。

处方：太子参15克，石斛10克，黄连6克，竹茹10克，焦栀子10克，赤芍10克，牡丹皮10克，升麻6克，薄荷（后下）10克。7剂，水煎服，日1剂，早、晚2次温服。二诊患者无须服药即愈。

按语：本案患者发病时间短，辨证准确，患者告知，服药2剂，口唇就好了许多，用药7剂，症状痊愈，无须再服中药。

【病案4】吕某，女，37岁。2017年9月12日初诊。

唇周反复干裂脱屑，行经前后加重2年余。2年前因外出秋游至北方10天，因天气干燥，饮水较少，又过食羊肉及辛辣之品，唇部出疮并皲裂起皮，未予重视。此后唇部反复干裂脱屑，有灼热感，时有渗血，伴夜间四肢瘙痒。每于经前加重，经后诸症缓解，但唇部仍干裂。患者月经约33天一行，持续3～5天，量少色暗。曾口服氯苯那敏、维生素B_2片、维生素C片，外涂红霉素软膏、丁酸氢化可的松乳膏等，停药复发。症见：唇部皲裂脱屑严重，色暗红、肿胀，面红目赤，烦躁，失眠便结，舌暗红，苔淡黄，脉沉细数。证属湿热内蕴脾胃，治以渗湿清热。方选四味荣唇汤加减。

处方：太子参15克，石斛10克，黄连6克，竹茹10克，黄芩6克，焦栀子6克，蝉蜕10，白鲜皮12克。7剂，水煎服，日1剂，早、晚2次温服。

9月19日二诊：服上方后，唇部皲裂脱屑稍好，色暗红不肿，面红、急躁、失眠、便结渐好，舌脉同前。仍按上方7剂，服法同上。

9月26日三诊：9月21经潮，口唇无加重，所有症状均渐减，仍以上方7剂，服法同上。

10月3日四诊：服药后无不适，所有症状渐趋好转，舌淡红，苔薄白，脉沉细有力，仍按初诊方予10剂，以加强疗效。

按语：本案属"脾胃有热，气发于唇，则唇生疮，而重被风邪，寒湿之气搏于疮，则微肿湿烂，或冷或热，乍瘥乍发，积月累年，谓之紧唇，亦名渖唇"。病变在唇，责之于脾，女子气血阴阳随经期变化，经前重阴转阳，阳长较快，出现阳长阴消之势，冲任气血本应盈满，然患者气阴亏虚，每于经前则气血虚更甚，病情加重。证属脾虚湿热内蕴，治以清热利湿。方选四味荣唇汤加减，疗效好。

【病案5】李某，女，45岁。2018年9月8日初诊。

口唇干燥、肿胀、起皮1个月。1个月前无明显原因出现口唇干燥、肿胀、起皮，夜间为甚，自擦润唇膏反而加重，后又购买红霉素软膏涂擦也不见好转，反觉口唇干裂起皮加重而更觉不适。症见：口唇干燥，肿胀起皮，舌质暗，苔薄少津，脉细涩。证属脾虚湿热内蕴夹瘀血，治宜渗湿清热，活血疏风。方选四味荣唇汤加减。

处方：太子参15克，石斛10克，黄连6克，竹茹10克，桃仁10克，红花10克，赤芍10克，当归10克，鳖甲15克。7剂，水煎服，日1剂，早、晚2次温服。

9月15日二诊：服上方后，口唇干燥减轻，肿胀起皮减少。仍用上方。7剂，服法同上。

三诊：服上方后，已明显好转，口唇稍有干燥，不再起皮，为巩固疗效仍用上方。7剂后复诊，患者诉，口唇干燥已经全好。

按语：本案为脾虚湿热内蕴，瘀血阻滞，津不上承，治以渗湿清热、活血疏风。方选四味荣唇汤合桃红四物汤加减，获满意疗效。

【病案6】王某，女，12岁，学生。2018年10月13日初诊。

反复口唇干裂半年，加重5天。半年前发病，初起症见口唇发干，时常舔舐，久之逐渐唇厚、干裂，日渐肿胀，口周唇线不显。经中西治疗给予甲紫及多种药膏外涂，症状未见缓解。5天前上述症状加重，自觉唇周痒痛，搔抓后溃破、肿胀，进食时不适。伴有坐立不安、急躁、口渴、口气重，大便干，3日一行，小便黄。形体偏胖，面赤，口唇肿胀，唇色暗红、裂纹，触之疼痛，破裂处渗出少量黏液。舌红，苔白厚腻，脉滑数。平素嗜食辛辣炙煿及饮料甜食。证属心脾积热，治以清热泻火。方选四味荣唇汤加减。

处方：太子参15克，石斛10g，黄连6克，竹茹10，黄芩10克，焦栀子6克，连翘10克，鸡内金10克，麦芽20。6剂，水煎服，日1剂，早、晚2次温服。嘱饮食，宜清淡，多食蔬菜，节制甘甜。

10月20日二诊：服上方后，口唇溃破处愈合，略有肿胀，痛痒、口气、便秘均减轻。去黄芩、焦栀子，加玉竹10克、百合10克、莱菔子15克。上方继服6剂，服法同上。

10月27日三诊：口唇肿胀消失，口唇略干，偶有脱皮，舌红，少苔。按上方去黄连，加莱菔子15克，服法同上。后又服药半个月，口唇如常，嘱调控饮食以善其后。

按语：本案为小儿心脾有热，治宜清热泻火。方选四味荣唇汤加减后，症状明显减轻。对于小儿应重视饮食调护，《医宗金鉴·外科心法》指出应忌辛辣食品，诸如姜、葱、蒜、辣椒、花椒等，所以在治疗中应时时指导调护，才能防止热从中生，如此方能保持疗效，减少复发。

总之，唇风，相当于西医之慢性唇炎，包括剥脱性唇炎、糜烂性唇炎等，多发生于下唇，以口唇及唇周局部发痒红肿、日久干燥、破裂流水、疼痛、红肿胀痒、干燥及烧灼感为临床特征，可有皮肤皲裂及脱屑，常反复迁延难愈达数周与数月，其主要病因，多为心脾积热，循经熏灼口唇，耗气伤阴。治宜清热利湿、润燥、疏风止痒。方选四味荣唇汤加减。配合饮食调理，戒除舔唇、咬唇、揭剥唇口鳞屑等不良习惯，发挥中医优势，探本穷源，注意整体治疗，整理归纳出治疗唇风的有效方药，从而提高临床疗效。

九、调头窍之口疮篇

口疮是口腔黏膜上生有黄白色如豆大的溃疡,又名口疳。《诸病源候论·唇口病诸候》云:"腑脏热盛,热乘心脾,气冲于口与舌,故令口舌生疮也。"其病机有二。一是心脾积热:口为脾窍,舌为心苗。心脾积热循经上攻,熏灼口舌肌膜,导致溃疡。《圣济总录》曰:"口舌生疮者,心脾经蕴热所致也。盖口属脾,舌属心。心者火,脾者土,心火积热,传之脾土。二脏俱蓄热毒,不得发散,攻冲上焦,故令口舌之间生疮肿痛。"二是阴虚火旺:多由思虑过度,睡眠不足,心肾失交,肾津亏损,无以上濡,导致阴虚火旺,上熏口腔,灼伤肌膜而发。另外,口疮中央凹陷,周围黏膜肿胀凸起,色鲜红、浅淡,自感口舌肿胀,为湿邪充溢。因此,心脾积热、阴虚火旺和湿邪为患是口疮发病的原因,亦与体内脏腑热盛有关,故清热泻火是治疗口疮的重要法则。

(一)疮复汤

自拟疮复汤,以益气疏火。

处方:太子参20克,黄连6克,三七粉6克,石斛10克。

加减如下。

1. 胃肠滞热,口腔唇舌黏膜红肿较甚者,加金银花、连翘各10克。

2. 心火亢盛者,加大黄(后下)5克、黄连6克、栀子10克、金银花15克。

3. 胃中积热者,加生石膏30克、知母10克、生地黄15克、麦冬10克、牛膝15克、大黄(另冲)5克。

4. 肝郁化火者,加龙胆草10克、黄芩12克、炒栀子12克、柴胡12克、白芍15克。

5. 阴虚火旺者,加知母12克、黄柏10克、生地黄15克、酸枣仁20克、麦冬10克。

此方四味,把竹茹换作了三七,强化了止血功能。心脾积热,上冲口唇。心肾不交,阴津不足,火冲心苗。是故清泻虚火。

此表三七。三七:味苦微甘,性平(诸家多言性温,然单服其末数钱,未有觉温者)。善化瘀血,又善止血妄行,为吐衄要药。病愈后不至瘀血留于经络证变虚劳(凡用药强止其血者,恒至血瘀经络成血痹虚劳)。兼治二便下血,女子血崩,痢疾下血鲜红(宜与鸦胆子并用)久不愈,肠中腐烂,浸成溃疡,所下之痢色紫腥臭,杂以脂膜,此乃肠烂欲穿(三七能化腐生新,是以治之)。为其善化瘀血,故又善治女子癥瘕,月事不通,化瘀血而不伤新血,允为理血妙品。外用善治金疮,以其末敷伤口,立能血止疼愈。若跌打损伤,内连脏腑经络作疼痛者,外敷、内服奏效尤捷,疮疡初起肿疼者,敷之可消(当与大黄末等分,醋调敷)。

《本草备要》所谓,近出一种,叶似菊艾而劲浓有歧尖,茎有赤棱,夏秋开花,花蕊如金丝,盘纽可爱,而气不香,根小如牛蒡,味甘,极易繁衍,云是三七,治金疮折伤血病甚效者,是刘寄奴非三七也。

三七之性,既善化血,又善止血,人多疑之,然有确实可征之处。如破伤流血者,用三七末擦之则其血立止,是能止血也;其破处已流出之血,着三七皆化为黄水,是能化血。

本邑高姓童子,年十四五岁,吐血甚剧,医治旬日无效,势甚危急。仓猝遣人询方,俾单用三七末一两,分三次服下,当日服完其血立止。

本庄黄氏妇,年过四旬,因行经下血不止,彼时愚甫弱冠,为近在比邻,延为诊视,投以寻常治血崩之药不效,病势浸至垂危。后延邻村宿医高某,投以《傅青主女科》中治老妇血崩方,一剂而愈。其方系黄芪、当归各一两,桑叶十四片,煎汤送服三七细末三钱。后愚用此方治少年女子血崩亦效,惟心中觉热,或脉象有热者,宜加生地黄一两。

奉天王姓少年,素患吐血,经医调治已两月不吐矣。而心中发闷,发热,时觉疼痛,廉于饮食,知系吐血时医者用药强止其血,致留瘀血为恙也。为疏方,用滋阴养血健胃利气之品,煎汤送服三七细末二钱,至二煎仍送服二钱,四剂后又复吐血,色多黑紫,然吐后则闷热疼痛皆减。知为吉兆,仍与前方,数剂后又吐血一次,其病从此竟愈,此足征三七化瘀之功也。

乙丑孟夏末旬,愚寝室窗上糊纱一方以透空气,夜则以窗帘障之。一日寝时甚热,未下窗帘。愚睡正当窗,醒时觉凉风扑面袭入右腮,因睡时向左侧也。至午后右腮肿疼，知因风袭，急服西药阿斯匹林汗之。乃汗出已透，而肿疼依然。迟至翌晨，病又加剧，手按其处，连牙床亦肿甚，且觉心中发热。于斯连服清火、散风、活血消肿之药数剂。心中热退，而肿疼仍不少减，手抚之肌肤甚热。遂用醋调大黄细末屡敷其上，初似觉轻。迟半日仍无效，转觉其处畏凉。因以热水沃巾熨之，又见轻。乃屡熨之，继又无效。因思未受风之先，头面原觉发热，遽为凉风所袭，则凉热之气凝结不散。因其中凉热皆有，所以乍凉之与热相宜则觉轻，乍热之与凉相宜亦觉轻也。然气凝则血滞肿疼，久不愈必将化脓。遂用山甲、皂刺、乳香、没药、粉草、连翘诸药迎而治之。

服两剂仍分毫无效。浸至其疼彻骨，夜不能眠。踌躇再四，恍悟三七外敷，善止金疮作疼，以其善化瘀血也。

若内服之，亦当使瘀血之聚者速化而止疼。遂急取三七细末二钱服之，约数分钟其疼已见轻，逾一句钟即疼愈强半矣。当日又服两次，至翌晨已不觉疼，肿亦见消。继又服两日，每日三次，其肿消无芥蒂。

丙寅季春，表侄刘某，右腿环跳穴处，肿起一块，大如掌，按之微硬，皮色不变，继则渐觉肿处骨疼，日益加重。及愚诊视时，已三阅月矣。愚因思其处正当骨缝，其觉骨中作疼者，必其骨缝中有瘀血也。俾日用三七细末三钱，分作两次服下。至三日，骨已不疼。又服数日，其外皮色渐红而欲腐。又数日，疮顶自溃，流出脓水若干，遂改用生黄芪、天花粉各六钱，当归、甘草各三钱，乳香、没药各一钱。连服十余剂，其疮自内生肌排脓外出，结痂而愈。按此疮若不用三七托骨中之毒外出，其骨疼不已，疮毒内陷，或成附骨疽为不治之症。

今因用三七，不但能托骨中之毒外出，并能化疮中之毒使速溃脓（若早服三七并可不溃脓而自消），三七之治疮，何若斯之神效哉！因恍悟愚之右腮肿疼时，其肿疼原连于骨，若不服三七将毒托出，必成骨槽风证无疑也。

由此知凡疮之毒在于骨者，皆可用三七托之外出也。

天津胡氏妇，信水六月未通，心中发热，胀闷。治以通经之药，数剂通下少许。自言少腹仍有发硬一块未消。其家适有三七若干，俾为末，日服四五钱许，分数次服下。约服尽三两，经水大下，其发硬之块亦消矣。

审斯，则凡人腹中有坚硬之血积，或妇人产后恶露未尽结为癥瘕者，皆可用三七徐消之也。

天津刘某，偶患大便下血甚剧。西医注射以止血药针，其血立止。而血止之后，月余不能起床，身体酸软，饮食减少。其脉芤而无力，重按甚涩。因谓病家曰："西人所注射者，流动麦角膏也。其收缩血管之力甚大，故注射之后，其血顿止。然止后宜急服化瘀血之药，则不归经之血，始不至凝结于经络之间为恙。今但知止血，而不知化血，积之日久必成劳瘵，不仅酸软减食已也。然此时尚不难治，下其瘀血即愈矣。"俾日用三七细末三钱，空心时分两次服下。服至三次后，自大便下瘀血若干，色紫黑。从此每大便时，必有瘀血随下。至第五日，所下渐少。至第七日，即不见瘀血矣。于斯停药不服。旬日之间，身体复初。由斯观之，是三七一味即可代《金匮》之下瘀血汤，且较下瘀血汤更稳妥也。

山东沂水刘某来函：仲夏，杨姓女，年七岁，患痔疾兼大便下血，身形羸弱，不思饮食，甚为危险。前所服中西治痔积之药若干，均无效，来寓求治。后学查看腹部，其回血管现露，色青微紫，腹胀且疼，两颧发赤，潮热有汗，目睛白处有赤丝，口干不渴，六脉沉数，肌肤甲错，毛发焦枯。审证辨脉，知系瘀血为恙也。踌躇再四，忽忆及向阅《衷中参西录》，见先生论用三七之特殊功能，历数诸多奇效，不但善于止血，且更善化瘀血。遂俾用三七研为精粉，每服七分，朝夕空心时各服一次，服至五日，而大便下血愈。又服数日，痔疾亦愈。用三七一味，治愈中、西诸医不能治之大病，药性之妙用，真令人不可思议矣。

以上锡纯所言，三七化瘀止血，功在不世。化瘀血，止血妄，在血证家族功属第一。在活血化瘀家族一味丹参功同四物，在化瘀止血方面，一味三七，功同所有止血药。

作为人参科的三七，和人参、西洋参，并称参家三兄弟。作为化瘀止血药，最大的特点是止血不留瘀。出血有血瘀块，缠绵难愈，特别适合于三七。三七是明代发现的药，最早用于军中仗伤的治疗。三七还能够治疗老年痴呆、心脑瘀血、动脉硬化等。以云南白药为主要成分的三七，前景广阔。

大凡由火攻血分生成的，热血妄行的所有病症，均可使用三七。所有的内部外部的溃疡、疮疖、鼓包、癌变、红肿、疼痛，皆由血妄作怪，皆有血在那里供应创面。犹如打仗的粮草，粮草没有了，还打什么仗！血液就是所有炎症创面的粮草，三七就是所有病变部位的断粮将军，釜底抽薪才能根治疾病。这是研究谢文英老师疮复汤时的感悟。

（二）调治口疮病医案

【病案1】王某，女，39岁，高管。2018年3月1日初诊。

口疮2个月余，春节时因过食瓜子而致口腔生疮，自服牛黄清心丸未愈。症见：口腔内舌边、尖可见6枚口疮，色红，中心有黄色脓点，口干，疼痛，大便干而不爽，月经量少、色可，舌红、苔黄腻而干，脉细滑。证属胃肠滞热，治以清胃化滞，泻火。方选自拟疮复汤。

处方：太子参20克，黄连6克，三七粉（另冲）6克，石斛10克，金银花15克，连翘10克。6剂，水煎服，日1剂，早、晚2次温服。

3月8日二诊：服上方后口疮减轻，未见新出，仍口干，大便日一次，舌红苔白。仍按上方6剂，服法同上。服上方12剂后口疮全消，纳、眠可，二便调，停药观察，1年后随访，口疮未反复。

按语：本案患者初因饮食不节，胃肠积滞化热，循经上炎，久而蕴毒，乃至口舌生疮，溃痛不休，反复发作、口干便秘，舌红、苔黄腻而干，为滞热伤阴，腑气不通，火热无下行之路。治宜清胃化滞，泻火。方选自拟疮复汤加减后，口疮症状消除。

【病案2】刘某，女，52岁，2018年11月5日初诊。

舌尖、舌下溃疡近2周，自服多种维生素症未减而就诊。症见：溃疡点周围鲜红，微肿，灼热疼痛，进食加重，伴口苦口干，便秘尿赤，心烦眠差，舌红，苔薄黄，脉稍数。证属心火亢盛，治宜清心泻火，解毒生肌。方选自拟疮复汤。

处方：太子参20克，黄连6克，三七粉（另冲）6克，石斛10克，大黄（后下）5克，黄连6克，栀子10克，金银花15克。6剂，水煎服，日1剂,早、晚2次温服。

11月12日二诊:服上方后,口腔溃疡已基本治愈,余症明显好转,但夜间难眠,舌脉同前,于上方去大黄,加酸枣仁20克,再服6剂,诸症愈。

按语:此案患者口疮溃疡点多在舌尖,溃疡大小不等,常为1~2个,其周围黏膜鲜红,微肿灼痛,伴心烦眠差,口苦口干,面红尿赤。心火亢盛,内扰心神,上炎口舌,下移小肠,热腐肌膜,伤津灼液而致诸症。治宜清心泻火,解毒生肌。方选自拟疮复汤加减,效果良好。

【病案3】张某,男,47岁。2018年5月9日初诊。

因下齿龈及唇颊黏膜处有3个大小不等的溃疡近2周,自服阿莫仙胶囊、多种维生素症未减就诊。平素有抽烟饮酒的习惯,喜食辛辣,味重。症见:溃疡周围红肿灼痛,伴齿龈肿痛易出血,便干尿黄,口苦口臭,渴欲冷饮,舌红,苔薄黄,脉稍数。证属胃中积热,治宜清胃泻火,解毒敛疮。方选自拟疮复汤。

处方:太子参20克,黄连6克,三七粉(另冲)6克,石斛10克,生石膏30克,知母10克,生地黄15克,麦冬10克,牛膝15克,大黄(另冲)5克。6剂,水煎服,日1剂,早、晚2次温服。

5月16日二诊:服上方后,口腔溃疡明显好转,大便通畅,口干口苦消失。上方去大黄继服6剂。药后口腔溃疡治愈,1年后随访,口疮未作。

按语:此案口疮多好发于舌面或上下齿龈及唇颊黏膜处,溃疡大小不等,常为多发,其周围黏膜鲜红,微肿灼痛,伴齿龈肿痛易出血、大便秘结、口苦口臭、渴喜冷饮等。此由素食烟酒、辛辣,胃中积热,热极生火,火邪循经上熏口舌和齿龈,热腐肌膜,消灼津液而致。证属胃中积热,治宜清胃泻火,解毒敛疮。方选自拟疮复汤加减,效果特好。

【病案4】吴某,女,40岁。2018年3月9日初诊。

舌左侧2个溃疡一周余,自服泻火药症不减。症见:溃疡如黄豆大小,周围黏膜鲜红,微肿灼痛,伴心烦易怒,夜睡梦多,耳鸣如蝉,口苦咽干,舌红,苔黄,脉弦数。证属肝郁化火,治宜清肝泻火,解毒敛疮。方选自拟疮复汤与龙胆泻肝汤加减。

处方：太子参 20 克，黄连 6 克，三七粉（另冲）6 克，石斛 10 克，龙胆草 10 克，黄芩 12 克，炒栀子 12 克，柴胡 12 克，白芍 15 克。6 剂，水煎服，日 1 剂，早、晚 2 次温服。

3 月 16 日二诊：服上方后，口腔溃疡、心烦易怒、耳鸣、眠差好转，治法不变，原方再服 6 剂，服法同上。

3 月 23 日三诊：服上方后，口腔溃疡愈，耳鸣如蝉、心烦易怒、口苦咽干消失，睡眠渐好转。后服逍遥丸，以善其后。随访 1 年，所有症状消除。

按语：此案患者口疮好发于舌的左右两侧，溃疡大小不等，一个或多个，其周围黏膜鲜红，微肿灼痛，伴情绪急躁、心烦易怒、耳鸣如蝉、面红目赤等。"气有余便是火"。肝郁日久化火，火邪循经上炎而致，治宜清肝泻火，解毒敛疮。方选自拟疮复汤与龙胆泻肝汤合方加减，效果理想。

【病案 5】周某，女，40 岁。2018 年 7 月 15 日初诊。

舌下、唇颊溃烂点，此起彼愈，绵延不断已 1 年余，自服多种维生素、牛黄解毒片、一清胶囊等未愈。症见：舌下 3 个溃烂点，其周围色淡红，伴头昏耳鸣，足心发热，口渴便干，心烦难眠，舌红少津，苔少，脉细。证属阴虚火旺，治宜滋阴降火，敛疮生肌。方选自拟疮复汤加减。

处方：太子参 20 克，黄连 6 克，三七粉（另冲）6 克，石斛 10 克，知母 12 克，黄柏 10 克，生地黄 15 克，酸枣仁 20 克，麦冬 10 克。6 剂，水煎服，日 1 剂，早、晚 2 次温服。

7 月 22 日二诊：服上方后，口腔溃疡明显好转，余症减轻，继予原方再服 6 剂，口腔溃疡已愈，足心发热、口渴心烦基本消失，大便通畅，仍感头昏耳鸣，嘱患者坚持服知柏地黄丸 6 个月余。随访 1 年口腔溃疡未复发，头昏耳鸣也渐消失。

按语：此案患者口疮反复发作，病程较长，溃烂点周围色淡红或微红，溃烂点此起彼愈，绵延不断，伴手足心发热，耳鸣如蝉，口咽干燥，舌红少津，苔少等。该型易发于素体阴虚，大病愈后或劳伤过度者，为真阴亏耗，虚火上炎所致。《景岳全书》曰："口疮，连年不愈者，此虚火也。"治宜滋阴降火，敛疮生肌。方选自拟疮复汤加减且获效。

总之，口疮一症，病有久暂，证分虚实，除与心脾积热、阴虚火旺及湿邪密切相关。对湿热蕴结的患者，要注意清热、祛湿、养阴三者之间的轻重、标本、缓急，详细辨证，方能获效。对反复发作者还可用药预防。饮食、生活调摄也属重要。平时应注意忌烟酒、辛辣、煎炸、烘烤等食品，饮食宜清淡，多食蔬菜，注意休息，避免劳累，也可配合食用时令果蔬。

第七章 调皮肤病

在人类同大自然的抗争中，积累了丰富的养生治病的经验，在浩如烟海的医学典籍中，出现了数不尽数的皮科名医妙方。今天，我们就步入这个神圣的殿堂，领略大医风范！把您所崇敬的大医妙理，您所渴求的大医妙方，原汁原味地推送到您的面前，让您目不暇接。

一、龚太医治皮肤病方略

龚信，曾任明太医院医官，他在宫廷中治病，心细如丝，所有疾病，必分类齐全。这不，皮肤病就分了十类。曰痈疽，曰瘰疬，曰疔疮，曰便毒，曰杨梅疮，曰臁疮，曰疥疮，曰癣疮，曰秃疮，曰癜风，曰诸疮。每一类都有论述，附有名方。

《内经》曰：诸痛痒疮疡，皆属于心。又云：膏粱之变，足生大疔。盖心主血而行气，气血凝滞而为痈疽也。痈者，壅也。大而高起，属乎阳，六腑之气所生也，其脉浮数。疽者，沮也。平而内发，属乎阴，五脏之气所成也，其脉沉数。

凡人初生疮之时，便觉壮热恶寒，拘急头痛，精神不宁。烦躁饮冷者，其患疮疽必深也。若人须患疮疽，起居平和，饮食如故，其疮浮浅也。

凡外敷贴药，亦发表之意。一方谓贴冷药有神效。夫气得热则散，得冷则敛，何谓神效？经曰，发表。

凡肿疡用手按之，热则有脓，不热则无脓。重按乃痛，脓之深也；轻按即痛，脓之浅也；按之不甚痛者，未成脓也。若按之即复者，有脓也；不复者，无脓，必是水也。

凡痈疽未破，毒攻脏腑，一毫热药不敢用。若已破溃，脏腑既亏，饮食少进，一毫冷药不敢用也。

凡脓出而反痛者，此为虚也，宜补之。亦有秽气所触而作痛者，宜和解之。风冷所逼者，宜温养之。

凡疽发深而不痛者，胃气大虚，必死肉多而不知痛也。

凡肿疡时呕者，当作毒气上攻治之，溃后当作阴虚补之。若年老溃后，发呕不食，宜参芪白术膏峻补。河间谓疮疡呕者，湿气侵于胃，宜倍白术。

凡痈疽发渴，乃血气两虚，用参以补气，当归、地黄以养血。

凡痈疽有实热者，易疗；虚寒邪热者，难治。肿起坚硬，脓稠者为实；肿下软漫，脓稀者为虚。败脓不去，加白芷则去，不可用白术，盖白术能生脓故也。

凡痈疽始发，即以艾多灸之，可使轻浅。或以骑竹马灸法最妙，盖火畅达，拔引郁毒，此从治之意。

惟头为诸阳所聚，艾炷宜小而少。若其身必痛，灸至不痛，不痛灸至痛。

连翘败毒散

治痈疽发背，疔疮乳痈，一切无名肿毒，初起憎寒壮热，甚则头痛拘急，状似伤寒，一日至四五日者，二三剂以解其毒，轻者则内自消散，若至六七日不消，宜服真人活命饮，后服托里消毒散调理。

柴胡，羌活，桔梗，金银花，连翘，防风，荆芥，薄荷叶，川芎，独活，前胡，白茯苓，甘草，枳壳。

上锉，生姜煎。如疮在上，食后服；在下，食前服。如热甚并痛甚，加黄连、黄芩。如大便不通，加大黄、芒硝下之。

真人活命饮

治一切痈疽疔肿，不问阴阳虚实，善恶肿溃，太痛或不痛，然当服于未溃之先与初溃之时，如毒已大溃，更不宜服。初用此剂，大势已退，然后随证调理，其功甚捷，诚仙方也。

乳香、没药、贝母、甘草节、白芷、花粉、赤芍药、当归梢各一钱，防风七分，陈皮一钱半，皂角刺五分，金银花三钱，穿山甲（切碎，以蛤粉炒黄色）三六片。

上锉一剂，用醇酒一钟半，以纸密封罐口，勿令泄气，煎至一钟，随疮上下，以分饥饱温服。能饮酒者，服后再饮三五杯，忌酸薄酒、铁器。服后倒卧，觉痛定回生，神功浩大，不可臆度，再看证加减。在背俞倍皂角刺。在腹募倍白芷。在胸次加瓜蒌仁二钱，在四肢倍金银花。

槐花酒

治背发一切疔疮肿毒，不问已成未成，俱痛者宜用。未成者一二服即消，已成者三四服即愈。

槐花四五两。微炒黄，乘热入酒二钟，煎十余沸，去渣热服。

〔批〕（按上方治痈疽初起，已成或未成未溃之先宜之）

金银花酒

治一切痈疽、发背、疔疮、乳痈、便毒，及喉痹乳鹅，不问已溃未溃者。

金银花连茎叶捣烂，取汁半钟，和热酒半钟，温服，可保无虞。如秋冬无鲜者，水煎和酒服。

追风通气散

治痈疽、发背、流注、肿毒、脑疽、打破伤折、疝气、血瘕、香港脚、诸气痞塞、块痛、腰痛、一切痰饮为患。此药大能顺气匀血，扶植胃本，不伤元气，荡涤邪秽，自然通顺，不生变证，真仙剂也。

气血逆于腠理，故令壅结痈疽，调和营卫实堪，宜赤芍、木通、白芷、何首乌同枳壳、茴香、乌药、当归，更加国老等无疑，酒水同煎济世。

一痈疽生痰有二：一则胃寒生痰，加半夏以健脾化痰；一则郁热而成风痰，加桔梗，并用生姜水酒煎。

一发背因服寒凉之药，过伤脾胃，饮食少进，颜色憔悴，肌肉不生，去木通，少用当归，倍浓朴、陈皮。

流注，加独活。脑发背发，去木通；打破伤折在头上，去木通，加川芎、陈皮。经年腰痛，加萆薢、延胡索酒煎。香港脚，加槟榔、木瓜、穿山甲水煎。痰饮为患，或喘，或咳，或晕，头痛睛疼，遍身拘急，骨节痹疼，胸背、颈项、腋胯、腰腿、手足聚结肿硬，或痛或不痛，按之无血潮，虽或微红，亦淡薄不热，坚如石，破之无脓，或有薄血，或清水，或如乳汁，又有坏肉如破絮，又如瘰疬，在皮肉之间，如鸡卵可移动，软活不硬，破之亦无脓血，针口弩肉突出，惟觉咽喉痰实结塞，作寒作热，加南星、半夏。肿毒坚硬不穿，加川芎、独活、麻黄、连须葱煎，热服。

托里消毒散

治一切痈疽，六七日未消者，服此药，疮未成即消，已成即消。能壮气血，固脾胃，使毒气不得内攻，脓毒易溃，肌肉易生。切不可早用生肌之药，恐毒气未尽，反增溃烂。如有疮口，便贴膏药，以御风入，至疮口闭合，如不用贴，此守成之方也。

黄芪（盐水炒）、花粉各二钱，防风、当归（酒洗）、川芎、白芷、桔梗（炒）、浓朴（姜制）、穿山甲（炒）、皂角刺（炒）各一钱，金银花、陈皮各三钱。

上用水、酒各一钟，煎至七分。疮在上食后服，在下空心服，二帖后，只用水煎。

千金内托散

治痈疽疮疖，未成者速散，已成者速溃。败脓自出，无用手挤，恶肉自去，不用针刀，服药后疼痛顿减。此药活血匀气，谓胃补虚，祛风邪，辟秽气，王道之剂，宜多服之，神效。

黄芪（蜜炙）、人参（去芦）、当归各二钱，川芎、防风（去芦）、桔梗（去芦）、白芷、浓朴（姜炒）、薄桂、甘草（生用）各一钱，加金银花亦可。

上为末，每服三钱，无灰酒调下。不饮酒，木香汤调下亦可。或都作一剂，用酒煎服尤佳。痈疽肿痛，用白芷；不肿痛，倍官桂。不进饮食，加砂仁、香附。痛，加乳香、没药。水不干，加知母、贝母。疮不穿，加皂角刺。咳，加陈皮、半夏（烫泡七次）、杏仁、姜五片煎。大便闭，加大黄、枳壳。小便涩，加麦门冬、车前子、木通、灯心。

〔批〕（按上方治痈疽已溃，托里消毒败脓之剂）

神仙蜡矾丸

治痈疽及肠痈，消毒，固脏腑，止疼痛，扩膜止泻，化脓，痈疽溃后宜服。

黄蜡二两，生白矾三两，为末，熔蜡为丸，如梧桐子大。每服二三十丸，酒下。不饮酒者，熟水下。一日服三次。肺痈，蜜水下；咳嗽，姜汤下。

二仙散（黄宾江传）

治发背痈疽，已成未成，已溃未溃，痛不可忍者。

白芷（未溃者用一两，已溃者用五钱），贝母（未溃者用五钱，已溃者用一两）。

上锉，好酒煎服。

〔批〕（按上方治诸痈疼痛及不破者宜之）

透脓散

治诸痈疽，及贴骨痈不破者，不用针刀，一服不移时而自透，神效。

蛾口茧一个，烧灰存性，用酒调服，即透。切不可用三两个，服之即生三两头。

芙蓉膏（张秀峰传）

治发背痈疽，痛如锥剜不可忍，登时痛止如神。

芙蓉叶、黄荆子（为末）各等分。

上二味，入石臼内捣极烂，用鸡子清调搽患处，留顶，如烟雾起，立瘥。此方用在未溃之先，或将溃之际。

三神膏（张贡士传）

治痈疽发背。

蓖麻子（去壳）四十九枚，陈醋一碗半，好盐一撮。

上三味，置锅中，用文武火熬之，槐枝搅成膏。先将米泔水洗净疮，搽上药，留顶，未成脓者即散，已成脓者即溃。忌一切发物并酒。

神妙生肌散（敏所兄传）

治痈疽发背，诸般疮毒，溃烂疼痛。

乳香一钱，没药（二味用灯草同研）二钱，孩儿茶一钱，血竭一钱，赤石脂一钱，海螵蛸一钱，轻粉三分，龟板（炒）一钱，鳖甲（炒）一钱，硼砂（生肌全在此味）二钱，水银一钱，黑铅一钱，初起加黄柏一钱。作痒加白芷一钱。

上将银、铅同煎化，将前药各为末，入银铅于内，研极细，糁疮上，神效。

铁桶膏（泽川酉府传）

治痈疽、发背、疔疮、瘰疬、痔疮、粉瘤。

荞麦秆灰淋汁二碗，熬至一碗，下血竭、乳香、没药（为末）各三分，入汁内，再熬去半碗，取下待冷，入黄丹八分，雄黄八分，朱砂八分，好煅石八钱，为极细末，共一处，放药汁内搅匀成膏，瓷器收贮，用三棱针刺破，将药入内，直深入到底，不三四次痊愈。

玉容膏（秘传）

治发背痈疽溃烂，用此生肌，止痛，外护。

香油二两，黄蜡一两，二味化开，入黄丹末一钱，寒水石（火）一两，为细末，熔化为膏，纸摊贴患处。

〔批〕（按上方治痈疽外治之剂）

水云膏（阐传）

治发背。

干姜（炒）、皂角（炙，去皮弦）、五倍子（炒）、川芎各一两，孩儿茶、乳香、没药各三钱，枯矾、槐花各一钱。

上为末，苦胆汁调涂，神效。又方，醋炒五倍子，入猪脑髓同捣如膏贴之，如疮在左，用左边脑。

附：肠痈、肚痈

千金内消散

治肠痈便毒，初起即消，已肿即溃，脓血从大便中出。

大黄三钱，赤芍药、白芷、木鳖子（去壳）、乳香、没药、皂角刺、白僵蚕、瓜蒌仁、天花粉各一钱，归尾（酒洗）一钱半，穿山甲（蛤粉炒黄色，杵碎）三大片，金银花三钱，甘草五分。

上锉一剂，水酒煎，空心服。红点加芒硝。

内消沃雪汤（陈恕轩传）

治肚内生痈及痈疽，神效。

第七章 调皮肤病

当归身，白芍药，黄甘草节，金银花，天花粉，连翘，香白芷，穿山甲，皂角刺，贝母，乳香（研），木香，青皮，广陈皮。

甚者加大黄，水酒煎服立消，是世所奇。

再看看他的调治瘰疬方略。

夫瘰疬者，颈腋之间而生结核也。或在耳后，连及颐颔，下至缺盆（在锁字骨陷中），皆为瘰，手少阳三焦经主之；或在胸及胸之侧，皆为马刀疮，足少阳胆经主之。二经多气少血，其初生如豆粒，或如梅李，累累相连，历历三五枚，久久不消，渐渐长大，按之则动而微痛。不憎寒壮热，惟午后微有热，或夜间口干，饮食少思，四肢倦怠，是以坚而不能溃，溃而不能合。有风毒者，得之于风；热毒者，得之于热；气毒者，得之于气，乃风热邪气蕴结而成，皆由气血不足，往往变为劳者。

经云：此不系膏粱丹石之变，因虚劳气郁所致。宜补形气，调经脉，则未成者自消，已成者自溃。若不详经络血气多少，脉证受病之异，卒用牵牛、斑蝥，及流气饮、十宣散等，则血气已损，而实实虚虚之祸，如搐诸掌。

治当以益气养荣汤主之。

益气养荣汤

〔批〕（按此方治瘰疬半攻半补之剂）治怀抱抑郁，瘰疬流注，或四肢患肿，肉色不变，或日晡发热，或溃而不敛。

黄芪（蜜炙）、当归（酒洗）、人参、白术（炒）各一钱半，川芎、白芍（酒洗）、生地黄、陈皮、香附、贝母各一钱，地骨皮、柴胡、桔梗（炒）、甘草（炙）各五分。

上锉一剂，水煎，食远服。如有痰，加橘红。刺痛，加青皮或木香。午后有热，或头微眩，加酒炒黄柏。脓水清，倍参、归。女人有郁气，胸膈不利，倍香附、贝母。月经不调，加丹皮、当归、红花。

散肿溃坚汤

治马刀疮，结硬如石，或在耳下，至缺盆中，或至肩上，或于胁下，皆手足少阳经中。及瘰疬遍于颏，或至颊车，坚而不溃，在足阳明经所出。或二疮已破，乃流脓水，并治，及生瘿瘤，大如升，久不溃者。

升麻六分，葛根二钱，白芍药二钱，当归尾五分，连翘三钱，黄连二钱，桔梗五钱，黄芩梢（酒洗）一钱半，黄柏（酒炒）五钱，贝母（酒炒）五钱，昆布（洗）五钱，龙胆草（酒洗）四钱，海藻（酒炒）五钱，三棱（酒炒）三钱，莪术（酒炒）三钱，天花粉（酒浸）五钱，甘草（炙）五分，白芍二钱，归尾五分。

上锉，每一两，用水二钟，先浸半日，煎至一钟，去渣，热服。于卧处伸足在高处，头微低，每噙一口，作十次咽。至服毕，根据常安卧，取药在胸中停蓄也。另攒半料，作细末，炼蜜为丸，如绿豆大。每服百丸，或一百五十丸，此药汤留一口送下。

内消散（任中嵩传）

治瘰疬，宜先用益气养荣汤数十服，后服此方。

朱砂一钱，血竭一钱，斑蝥（去翅足，生用）三分。

上为细末，每服一分，空心烧酒调服。未破者，三五日立消；已破者，内服此药，外用金头蜈蚣一条，研极细末，用麻油一小钟，浸二旦夕，搽患处，其疮即肿溃。过一二日肿消，可贴膏药，疮势大者二十日痊，小者十余日平复。

天花散（京师传）

〔批〕（按此方治瘰专攻之剂）治瘰疬溃烂疼痛。

天花粉一钱半，白芷一钱，乳香二分，没药五分，赤芍药一钱七分，贝母七分，归尾一钱，金银花三钱，穿山甲（炒黄色）一钱二分。

上锉一剂，好酒一钟半，煎服，忌鲜鱼鸡羊等毒物。

乌龙膏（周排山传）

治瘰疬溃烂，久不愈者。

木鳖子（带壳烧存性，去壳）、侧柏叶（焙）、人中血（即发烧灰）、青龙背（即旧锅上垢腻）、纸钱灰飞罗面各一钱。

上为末，用好醋调成膏涂疮上，外用纸贴效。

代灸散

治瘰疬溃烂，臭不可闻，久不能愈。

官粉一钱，雄黄一钱，银朱一钱，麝香二分。

上为细末，用槐皮一片，将针密密刺孔，置疮上。

上掺药一撮，以炭火炙热，其药气自然透入疮中，痛热为止。甚者换三次，轻者二次痊愈。

紫云膏

治瘰疬及一切顽疮溃烂久不愈，并杖疮、臁疮、小儿头疮并效。

黄蜡一两，松香五钱，黄丹三钱，香油四两。

上四味，共入铁锅内，用柳条去皮搅之，文武火熬至半炷香尽为度。摊油纸贴之，或搽涂患处。

地龙膏（李养斋传）

治瘰疬未破者，贴之立消。

雄黄、地龙粪、小麦面各等分，研末，醋调涂之。

丹青散

治瘰疬已破者，搽上即愈。

银朱一钱，铜青一钱，松香五分。

研末，有水，干敷之，如干，灯油调搽。

瘰疬妙方（刘前冈传）

用荞麦面捻作圈，围住疮上，用黄酒糟压干撒在疮上，用麝香入艾槌烂，铺糟上，火烧艾，过则再换，以疮内水干为度，后贴膏药。

官粉一两半，乳香二钱，没药二钱半，孩儿茶二钱半，蛤粉五钱，龙骨二钱半，蜂房二个，密陀僧二钱半，血竭二钱，蓖麻子（去壳）一百二十个。

上研为细末，用香油四两熬黑色，后将各药放在油内，熬数沸，用瓦盆盛水，将药锅坐在上，出火毒，纸摊贴患处如神。忌食鸡、鹅、羊肉、鸭蛋、鲜鱼、辛辣炙爆等物。

老君丹（黄宾江传）

治瘰疬并痰核结硬。

老君须四分，紫背天葵三钱，乳香三钱，没药、红曲、防风、红花各三钱，栀子五分，当归八分，川芎四分，草果仁一钱，血竭五分，孩儿茶五分，土茯苓五分，金银花五分，白芥子五分。

上共捣粗末，先用独蒜一个，顺擂烂，入好酒一碗，滤去渣，入药于内，重汤煮一时。食后，临卧服三剂，全消，妙不可言。

天葵子丸（黄宾江传）

治瘰疬。

紫背天葵一两半，海藻一两，海带一两，昆布一两，贝母一两，桔梗一两，海螵蛸五钱。

上为细末，酒糊为丸如梧桐子大，每七十丸。此方用桔梗开提诸气。贝母以消毒化痰，海藻、昆布以软坚核，治瘰疬之圣药也。

太医所论，痈疽、瘰疬多矣。想那明朝宫廷，膏粱厚味，且虚劳气郁，火毒外攻，多生痈疽、瘰疬。并发肚内肠痈便毒，秘方调治，多有神效。

而今人所患疾病，牛皮癣、白癜风却论述甚少。

二、李可调治皮肤病方略

李可老先生是当代大医，终生以振兴祖国医学为己任，以解民倒悬为担当，一生攻破了很多疑难顽症。此推出他的治皮肤病方略，供大家细细品味。

皮肤病很少危及生命，但顽固难愈。患者痛苦缠绵，医者焦头烂额，确是医学一大难题。故有"医生不治癣，治癣丢了脸"之谚。作为基层中医，求治者五花八门，不允许自封专家，只看专病，而把众多患者推出门去。古代中医能以患者的疾苦为己任，随时改变自己的专业。我辈虽在医学水平上望尘莫及，但依然有为患者解除疾苦的赤诚。于是我辈也被逼上了皮肤科难症攻关之路。

初期，"见皮治皮"，搜集了大量外用方，以涂抹擦敷为能事，止痒消炎解除燃眉之急，也有小效。

但大多暂愈后复发，此伏彼起，穷于应剂。此路不通，日久才渐有领悟。

皮肤病病虽在皮肤，却内连脏腑，并与情志变动、气血失和息息相关。一切皮肤病的根本原因，首先是整体气血失调，"邪之所凑，其气必虚"，然后是风、寒、暑、湿、燥、火六淫之邪侵袭，或长期接触有害物质，诸多外因趁虚袭人而致病。而治皮之道，首当着眼整体，从调燮五脏气血入手。"见皮治皮"，永无愈期。

遂创"乌蛇荣皮汤"，执简驭繁，用其治多种皮肤顽症，竟获奇效。方剂组成如下：

生地黄（酒浸）、当归各30克，桂枝10克，赤芍15克，川芎、桃仁、红花各10克，牡丹皮、紫草各15克，定风丹60克，白鲜皮、乌蛇肉（蜜丸先吞）各30克，炙甘草10克，鲜生姜10片，大枣10枚。

方中桃红四物合桂枝汤，养血润燥，活血祛瘀，通调营卫。定风丹（何首乌、蒺藜对药）滋养肝肾，乌须发，定眩晕，养血祛风止痒；牡丹皮、紫草凉血解毒；白鲜皮苦咸寒，入肺与大肠、脾与胃四经，功能清湿热而疗死肌，为风热疮毒、皮肤痒疹特效药。服之，可使溃烂、坏死、角化之皮肤，迅速层层脱落而愈，脾胃虚寒者酌加反佐药，本品对湿热黄疸，兼见全身瘙痒者，对症方加入30克，一剂即解。乌蛇肉一味，归纳各家本草学论述，味甘、咸，入肺、脾二经，功能祛风、通络、止痉。乌蛇肉治皮毛肌肉诸疾，主诸风顽癣、皮肤不仁、风瘙隐疹、疥癣麻风、白癜风、瘰疬恶疮、风湿顽痹、口眼㖞斜、半身不遂，实是一切皮肤顽症特效药。又据现代药理研究证实，其含多种微量元素，钙、铁、磷及多种维生素、蛋白质，营养丰富，美须发，驻容颜，延年益寿。诸药相合，可增强体质，旺盛血行，使病变局部气血充盈，肌肤四末得养，则病愈。

本方加加减减，可治15种皮肤科顽症，现录李老先生调治白癜风案例，以飨读者。

【病案1】李某，男，17岁，灵石煤矿工人子弟。1977年7月3日初诊。

双颊部白癜风呈云团状，中心苍白脱色；左眉毛变白已40天，全身瘙痒。证属营卫失和，风毒郁结肌肤。基本方加狼毒2.5克。5剂后症状消失而愈，追访至婚后未发。

【病案2】高某，男，20岁，水峪人。1976年5月3日初诊。

病程6年，面颊双侧斑驳如花脸，四肢满布斑块，中心苍白，周围红晕，痒感，口渴，舌绛而干，脉沉数。证属血虚内燥化风，肌肤失养。基本方白蒺藜重用90克，加沙苑子30克，女贞子、子莲草各30克，狼毒3克。经治34天，服药31剂，服至10剂后，每隔2～3日面部即脱皮一层，面目四肢病区，已了无痕迹。唯觉腰困如折，原方去狼毒，加青蛾丸（盐补骨脂30克，核桃肉5枚），7剂补肾固本而愈，追访3年未复发。

【病案3】王某，女，41岁，城关医院会计。

患本病20年。面部斑驳，白一片，红一片，黑点，黄褐斑点缀其间，犹如京剧脸谱。渐渐发展至体无完肤，睫毛、眉毛亦变白。皮痒脱屑，脉细数，舌边瘀斑成片。从血燥化风，气虚夹瘀不荣肌肤论治。积久顽疾，基本方加狼毒3克，气不运血，皮毛失养，加生芪100克。服10剂，痒止，病变部位苍白处逐渐变红。再投拙拟"克白散"一方：沙苑子750克，九制豨莶草500克，乌蛇肉250克，定风丹300克，三七100克，藏红花、乌贼骨、白药子、苍术、蚤休、降香、紫草、甘草各50克（制粉），每服5克，3次/日。

上药服半年，服至45天时，皮肤色素基本均匀复常。全部服完后，面部之黑点、黄褐斑亦退净。

按语：本病是一种常见难治病，虽不危及健康，但好发于青年男女，外观不雅，颇令患者苦恼。70年代中，余参酌古今论著，创制"克白散"，经治多人皆愈，方中之沙苑子补益肝肾，从近代药理研究得知，确是一味宝药。含有多种稀有微量元素，能增强人体免疫功能。助长发育抗衰老，抗癌。可增强内分泌激素的生成，增强新陈代谢。对一切整体失调类疾病，均有调补作用。

方中三七（半生用半油炸）、藏红花（含多量维B_2）益气补虚，养血活血化瘀。血行旺盛，则营养肌肤。定风丹补肝肾，养血祛风，为皮科要药，故为本方主药。余药化湿健脾，清热凉血解毒。诸药相合，共奏补益肝肾、祛风胜湿、益气运血、营养肌肤功用。藏红花价昂，可倍加三七代之。

三、谢文英调治皮肤病方略

皮肤位于人体的最外围，是人体与外界的第一道屏障，时刻参与着机体的功能活动，维持着机体和自然环境的对立统一，皮肤的生理功能受到损害，就会引起皮肤病。因此，皮肤病包括有牛皮癣、慢性湿疹、荨麻疹等。

皮肤病虽然名目繁多，皮损多种多样，病情错综复杂，但其症状归纳起来，不外痒、痛、渗出（或脱屑）。其病因不外风、湿和热（亦有虫、毒、瘀等）。其病机多为风、湿、热邪郁于肌肤，气血运行受阻，肌肤失养而成。急性病变多属湿热，慢性多属血燥。急性期多用祛风清热利湿法，慢性期多用养血润燥法。临床表现，偏于风者，多泛发全身，游走不定，瘙痒颇剧，大多为干性，少渗出，有脱屑，皮损多为丘疹、风团，偏于热者，其症多见红、肿、热、痛、痒（或痒痛交作），皮损多为斑丘疹；偏于湿者，多见瘙痒、糜烂、渗液较多，或黄水淋漓，病程缠绵难愈，皮损多为水疱、脓疱。因此，治疗皮肤病需从整体出发，辨证论治，调理脏腑，使局部的皮肤容易恢复。否则，只着眼于局部皮肤，而忽略内调脏腑气血，即使皮损暂时好转或消失，但不久又会复发，甚至愈发愈重。临床辨证施治，疗效满意且理想。

（一）调治牛皮癣之养血荣皮汤

银屑病，又称牛皮癣，是一种原因不明的难治性、易复发的皮肤病，男女老少皆可发生，但以青壮年居多，好发于头皮、四肢伸侧及躯干，伴瘙痒。治疗主张以清热解毒为主，兼顾他法，治宜凉血解毒，散风清热。

养血荣皮汤

处方：当归15克，川芎10克，生地黄10克，黄连6克，赤芍10克，蛇蜕10克。

加减如下。

1. 血热风燥者，加牛蒡子10克、黄芩10克、牡丹皮10克、赤芍10克、生何首乌10克。

2. 风湿热蕴者，加防风10克、知母10克、苦参15克、荆芥10克、牛蒡子10克、石膏30克。

3. 血虚夹毒者，加丹参15克、牡丹皮15克、太子参20克、砂仁

（后下）6克，牡丹皮10克。

4. 湿毒内蕴，血热受风者，加苦参15克、白鲜皮15克、地肤子10克。

5. 血热者，加生槐花15克、白茅根15克、生地黄10克、紫草根10克、赤芍10克。

6. 气血两虚者，加炙黄芪30克、龙眼肉15克、酸枣仁20克、茯神15克、远志10克、甘草6克。

同是大医，对皮肤病认识却有不同。龚太医认为是心火亢盛而成皮癣，因而其是心火论者，以清利心火立法。李可则认为牛皮癣是血证，以养血润燥为治血大法，为血以论者。谢文英则认为牛皮癣是热毒，要清热解毒，为热毒论者。无论是太医之心火说，李可之血燥说，还是谢文英之热毒说，都有一个共同的标准，那就是疗效。

（二）调治牛皮癣医案

【病案1】赵某，男，40岁。2017年3月2日初诊。

自诉患癣症2年之久，就医无数，诊治无效，反复发作，至今未愈。症见：颜面及四肢泛起大片红色皮疹，瘙痒无度，奇痒难忍，表面覆盖银白色较厚之鳞屑，搔抓后脱屑，刮之，基底面呈点状出血，大便干，伴有咽痛，口渴，舌质红，苔薄黄，脉浮数。证属血热风燥，治宜养血解毒，散风清热。方选养血荣皮汤加减。

处方：当归15克，川芎10克，生地黄10克，黄连6克，赤芍10克，蛇蜕10克，牛蒡子10克，黄芩10克，牡丹皮10克，赤芍10克，生何首乌10克。6剂，水煎服，日1剂，早、晚2次温服。

3月9日二诊：服上方后，奇痒、脱屑、便秘、咽痛、口渴均减，舌脉同前。仍按上方服6剂，服法同上。

3月16日三诊：服上方后，奇痒、脱屑、便秘、咽痛、口渴消退，舌红，苔薄，脉细数。仍按上方服12剂，服法同上。

4月1日四诊：服上方后，奇痒、脱屑、便秘、咽痛、口渴消失，舌淡红，苔薄白，脉沉细。仍按上方服12剂，服法同上。

4月16日五诊：服上方后，所有症状均消除。效不更方，继服上方加减2个月余，诸症消失。2年后随访，未见复发。

按语：本案患者外受风邪侵袭肌表，郁热化火，热灼血脉，热毒蕴结不解发于皮肤而生此病。症见奇痒、脱屑、便秘、咽痛、口渴。证属血热风燥，治宜养血解毒，散风清热。方选养血荣皮汤加减，药症相符，故调3个月余病除。

【病案2】陈某，男，59岁。2016年8月1日初诊。

牛皮癣10余年，加重伴瘙痒2天。患者10年前无明显诱因双上肢、背部出现红色小丘疹，并逐渐扩大为斑状丘疹，多层银白色干燥鳞屑，将鳞屑刮去，可见一层红色半透明的湿润薄膜，刮去薄膜又见多个针尖大小的出血点，其形为点状，伴瘙痒，治疗后症状反复。两日前无明显诱因加重，症见：全身多发红色小丘疹，以背部、胸前、腹部明显，边缘清楚，并呈点状存在，表面银白色鳞屑，瘙痒难忍。舌红苔黄，脉弦。证属风湿热蕴，治宜清火凉血，祛风除湿。方选养血荣皮汤加减。

处方：当归15克，川芎10克，生地黄10克，黄连6克，赤芍10克，蛇蜕10克，防风10克，知母10克，苦参15克，荆芥10克，牛蒡子10克，石膏30克。6剂，水煎服，日1剂，早、晚2次温服。

8月8日二诊：服上方后，背部、胸腹部皮损颜色变浅，较前变薄，部分皮损消失，自觉瘙痒感明显减轻，痒感可忍，继服上方12剂，嘱服6剂歇1天，服法同上。

8月22日三诊：服上方后，背部、胸腹部皮损颜色变薄，多个皮损恢复，瘙痒未作，舌淡红，苔薄黄，脉弦细，继服上方12剂，嘱服6剂歇1天，服法同上。后断续调理半年，病情稳定。2年后随访至今，皮癣未作。

按语：本案患者牛皮癣病史10余年，反复发作，绵延不愈，发作时瘙痒难忍，反复加重，难以治愈。属顽固型牛皮癣，多因久病肺气受损而失宣，致气血运行无力，微循环障碍，病理产物大量堆积，则毛发干燥无泽而枯焦，鳞屑附着，肌肤甲错，瘙痒难忍，舌红苔黄，脉弦。证属风湿热蕴，治宜清火凉血，祛风除湿。方选养血荣皮汤加减。症状很快得到控制，逐渐趋于好转，直至治愈，继以巩固而获效。

【病案 3】吴某，男，42 岁。2015 年 8 月 2 日初诊。

银屑病多年，双下肢尤甚，小腿遍布，患处色红成片，瘙痒难忍，起皮屑，身上亦散在成片发作，舌暗红，苔黄，脉细数。证属血虚夹毒，治宜养血解毒。方选养血荣皮汤加减。

处方：当归 15 克，川芎 10 克，生地黄 10 克，黄连 6 克，赤芍 10 克，蛇蜕 10 克，丹参 15 克，牡丹皮 15 克，太子参 20 克，砂仁（后下）6 克。6 剂，水煎服，日 1 剂，早、晚 2 次温服。

8 月 9 日二诊：服上方后，皮肤瘙痒减轻，皮损面积明显缩小，舌脉同前。仍按上方服 12 剂，服法同上。

8 月 25 日三诊：服上方后，服药后瘙痒进一步减轻，偶尔失眠，舌红，苔微黄，脉细数。继按上方加酸枣仁 15 克、柏子仁 10 克。12 剂，服法同上。

9 月 15 日四诊：服上方后，瘙痒基本未作，能休息 7 小时，舌淡红，苔薄白，脉细。12 剂，服法同上。继按上方加减调服约半年，病情稳定。来年 8 月复诊时患者全身皮肤无瘙痒，皮损消退，双腿色泽正常，可穿短裤，生活饮食与正常人相同，能食鸡、鸭、鱼、肉，无不适。2 年后随访病情稳定，无反复。

按语：本案患者皮肤干燥起屑，如大地龟裂，应以雨水润之。金生水，故补肺生水；草木蓄水，故补血养肝木以蓄水，同时木之疏通又可引地下泉水上行，如此方能保持地面生机。本证属血虚夹毒，治宜养血解毒。方选养血荣皮汤加减。服药近 8 个月后，症状稳定。本病还应注意按时休息以养肝血，否则病难痊愈。

【病案 4】张某，女，38 岁。2015 年 2 月 20 日初诊。

3 个月前颈部出现一圆形的扁平疹融合成片，皮色为淡褐色，干燥、脱屑，阵发性奇痒，紧张或晚睡时，瘙痒加重，因经常搔抓摩擦，皮肤有部分血痂。曾服用过西药地塞米松片，外用皮炎平等药膏能暂时缓解，停药后复发，舌红，苔淡黄，脉滑数。证属湿毒内蕴，血热受风，治宜祛风利湿，清热止痒。方选养血荣皮汤加减。

处方：当归 15 克，川芎 10 克，生地黄 10 克，黄连 6 克，赤芍 10 克，蛇蜕 10 克，苦参 15 克，白鲜皮 15 克，地肤子 10 克。6 剂，水煎服，日 1 剂，早、晚 2 次温服。

3 月 2 日二诊：服上方后，瘙痒、脱屑均减轻，其他症状变化不大，仍予原方 12 剂，服法同上。

3 月 16 日三诊：皮损稍红，痒感减轻，继服 6 剂后皮损变薄，上方稍作调整服 10 剂，病情痊愈，1 年内未见复发。

按语：本案为颈部出现一圆形的扁平疹融合成片，皮色干燥，反复出现多层银白色干燥鳞屑，边界清楚，银白色鳞屑剥脱后会有出血点，皮肤变厚而坚硬，证属湿毒内蕴，血热受风，治宜祛风利湿，清热止痒。方选养血荣皮汤加减治疗，很快痊愈。

【病案 5】张某，男，45 岁。2017 年 3 月 12 日初诊。

点状皮疹，瘙痒，鳞屑 3 个月，加重 5 天。经省级医院皮肤科确诊为牛皮癣，一直内服（口服）、外用（涂）从未停过药，效果不佳。最近晚上瘙痒影响睡眠，全身皮疹、鳞屑加重。3 个月前，因春节前后熬夜较多，加之喜食辛辣、饮酒吸烟、口味重，突发全身皮肤潮红、瘙痒、皮疹，呈点滴状，新生皮疹不断出现，鳞屑较多，表层易剥离，基底有点状出血，瘙痒明显，伴口干舌燥，心烦易怒，大便干，小便黄，舌质红，苔黄，脉弦滑数。证属内有蕴热，郁于血分，治宜养血祛风，清热止痒。方选养血荣皮汤加减。

处方：当归 15 克，川芎 10 克，生地黄 10 克，黄连 6 克，赤芍 10 克，蛇蜕 10 克，生槐花 15 克，白茅根 15 克，紫草根 10 克。6 剂，水煎服，日 1 剂，早、晚 2 次温服。

3 月 19 日二诊：服上方后，瘙痒减轻、睡眠好转，其他症状变化不大，仍按上方服 12 剂，服法同上。

4 月 12 日三诊：服上方后，口干舌燥、心烦易怒消除，大便日 1 次，皮疹、瘙痒、鳞屑均较前减轻，睡眠好转，舌红，苔淡黄，脉滑数。仍按上方服 12 剂，服法同上。

4 月 26 日四诊：服上方后，各种症状明显减轻，仍按上方服 12 剂，服法同上。

5月10日五诊：服上方后，皮疹、瘙痒、鳞屑基本停止，所有症状都明显减轻，仍按上方服12剂，服法同上。后又以上方加减调理近半年，病情稳定，2年后随访，随访未见复发。

按语：本案患者因熬夜，素食辛辣、厚味，造成脾胃失和，气机不畅，郁久化热，心火亢盛，毒热伏于营血，皮疹发生迅速。前3个月经西药内服与外用，治标不治本，病情反复发作，阴血被耗，气血失和，化燥生风，经脉阻滞，造成气血凝滞于肌肤而现皮疹、瘙痒、鳞屑加重，证属血热化风，治宜养血祛风，清热止痒。方选养血荣皮汤加减，调理近8个月，病症消除，无复发。

总之，所有皮肤病，唯有牛皮癣难治，但只要找到病因，中药调理有极大的优势。牛皮癣主要是指慢性顽固性瘙痒性皮肤病，其症状表现为"瘙痒顽癣"，其病因可归纳为风毒热瘀。因风为百病之长，在慢性瘙痒的形成过程至关重要。《巢氏病源》云："干癣、湿癣、白癣、顽癣诸候皆因风热"。其病机特点为"多风"，因慢性瘙痒必致患者搔抓无度，日久破坏皮肤屏障，皮肤津液易散，致使内外之门户洞开，而肌表易感受外风，形成风热、风寒束表，进而内犯脏腑经络，病久必暗耗营阴，营阴既亏，亢阳躁动，肌肤失养，终成风客肌肤，发而为痒，兼夹湿、热、燥、虚、瘀，必致瘙痒无度，缠绵难愈。而治风先养肝，采用养血祛风、清热止痒之法，立方"养血荣皮"汤加减后，效速且远期疗效甚好，值得深入研究与总结。

（三）调治湿疹之平风止痒汤

湿疹是皮肤科常见病、多发病之一。中医无"湿疹"病名，而论述散见于"癣""疮""风"等范围。中医学类似湿疹的记载甚多，究其因，内责之心、脾两经，外责之风、湿、热邪侵扰。其主要特点为多形性皮疹，倾向湿润，对称分布，病程缠绵，病情时轻时重，易于复发，常因外来刺激呈急性发作，数月或数年不愈。治以清热除湿止痒为大法。方拟平风止痒汤。

处方：当归20克，赤芍10克，生地黄15克，蝉蜕10克，防风10

克，白鲜皮15克。

加减如下。

1. 湿热瘀阻、化风者，加黄芩10克、黄连5克、竹茹10克。

2. 湿毒蕴阻者，加紫草10克、地骨皮10克、全蝎（冲服）1克、蜈蚣1条。

3. 肝郁血虚者，加太子参20克、柴胡15克、莱菔子15克、炒栀子10克、鸡内金10克、生麦芽20克。

4. 燥热生风者，加柴胡10克、牡丹皮10克、炒栀子6克、土茯苓30克。

5. 肝胆湿热者，加龙胆草10克、黄芩10克、栀子10克、牡丹皮10克。

方中，活血之当归与化瘀之赤芍相须为用，二比一的比例说明活血大于化瘀。清热凉血之生地黄与清热燥湿之白鲜皮是相须而用，同等剂量，说明清热凉血和清热燥湿同等重要。化瘀之赤芍与透发之蝉蜕是相使而用，通过蝉蜕把化瘀透发出去，剂量同等。发散风寒之防风同发散风热之蝉蜕的药性，一温一凉，相反相激，恶其温良，倍其发散，形成相须相畏之组方奇观。

（四）调治湿疹医案

【病案1】王某，女，46岁。2017年3月2日初诊。

四肢、躯干红斑丘疹，痒3年，加重10天。3年前无明显诱因出现腰部、双下肢红斑丘疹，皮疹渐及上肢，在省级医院诊为湿疹，以西药内服加外用，症状时好时坏，用药就好，停药就发作。也求治过省中医皮肤科，均以中西药对症治疗，病情较前缓解，但常有反复，近10天病情加重，症见：四肢红斑丘疹，夹有少量水疱渗液，抓痕，皮疹对称，以伸侧为重；躯干以红斑丘疹为主，瘙痒，口干，便秘，小便短赤，舌红，苔薄黄，脉弦数。证属湿热瘀阻、化风，治宜清热养血、除湿止痒。方选平风止痒汤加减。

处方：当归20克，赤芍10克，生地黄15克，蝉蜕10克，防风10

克，白鲜皮15克，黄芩10克，黄连5克，竹茹10克。6剂，水煎服，日1剂，早、晚2次温服。

3月9日二诊：水疱干涸，无渗液，红斑变暗，大便日1次，舌红苔白，脉弦。效不更方，仍遵前法。12剂，服法同上。

4月1日三诊：皮疹消退，上方去白鲜皮，加太子参30克。6剂，水煎服，日1剂，早、晚2次温服。

按语：本案病因为血瘀经络，津液不行，聚而为湿，湿乃重浊有质之邪，湿热互结于里。首先要关注水湿与瘀血的关系，《金匮要略》有"血不利则为水"，当血瘀于经络之中，津液不行，聚而为湿，发为湿疹。治宜清热养血，除湿止痒。方选平风止痒汤加减。本方对顽固久治不愈的湿疹常收到奇效。

【病案2】李某，男，12岁。2017年4月23日初诊。

全身出疹，瘙痒，反复1年，加重1个月余。去年因"湿疹"在多家医院治疗，病情控制。本次发病1个月前无原因全身出疹，瘙痒，在某大学附属医院皮肤科就诊，诊断为"泛发湿疹"。给予"地塞米松针剂"静脉注射，当时痒止，疹退，但停药10余天后复发。症见：面、颈、躯干、四肢均见大小不等、形状不规则淡红色、潮红色斑丘疹，部分融合成片，面部及下肢皮损处有中量渗出，全身剧痒，食少，便秘，舌淡红，苔花剥，脉滑数。证属湿毒蕴阻，治宜利湿解毒，活血止痒。方选平风止痒汤加减。

处方：当归15克，赤芍10克，生地黄15克，蝉蜕10克，防风10克，白鲜皮15克，紫草10克，地骨皮10克，全蝎（冲服）1克，蜈蚣1条。6剂，水煎服，日1剂，早、晚2次温服。

4月30日二诊：服上方后，出疹、瘙痒渐减，余症同前，仍按上方加减服药20剂后，全身皮疹退净，痒止，下肢留有色素减退斑，为巩固疗效，断续服上方加减2个月。

按语：本案患者为儿童，因全身广泛皮疹，剧烈瘙痒，反复发作，为湿毒蕴阻，治宜利湿解毒，活血止痒。方选平风止痒汤加减，疗效显著。

【病案3】王某，女，16岁。2016年6月3日初诊。

双手皮肤湿疹1个月，3岁起发皮肤湿疹，现已有13年，期间经西医及中医治疗，均未能根除，间断发病，苦恼不已。从未见月经，近月来因学习压力较大，病发更甚。症见：皮肤湿疹，以手掌及手臂上皮肤为主，红斑成片，皮肤破损，痒甚，烦躁易怒，口干苦，睡眠欠佳，多梦，纳差，小便正常，大便干结，经常数日一次，月经尚未来潮，舌质正常，苔黄微腻。证属肝郁脾虚，血虚络脉瘀滞，治宜疏肝健脾，益血通络。方选平风止痒汤加减。

处方：当归15克，赤芍10克，生地黄15克，蝉蜕10克，防风10克，白鲜皮15克，太子参20克，柴胡6克，莱菔子15克，炒栀子10，鸡内金10克，麦芽20克。6剂，水煎服，日1剂，早、晚2次温服。

6月10日二诊：药后皮肤瘙痒现象减轻，大便两日一次，但月经仍未来潮，守上方加减继服30余剂。2个月后其母来诉，诸症均除，月经已潮。

按语：本案患者幼年患湿疹，属于先天不足，营血亏虚。久病入于血络，脾虚肝郁，津血不足，血虚风燥，湿热内蕴，袭于肌肤，反复发作，缠绵难愈出疹、奇痒。证属肝郁脾虚，络脉瘀滞。治宜疏肝健脾，益血通络。方选平风止痒汤加减，功专效宏。

【病案4】陈某，男，36岁。2016年6月5日初诊。

双手掌湿疹伴阵发性瘙痒半月。自述近半月来由于工作原因，精神压力过大，突发手掌湿疹，瘙痒不已，指缝间有水疱，搔之则流水。曾在省级医院皮肤科就诊用药治疗，效果欠佳，停药则发，故来求治于中医。症见：双手掌面皮肤破损，脱皮，指缝间水疱，伴瘙痒，心烦，口干欲饮，大便干，小便正常，舌红苔白，脉弦细。证属肝郁脾虚，燥热生风，治宜疏肝健脾、燥湿。方选平风止痒汤加减。

处方：当归15克，赤芍10克，生地黄15克，蝉蜕10克，防风10克，白鲜皮15克，柴胡10克，牡丹皮10克，炒栀子6克，土茯苓30克。6剂，水煎服，日1剂，早、晚2次温服。

6月10日二诊：服上方后，症状减轻，随证加减，共服10余剂，诸症消失。

按语：本案为肝郁脾虚，燥热生风。因工作压力大，气郁日久，肝失血养，风从内生，脾阴不足，失于健运，湿热内生。因此湿热之邪走窜四肢，外达皮毛，浸淫肌肤而发病。治宜疏肝健脾、燥湿。方选平风止痒汤加减后，收效甚好。

【病案5】李某，男，22岁。于2017年7月15日初诊。

四肢皮肤红斑、丘疹、水疱、痛痒极甚20天，当时去省级医院皮肤科医治，用药就好，停药就反复，症见：皮肤起红斑、丘疹、水疱，黄水淋漓，肿胀，糜烂，痛痒极甚，大便干，小便黄赤，舌质红，苔黄腻，脉滑数。平时喜食辛辣、熬夜。因血热脾湿，浸淫肌肤，证属肝胆湿热，治宜清肝利湿止痒。方选平风止痒汤加减。

处方：当归15克，赤芍10克，生地黄15克，蝉蜕10克，防风10克，白鲜皮15克，胆草10克，黄芩10克，栀子10克，牡丹皮10克。6剂，水煎服，日1剂，早、晚2次温服。

7月22日二诊：服上方后，皮肤红斑颜色变淡，丘疹减少，水疱消除，黄水淋漓停止，肿胀减轻，糜烂处渐成干燥，痛痒能忍，大便不干，小便淡黄，舌质红，苔黄，脉滑数。仍按上方服12剂，服法同上。

8月6日三诊：服上方后，皮肤红斑、丘疹、水疱、黄水、肿胀、痛痒、糜烂均消除，大便日1次，小便清，舌淡红，苔薄白，脉细。仍按上方服12剂，服法同上。其家人为求巩固治疗，要求继续服药调理善后。

按语：本案患者因饮食失节，湿热毒邪侵及肺卫，久之不解，邪气入里，蕴结成毒，出于肌表，而形成湿毒疮。证属肝胆湿热，治宜清肝利湿止痒。方选平风止痒汤加减，收到热清、湿化、毒解、络畅、结开、痒平之效。

总之，湿疹是皮肤科常见病、多发病，具有反复发作、瘙痒剧烈的特点，为对称性、多形性的皮肤损害。例如，红斑、丘疹、水疱，破溃后有糜烂、渗液，部分可有感染化脓，继而形成结痂脱屑等症。其发病原因为饮食失节，脾运失职，湿热毒邪侵及人体的肺卫，久而不解，邪气入里，蕴结而成湿毒疮。治以清热除湿止痒为大法，方拟平风止痒汤，随证化裁，临证施治，疗效显著。

(五) 调治荨麻疹之疏风调荨汤

荨麻疹是一种顽固、过敏性皮肤病。发作时,大小不等的风疹、高出皮肤的斑丘疹融合成片,堆垒成块,瘙痒、突发风团、发无定处、来去迅速、瘙痒无度,退后不留痕迹,以后又不断成批发生,时多时少,皮肤损害数目常随搔抓的刺激而扩大、增多,有的融合成环状、地图状等多种形态,反复发作不易治疗。历代医家又称其为瘾疹、风瘙瘾疹。

其发病机制有内、外因素两个方面,而以内因为主导,病实于外,而本虚于内。急性发作多因外感六淫之风邪,因"风为百病之长",诸邪随风而入,郁于皮肤腠理之间,使营卫气血壅滞,不得疏达而出现疹块。初起病在肌表,治之较易,若误治,终致"内不得疏泄,外不得透达,怫郁于皮毛腠理之间",迁延日久,发为本病。治以疏风、宣肺、凉营为大法。自拟疏风调荨汤加减。

处方:太子参 30 克,柴胡 10 克,杏仁 10 克,防风 10 克,蝉蜕 10 克、牡丹皮 12 克。

随证加减如下。

1. 风邪侵袭,湿热内蕴者,加牡丹皮 12 克、紫草 12 克、浮萍 10 克、首乌藤 15 克、白鲜皮 15 克。

2. 风邪外袭者,加紫草 10 克、紫荆皮 10 克、杏仁 10 克、前胡 10 克、麦芽 20 克。

3. 湿毒内蕴,卫虚不固者,加紫草 15 克、紫荆皮 20 克、赤芍 15 克、白鲜皮 20 克、黄芪 30 克。

4. 腠理不固,外感风邪者,加生黄芪 15 克、防风 6 克、炒白术 10 克、白鲜皮 10 克。

(六) 调治荨麻疹医案

【病案 1】李某,女,48 岁。2016 年 10 月 6 日初诊。

全身风团样疹块,瘙痒、时轻时重半年,加重 3 天。半年前因村庄拆迁,村里大小会不停,加之老人有病、孩子高考,紧张、劳累后引起失眠,一晚只能睡 1 个多小时,继而出现四肢红色大小不等的风团样疹块,瘙痒剧烈，灼热烦躁，遇热则重，病程缠绵达半年之久，经中西医多方治疗，效果不显。症见：精神烦躁易怒，坐立不安，全身皮肤肿胀潮红，扪之灼热，奇痒难忍，搔之不停，失眠多梦、口干便秘，舌红，苔黄腻，脉弦滑数。证属风邪侵袭，湿热内蕴，营卫不和，阻滞经络，治宜疏风、宣肺、凉营。方选自拟疏风调荨汤加减。

处方：太子参30克，芦根15克，黄连6克，防风10克，蝉蜕10克，牡丹皮12克，紫草12克，浮萍10克，首乌藤15克，白鲜皮15克。6剂，水煎服，日1剂，早、晚2次温服。

10月15日二诊：服上方后，痒减轻，疹块消失，6剂后诸症告愈，再口服12剂巩固之，随访多次，至今未发。

按语：本案患者因劳累、紧张后失眠继发本病，直至不愈，多由体内风、湿、热合邪郁于营血，不得透泄所致，风盛则痒。《金匮要略·中风历节病脉证并治》："邪气中经，则身痒而瘾疹。"湿热蕴结，经脉阻滞。证属风寒湿热蕴结，营卫不和，阻滞经络，治宜疏风、宣肺、凉营。方选自拟疏风调荨汤加减，很快获效。

【病案2】张某，男，15岁，学生。2015年9月8日初诊。

全身发红色风团12天，大小不等，瘙痒难忍，平素喜食香辣厚味，伴有咳嗽，口服抗过敏药后瘙痒即止，但反复加重，且用药量也在增大，舌质淡，苔中部白腻微厚，脉滑。证属风邪外侵，湿热内蕴，治宜疏风、宣肺、凉营。方选自拟疏风调荨汤加减。

处方：太子参30克，芦根15克，黄连6克，防风10克，蝉蜕10克，牡丹皮12克，紫草10克，紫荆皮10克，杏仁10克，前胡10克，麦芽20克。6剂，水煎服，日1剂，早、晚2次温服。

9月15日二诊：服上方2剂后，风团瘙痒渐趋好转，停服抗过敏药，6剂服完瘙痒未作，为巩固疗效，继服上方6剂，随访至今，病情未作。

按语：本案为急性荨麻疹患儿，发病急，症状重，证属风邪外侵，湿热内蕴。《证治要诀·发丹》云"皆因血热肌虚风邪所搏而发"。但因患者发病时间短，用药及时，服疏风调荨汤加减后，症状很快得到控制，且远期疗效好。

【病案 3】马某，女，54 岁。2015 年 9 月 15 日初诊。

患过敏性鼻炎 10 年，有过敏性哮喘史 5 年。本次因全身反复泛发风团伴瘙痒 3 年就诊。3 年前无明显诱因周身泛发风团，反复发作，缠绵难愈，伴剧烈瘙痒，风团可自行消退，多家医院诊断为荨麻疹，多年来服用中西药无数，症状无缓解。症见：全身发风团，色红，大小不等，瘙痒难忍，搔抓不断，时发时止，口不渴，大便 2～3 天一次，舌暗淡红，苔白滑，脉细缓。证属湿毒内蕴，卫虚不固，治宜疏风、宣肺、凉营。方选自拟疏风调荨汤加减。

处方：太子参 30 克，芦根 15 克，黄连 6 克，防风 10 克，蝉蜕 10 克，牡丹皮 12 克，紫草 10 克，紫荆皮 20 克，赤芍 10 克，白鲜皮 15 克，黄芪 30 克。6 剂，水煎服，日 1 剂，早、晚 2 次温服。

9 月 22 日二诊：服上方后，风团瘙痒发作减少，但服药觉恶心欲吐，舌暗苔白，脉缓。因胃气本弱，痰湿中阻。上方去紫草、紫荆皮、赤芍、白鲜皮，加半夏 10 克、砂仁 10 克、竹茹 10 克、麦芽 20 克。10 剂，服法同上。

10 月 13 日三诊：呕恶止，发疹轻、瘙痒明显好转，外感咳嗽、气喘、口干，舌暗红，苔白，脉滑。按二诊方加杏仁 10 克、生麻黄 6 克，10 剂，服法同上。

11 月 2 日四诊：服上方后，咳喘减轻，风团、瘙痒发作较前减少，余症同前。仍按三诊方服 10 剂，服法同上。

11 月 16 日五诊：咳喘减轻，身已不发风团，唯时有瘙痒，面部尚时发风团，舌暗红，苔中部微厚腻，脉滑。仍按三诊方服 10 剂，服法同上。

12 月 3 日六诊：咳喘大为缓解，全身已经不发风团，瘙痒发作明显减轻，舌微红，苔中部微白厚，脉细缓。仍按三诊方服 10 剂，服法同上。患者此后的治疗均以疏风调荨汤加减，病情稳定，随访 2 年未复发。

按语：本案荨麻疹患者素有鼻炎、哮喘肺气虚病史，肺开窍于鼻，主皮毛，荨麻疹、鼻炎、哮喘同属肺失宣降，发病多与素体禀赋不耐风、湿、热诸邪有关。病症表现复杂，但肺卫肌表不固，风邪乘虚而入是发病的本源。证属湿毒内蕴，卫虚不固，治宜疏风、宣肺、凉营。方选自拟疏风调荨汤加减，效果极好。

【病案4】孙某，女，28岁。2015年8月2日初诊。

全身反复出现风团伴瘙痒半年，加重一周。全身皮肤出现红色风团已半年。时轻时重，见风、见热均发作，最近痒甚，症见：躯干四肢散发大小不等、形状不一的粉红色风团样扁平皮疹，周围红晕，触之稍硬，部分皮疹融合成大片，舌红、苔白，脉细数。证属腠理不固，外感风邪。治宜疏风、宣肺、固表止痒。方选自拟疏风调荨汤加减。

处方：太子参30克，芦根15克，黄连6克，防风10克，蝉蜕10克，牡丹皮12克，生黄芪15克，防风6克，炒白术10克，白鲜皮10克。6剂，水煎服，日1剂，早、晚2次温服。

8月9日二诊：服上方后，症状减轻，大便正常，舌淡红，苔白，脉细数。仍按上方服12剂，服法同上。

8月25日三诊：服药后，皮疹由大渐小，由多渐少，逐渐消失，痒感亦减轻。仍按上方服12剂。

患者于9月10号再次复诊，皮疹消失，痒感亦除。经复查已无皮疹出现。嘱其再服药二周加以巩固。2年后随访未复发。

按语：本案由风热邪气入侵而蕴于肌肤所致。"风为百病之长，善行而数变""无风不作痒"等为风候特点。风邪常与寒邪、热邪、湿邪相兼而致病。《内经》提出"夫风瘾疹者，由邪气客于皮肤"与"邪气中表"的观点而从表论治。治宜疏风、宣肺、固表止痒。方选疏风调荨汤加减，效果好。

【病案5】刘某，女，40岁。2015年6月26日初诊。

周身片状红疹，伴瘙痒1天。伴有眼痒、鼻咽痒、喷嚏流涕、恶寒畏风，素食辛辣。症见：面部及周身散在红疹，局部连片成块状，色鲜红，有抓痕，舌淡红，苔薄白，脉浮数。证属风邪袭表，治宜疏风散邪，和血消疹。方选自拟疏风调荨汤加减。

处方：太子参30克，芦根15克，黄连6克，防风10克，蝉蜕10克，牡丹皮12克，荆芥10克，当归10克，乌梅10克，牛蒡子10克，白鲜皮10克，生甘草6克。6剂而愈。

按语：本案为急性发病，因饮食辛辣刺激，贼风入侵，突发全身片状红疹，瘙痒，疹块此起彼伏，伴有表证。治宜疏风散邪，活血止痒消疹。方选疏风调荨汤加减，6 剂病愈。

【病案 6】吴某，女，30 岁。2017 年 4 月 7 日初诊。

瘙痒、出疹时轻时重 12 年，头晕无力加重 1 个月。产后 6 个月，哺乳期，孕期至今停服所有治荨麻疹中西药，每天瘙痒发作数次，受风加重。最近因孩子感冒发热咳嗽，影响睡眠，头晕无力，3 月 20 日经潮，至今仍淋漓不净，此次为产后第 3 次见月经，伴见乳汁减少、心悸怔忡，失眠健忘，面色萎黄，头昏头晕，肢倦乏力，食欲不振，舌淡、脉细弱。证属气血两虚，治宜疏风宣肺、益气养心、安神。方选自拟疏风调荨汤与归脾汤加减。

处方：太子参 30 克，芦根 15 克，黄连 6 克，防风 10 克，蝉蜕 10 克，牡丹皮 12 克，炙黄芪 30 克，龙眼肉 15 克，酸枣仁 20 克，茯神 15 克，远志 10 克，甘草 6 克。6 剂，水煎服，日 1 剂，早、晚 2 次温服。

4 月 14 日二诊：服上方后，瘙痒出疹减轻，淋漓服药第 3 剂停止，头晕无力稍好，食欲略有增加，舌淡红，脉细弱，仍按上方服 12 剂，服法同上。

5 月 2 日三诊：服上方后，瘙痒未作，有精神，食欲增加，面色转润，睡眠香甜，奶水渐增，所有症状均减轻，舌淡红，苔薄白，脉细有力。要求服药以巩固疗效。随上方加减服药近半年，12 年的荨麻疹彻底治愈，随访 2 年无复发。

按语：本案患者患慢性荨麻疹 12 年之久，服用多家医院皮肤科中西药，效果不佳。加之产后体虚，自身免疫力低下，瘙痒、皮疹加重且奶水减少，舌淡，脉细弱。证属气血两虚，治宜疏风宣肺、益气养心、安神。方选自拟疏风调荨汤与归脾汤加减，不但产妇有精神了，而且奶水也多了，多年瘙痒一扫而光，说明中医治疗疾病整体审查、辨证论治，不可拘泥于局部，只有通过调理一身之正气，方能达到"正气存内，邪不可干"的目的。

总之，慢性荨麻疹是一种免疫功能异常导致的疾病，而人体的免疫系统是十分庞大、复杂而精细的，多种原因导致机体长期处于免疫致敏状态，外界原本十分寻常的物质都可成为引发变态反应的致敏原，这是慢性荨麻疹简要的发病机制。目前西医治疗的主要药物是抗组胺药，它仅仅是作用于过敏反应的终端，因而服药则风团止或减轻，停药则风团复发。也有专家从深层对免疫进行调节，口服提高细胞免疫的胸腺肽、转移因子，抑制免疫的激素、免疫抑制剂（如雷公藤多苷等），前者没有确切疗效，后者则仍属于强行抑制，治疗复发依然是个难题。

中医对疾病诊疗，是从宏观地认识人与疾病，阴阳失衡则病，阴平阳秘则不病。治疗则是"谨察阴阳所在而调之，以平为期"。整体观念、辨证论治、对因治疗的思路与方法，采用具有阴阳属性的中草药，按照一定的配伍理论处方，使得中医治疗不仅疗效好，而且没有副作用，复发率很低，值得深入探讨。

第八章 调精神病

精神疾病即中医之癫狂，现代医学的狂躁性精神分裂症、抑郁性精神病可参考本类调理。

对精神病，历代医家有不同见解：有心风说，主张调理心神；有痰结说，主张化痰祛郁；有情志说，主张疏肝解郁。

一、心风说

先贤云，夫癫者，喜笑不常，而颠倒错乱之谓也。狂者，狂乱而无正定也。故心热盛，则多喜而为癫也；肝热盛，则多怒而为狂也。甚则弃衣而走，登高而歌，逾垣上屋，骂詈不避亲疏。是盖得之阳气太盛，胃与大肠实热燥火郁结于中而为之耳，此则癫狂之候也。大抵狂为痰火实盛也，治当大吐大下；癫为心血不足，多为求望高远，不遂其志者有之。

治以安神养血，兼降痰火。

心风者何？盖君火者，心因怒发之，相火助盛，痰动于中，挟气上攻，迷其心窍，则为癫为狂。所怒之事，胶固于心，辄自言谈，失其条序，谓之心风。与风何相干。若痰不盛者，则有感亦轻。

恐后人不信，王好古还专门拿狂言、谵语、郑声辨。做比较。

狂者，大开目（瞪眼），与人语所未尝见之事，为狂也。

谵语者，合目自言日用常行之事（自言自语），为谵语也。

郑声者，声颤无力，不相接续，造字出于喉中（细声细语），为郑声也。

阳附阴则狂，阴附阳则癫。脱阳者见鬼（老说撞见死去的人），脱阴者目盲（见物视而不见）。又蓄血证，则重复语之（反复诉说）。

此公非常负责，开出方子，供后人研究。

防风通圣散（方见中风，即本书第六章"历代医家调头窍"）〔批〕

（按此方治癫狂初起，多有实热风邪宜之）

治一切癫狂风疾，暴发之症。

宁志化痰汤（陈白野方）

治癫狂心虚痰盛之症。

胆星一钱，半夏（制）一钱，陈皮一钱，茯苓一钱，天麻一钱，人参一钱，黄连（姜汁炒）一钱，酸枣仁一钱，石菖蒲一钱。

上锉一剂，生姜五片，水煎服，再服清心养血汤。

清心养血汤〔批〕（按此方补虚化痰，清心宁心之剂）

人参一钱，白术一钱，茯神一钱，远志（水泡，去骨）一钱，酸枣仁（炒）一钱，当归一钱五分，川芎一钱，生地黄一钱，甘草五分。

上锉一剂，加圆眼五个，水二盏，煎八分，空心服。

黄白丹（秘方）

治五癫五痫。

黄丹一两，白矾一两。

上用砖一块，凿一窝，可容二两许，置丹在下，矾在上，用木炭五斤，令炭尽，取为末，以不经水猪心血为丸，如绿豆大。每服三十丸，陈皮汤下。

独参丸

治狂邪发作无时，披头大叫，不避水火。

苦参不拘多少。

上为末，炼蜜为丸如梧子。每十五丸，薄荷汤下。

河车丸

治久患心风癫，气血两虚之症。

紫河车（焙极干）不拘几个。

上为末，炼蜜为丸，梧子大。每七十丸，空心酒下。

开迷散

治妇人癫疾，歌唱无时，逾垣上屋。乃荣血逆于心胞所致。

当归一钱，白术（炒）一钱，白芍药一钱，柴胡八分，白茯苓八分，甘草（炙）七分，桃仁一钱五分，苏木一钱，红花一钱，远志（泡，去骨)一钱五分,生地黄一钱五分。

上锉,生姜煎服。或用此方炼蜜为丸,辰砂为衣。

一女子年十五,因气恼,患语言颠倒,欲咬人打物,偷藏东西,时哭时笑,心怕胆小,饮食不知饥饱,身体发热。以防风通圣散加生地黄、牡丹皮,二服即安。

二、痰结说

持此说者,以张锡纯为最。方以荡痰甘遂汤为代表。

生赭石(轧细)二两,大黄一两,朴硝六钱,清半夏三钱,郁金三钱,甘遂二钱。

凡用甘遂,宜为末,水送服。或用其末,调药汤中服。若入汤剂煎服,必然吐出。又凡药中有甘遂,不可连日服之,必隔两三日方可再服,不然亦多吐出。又其性与甘草相犯,用者须切记。

甘遂性猛烈走窜,后世本草,称其以攻决为用,为下水之圣药。痰亦水也,故其行痰之力,亦百倍于他药。曾治一少年癫狂,医者投以大黄六两,连服两剂,大便不泻。后愚诊视,为开此方,惟甘遂改用三钱。病家谓:从前服如许大黄,未见行动,今方中止用大黄两许,岂能效乎?愚曰:但服,无虑也。服后,大便连泻七八次,降下痰涎若干,癫狂顿愈。见者以为奇异,彼盖不知甘遂三钱之力,远胜于大黄六两之力也。

痰脉多滑,然非顽痰也。愚治此证甚多。凡癫狂之剧者,脉多瘀塞,甚或六脉皆不见,用开痰药通之,其脉方出,以是知顽痰之能闭脉也。

癫狂之证,乃痰火上泛,瘀塞心与脑相连窍络,以致心脑不通,神明皆乱。故方中重用赭石,借其重坠之力,摄引痰火下行,俾窍络之塞者皆通,则心与脑能相助为理,神明自复其旧也。是以愚治此证之剧者,赭石恒有用至四两者,且又能镇甘遂使之专于下行,不至作呕吐也。

癫者,性情颠倒,失其是非之明。狂者,无所畏惧,妄为妄言,甚或见闻皆妄。大抵此证初起,先微露癫意,继则发狂。狂久不愈,又渐成癫,甚或知觉全无。盖此证,由于忧思过度,心气结而不散,痰涎亦即随之凝结。又加以思虑过则心血耗,而暗生内热。痰经热炼,而胶黏益甚,热为痰锢，而消解无从。于是痰火充溢，将心与脑相通之窍络，尽皆瘀塞，是以其神明淆乱也。其初微露癫意者，痰火犹不甚剧也，迨痰火积而益盛，则发狂矣。是以狂之甚者，用药下其痰，恒作红色，痰而至于红，其热可知。迨病久，则所瘀之痰，皆变为顽痰。其神明淆乱之极，又渐至无所知觉，而变为癫证。且其知觉欲无，从前之忧思必减，其内热亦即渐消，而无火以助其狂，此又所以变为癫也。然其初由癫而狂易治，其后由狂而癫难治。故此证，若延至三四年者，治愈者甚少。

人之神明，原在心与脑两处。金正希曰："人见一物必留一影于脑中，小儿善忘者，脑髓未满也，老人健忘者，脑髓渐空也。"汪讱释之曰："凡人追忆往事，恒闭目上瞪，凝神于脑，是影留于脑之明征。"由斯观之，是脑原主追忆往事也。其人或有思慕不遂，而劳神想象，或因从前作事差误，而痛自懊恢，则可伤脑中之神。若因研究理解工夫太过，或有将来难处之事，而思患预防，踌躇太过，苦心思索，则多伤心中之神。究之，心与脑元彻上彻下，共为神明之府。一处神明伤，则两处神俱伤。脑中之神明伤，可累及脑气筋。心中之神明伤，亦可累及脑气筋。且脑气筋伤，可使神明颠倒狂乱，心有所伤，亦可使神明颠倒狂乱也。

曾治一少妇癫狂，强灌以药，不能下咽。遂俾以朴硝代盐，每饭食之，病患不知，月余而愈。诚以朴硝咸寒属水，为心脏对宫之药，以水胜火，以寒胜热，能使心中之火热，消解无余，心中之神明，自得其养，非仅取朴硝之能开痰也。

三、情志说

癫狂临床较为常见，历代医家早有见解。《素问》云："诸躁狂越，皆属于火。认为本病与火邪有关。《难经》说："重阳者狂，重阴者癫。"《丹溪心法·癫狂》认为"癫属阴，狂属阳"。临床发现本病大多与情志刺激或思虑过度，皆能导致肝气郁滞，化火炽津，克土生痰，凝滞脑气而发为癫狂。精神病症各不相同，复杂多变，可以用"懒、乱、疑、呆"四字来概括："懒"有轻重不同，"乱"指思维杂乱，胡言乱语，散漫，无故哭笑、暴怒，动作怪异，伤人毁物，兴奋骚动。"疑"指疑神疑鬼，草木皆兵，嫉贤妒才，"积怨添仇"。"呆"指反应迟钝、动作缓慢，吞吞吐吐，坐、站、躺不改变姿式，不说不动，不吃不喝，"木僵状态"。其病理关键在于"气、火、痰"。

四、解郁宁神汤

运用辨病与辨症的观点，采用自拟解郁宁神汤加减。

处方：柴胡6克，白芍15克，竹茹15克，黄连6克，酸枣仁30克。

功效：疏肝理气解郁，宁心安神化痰。

加减如下。

1. 肝气郁结者，加枳壳10克、香附10克、川芎10克、陈皮10克、大枣7枚、甘草10克。

2. 肝郁脾虚兼心脾两虚夹湿者，加生甘草6克、姜制半夏15克、厚朴15克、茯苓15克、淮小麦60克。

3. 阴阳失调者，加仙茅10克、淫羊藿20克、当归10克、巴戟天15克、黄柏6克、知母10克。

4. 抑郁症合并多脏器衰竭者，加生晒参20克、仙茅10克、淫羊藿15克。

5. 心肾不交者，加甘草6克、浮小麦15克、大枣6枚。

6. 痰火扰心者，温胆汤加减。

方中疏肝解郁之柴胡，同清泻心火之黄连，一升一降，同为同等，说明升和降同等重要，清心火为疏肝郁扫清心火障碍，而无后顾之忧，专为疏肝；疏肝郁为清心火提供肝气支撑，肝疏则心宁。柴胡为君药，黄连为臣药，君臣和则万事兴，升降达则病理明。这里，柴胡和黄连为相须为用，功能倍增！相须不必同类，《本草经集注》早有明训。

柔肝敛阴之白芍同清泻心经热痰之竹茹构成臣药组合，白芍柔肝，为肝效力；竹茹化痰，为心效命。分析至此，谢文英立方调治精神癫狂，目标直指肝脏！肝疏达则癫狂治。至于放在最后的30克酸枣仁，宁心安神全靠它，有它掌舵，此方完全。此实乃点睛之笔！

五、调理精神病案例

【病案1】张某，女，29岁。2016年7月9日初诊。

心烦易怒，多疑易惊半年。2个月前西医诊断为轻度抑郁症，给予氟西汀、阿普唑仑等进行治疗，效果欠佳，且出现胃胀、恶心、便秘等胃肠道不良反应，便自行停药。近半年来因家庭矛盾常与丈夫争吵，导致情绪不宁，心烦易怒，多疑易惊，胁肋胀满，食少纳差，失眠多梦，月经失调，舌质淡、苔薄腻，脉弦。证属肝气郁结，治宜疏肝解郁，理气畅中。方选解郁宁神汤加减。

处方：柴胡6克，白芍15克，竹茹15克，黄连6克，酸枣仁30克，枳壳10克，香附10克，川芎10克，陈皮10克，大枣7枚，甘草10克。6剂，水煎服，日1剂，早、晚2次温服。

7月16日二诊：服上方后，情绪缓解较明显，食量增加，呕恶消失，精神、睡眠均有改善。嘱继以上方加减续服，多参加户外活动，多与人交流，放松心情。3个月后复查，症状消失，已能正常工作。

按语：本案属肝气郁结，脑神失养，气郁痰阻，《素问·举痛论》有"九气为病"、"百病生于气"之说。治宜疏肝解郁，养心安神，理气化痰。方选自拟解郁宁神汤加减，症状消除。避免忧思郁怒，防止情志内伤，以达到治愈的目的。《医碥》有"郁则不舒，则皆肝木之病矣"、"七情之病多责之于肝"之说。

【病案2】王某，女，16岁，单亲。2015年7月8日初诊。

心悸、胸闷、失眠、乏力半年。近半年受学习压力的影响，先厌倦学习，后注意力不集中，紧接着是胡思乱想，失眠严重，一晚只眠1小时，焦虑、胸闷。终日情绪不宁，受刺激出现流泪与情绪崩溃。不想与人交流，不能坚持正常上课读书。食少纳呆，脘腹胀闷，四肢倦怠，肠鸣失气，胁胀痛，四肢冰冷，面色无华，体重下降，口干，舌质淡红，苔白厚腻，脉弦细弱。证属肝郁脾虚兼心脾两虚夹湿，治宜疏肝解郁，养心安神。方选解郁宁神汤加减。

处方：柴胡6克，白芍15克，竹茹15克，黄连6克，酸枣仁30克，生甘草6克，姜制半夏15克，厚朴15克，茯苓15克，淮小麦60克。6剂，水煎服，日1剂，早、晚2次温服。

7月15日二诊：服上方后，睡眠改善，能整晚睡着，胃纳尚可，对所喜食物能有正常食量，情绪稳定，感觉在整体改善中，仍以原方 6 剂，服法同上。

7月22日三诊：服上方后，西药停服，其他不舒症状皆除，仍按原方。14 日后，已经恢复正常作息，并与朋友联系，也愿意随同母亲外地旅行，病告痊愈。后巩固治疗 3 个月，停药观察。随访 2 年后，孩子顺利考入大学且很健康。

按语：本案患者心悸、胸闷、失眠、乏力、四末厥冷、脉弦，是肝气郁滞、阳气郁闭之象。高中生学习压力大，形成肝气郁结，渐及五脏气机不和，病位在肝，涉及心、脾，肝郁情志不畅，横逆乘土，而现肝郁脾虚兼心脾两虚夹湿。《丹溪心法·六郁》指出"气血冲和，万病不生，一有怫郁，诸病生焉，故人身诸病，多生于郁"。《古今医统大全·郁证门》亦指出"郁为七情不舒，遂成郁结，既郁之久，变病多端"。治宜疏肝解郁，养心安神。方选解郁宁神汤加减，远期疗效好，更无副作用。

【病案 3】李某，女，55 岁。2016 年 1 月 15 日初诊。

血糖升高伴精神抑郁、自杀观念 2 年余。2 年前发现空腹血糖 6.7mmol/L，一直饮食运动控制。症见：情绪低落，无故欲哭，甚则欲自杀，后背凉如冰块，汗出多，乏力，口干，口渴，夜间多饮，小便频，大便黏，眠差，舌红，苔腻，脉沉略弦滑。证属阳郁不升，治宜温阳解郁。方选自拟解郁宁神汤与二仙汤加减。

处方：柴胡 6 克，白芍 15 克，竹茹 15 克，黄连 6 克，酸枣仁 30 克，仙茅 10 克，淫羊藿 20 克，当归 10 克，巴戟天 15 克，黄柏 6 克，知母 10 克。6 剂，水煎服，日 1 剂，早、晚 2 次温服。

1月22日二诊：服上方后，后背冷感觉好了很多，精神仍差，情绪低落，易哭，强迫逃避，汗多，胃脘痞塞不适，易饥，口干、口渴，乏力，眠差、入睡困难，小便频，色黄，大便先干后黏，舌红，苔腻，脉沉弦细。仍按上方加煅龙骨、煅牡蛎各 30 克，萝卜子 15 克、加大淫羊藿用量至 30 克。6 剂，服法同上。

2月2日三诊：服上方后，后背冷、胃脘痞塞消除，出汗减少，睡眠有改善，但精神仍差，情绪低落，易哭，时有强迫逃避，舌淡红，苔薄，脉沉细。按初诊方去萝卜子,加枳壳10克、枸杞子15克、山茱萸15克。6剂,服法同上。

2月10日四诊:上方加减服药18剂后,情绪明显改善,精神状态好转,无自杀倾向,有心情游玩,偶有汗出,血糖控制正常,纳、眠可,二便调,后续在上方基础上加减调理巩固近半年,疗效稳定,随访病情无反复。

按语:本案患者情绪低落,有自杀念头,这也影响血糖的控制。虑年过半百,阴阳失调,拟解郁宁神加大壮命门之火以消阴翳。二诊以肝郁、汗证、痞证为特点,加大温补肾阳之力以解郁、敛汗、消痞,综合治疗疏通全身气机,故三诊患者病情明显改善,后又续调近半年,各项症状均消除,随访2年病症无反复。

【病案4】祁某,男,69岁。2016年6月23日初诊。

情绪低落,反应迟钝,话语少多年。突然晕倒而入院,现面色黄,神志不清,意识模糊,不识人,言语错乱,语声低微,手足凉,平时情绪低落,反应迟钝,话语少。CT检查提示:双侧小脑幕上脑室扩张,考虑为交通性脑积水。双侧基底节区多发性腔隙性脑梗死,脑萎缩。既往有高血压、肾功能不全病史。诊断:老年抑郁症,多发性腔隙性脑梗死,脑积水,脑萎缩,肾功能不全,高血压。在常规脑梗死治疗的基础上给予温阳解郁之法。方选自拟解郁宁神汤加减。

处方:柴胡6克,白芍15克,竹茹15克,黄连6克,酸枣仁30,生晒参20克,仙茅10克,淫羊藿15克,水蛭(颗粒,冲服)6克。6剂,水煎服,日1剂,早、晚2次温服。

7月9日二诊:服上方后,精神状态明显改善,神智清,能识人,言语有底气。仍以上方继用6剂后,患者精神状态明显好转而出院。继以调成颗粒水冲,断续服用。

按语:本案患者年近古稀之年,素有多种慢性疾病,突发腔隙性脑梗死,现代医学常规治疗1周,未见明显改善,遂请中医救治,但患者各脏腑均现衰竭之象,治以温阳解郁加生晒参大补元气,仙茅、淫羊藿振奋肾阳,以壮命门之阴阳,收到阳生阴长生化无穷之效。

【病案 5】 李某,女,25 岁,未婚。2015 年 2 月 14 日初诊。

夜眠差,胸闷胁胀,情绪不稳,经期加重半年。患者平素性格内向,常因小事闷闷不乐,半年前与同事因琐事争吵,愤懑不解,从此常感胸脘憋闷,精神抑郁,乳房胀痛,情绪不稳,易怒或无端自笑,无故哭泣,饮食差,夜眠减少。经前 10 天始发,经后渐趋平静如常人。曾多家医院求治,按"月经周期性精神病"治疗效果不佳。症见:适逢经期将至,其情绪不稳定,唉声叹气,胸胁胀痛,小腹坠胀,欲哭,有打骂人的冲动,坐卧不安,来回走动,心情烦躁,夜寐少,不思饮食,舌苔薄腻,脉弦细。证属肝气郁结,心神失养,治宜疏肝理气,宁心安神。方选自拟解郁宁神汤与甘麦大汤加减。

处方:柴胡 6 克,白芍 15 克,竹茹 15 克,黄连 6 克,酸枣仁 30 克,甘草 6 克,浮小麦 15 克,大枣 6 枚。6 剂,水煎服,日 1 剂,早、晚 2 次温服。

2 月 21 日二诊:服上方后,胸胁胀痛缓解,睡眠、情绪较前改善,饮食较差,痰多,予原方加焦三仙(焦神曲、焦山楂、焦麦芽)各 15 克、竹茹 10 克、节菖蒲 10 克,治宜健脾和胃,养心安神。遵守上法调治 3 个月后,上述症状未再发作,遂停药观察,随访 2 年未复发。

按语:本案患者因郁怒,肝失疏泄,化而为火,上扰心神而现精神抑郁。胸胁满闷、乳房胀痛等,故治宜疏肝解郁,养心安神,以自拟解郁宁神汤与甘麦大枣汤加减,一则疏肝解郁,健脾和胃,二则甘麦大枣汤养心安神,消烦除躁,如《金匮要略》所说"妇人脏躁,悲伤欲哭,象如神灵所作,数欠伸,甘麦大枣汤主之"。全方有补有疏以养心柔肝,肝柔则冲气不复上逆,病得痊愈。

【病案 6】 雷某,女,34 岁。2015 年 4 月 16 日初诊。

语言错乱,神志不清,易惊易恐,经期加重 1 年。患者平素性格急躁,1 年前因家庭琐事生气后出现头晕目眩,夜寐差,易激惹,常无故发脾气,家人不以为然。逐渐出现时常乱语,坐卧不安,外出乱走,易惊善恐,呆立不动,问话不理,注意力不集中,家务不能料理,经期诸症加重,经后自行缓解。就诊时正值经期,见面色晦暗,坐立不安,闻声呈惊恐状,诉被跟踪监视，饮食、睡眠差，心胸烦闷，痰多口黏，经量、色、质无异常，苔滑腻，脉弦滑。证属肝郁痰结，蒙蔽心窍，治宜疏肝解郁，宁心安神。方选解郁宁神汤与温胆汤加减。

处方：柴胡6克，白芍15克，竹茹15克，黄连6克，酸枣仁30克，半夏10克，陈皮10克，茯苓20克，甘草6克，当归10克，远志10克，节菖蒲10克。6剂，水煎服，日1剂，早、晚2次温服。

4月23日二诊：服上方后，诸症明显改善，但仍夜眠多梦，予原方加首乌藤30克，合欢花15克。继服6剂，嘱患者少食肥甘厚腻之品，后随证调服3个月，症状消除，停药观察，随访1年未再复发。

按语：本案患者情志不遂，气郁化火，炼液为痰，痰随气逆，蒙蔽清窍而现头晕目眩、惊悸不宁、易惊善恐等。治宜疏肝解郁，宁心安神。方选解郁宁神汤与温胆汤加减，效果理想。但虑其发病与月经周期有关，妇女以血为本，气病及血，气血瘀阻，在病变过程中依据兼有的血瘀、气滞、痰浊等加减调理，效果更理想。

【病案7】王某，男，19岁。2015年3月7日初诊。

两目怒视，狂乱无知2年，加重7天。2年前因高一期末考试成绩下降，暴怒后闷闷不乐，继则失眠发狂，大便干燥，3～5天一行，量少，不食不睡，狂躁，躁扰不宁，就近住进精神病院，确诊为狂躁性精神病，口服西药、针剂10余日，症状缓解，出院带口服氯丙嗪、氟哌啶醇、艾司唑仑（各6片）等药稳定治疗。服药期间，焦虑恐惧时轻时重，最近因父亲患病住院，突发病情加重7天。症见：头痛失眠，两目怒视，面红耳赤，狂乱无知，情感高涨，逾垣上屋，气力逾常，骂詈叫号，不避亲疏，殴人毁物，哭笑无常，舌质红，苔黄腻，脉弦滑数。证属痰火扰心，治宜镇心涤痰，清肝泻火，疏肝解郁，宁心安神。方选解郁宁神汤与温胆汤加减。

处方：柴胡12克，白芍15克，竹茹15克，黄连10克，酸枣仁30克，牡丹皮10克，连翘15克，茯神15克，大黄颗粒（另冲）10克，远志10克，石菖蒲15克。7剂，水煎服，日1剂，早、晚2次温服。

3月14日二诊：服上方后，烦躁症状稍好，大便日一次顺畅，能眠5小时，舌质红，苔黄腻，脉弦滑数，效不更方。14剂，服法同上。

3月28日三诊：服上方后，头痛失眠减轻，能睡6个多小时，两目有神，面红耳赤少减，狂乱无知少有发作，情感不那么高涨了。逾垣上屋也减少，气力稍缓，骂詈叫号、不避亲疏、欧人毁物、哭笑无常时有发作，二个星期中共发作二次，但时间较短（约5分钟），舌质红、苔黄腻，脉弦滑数，扔按上方去连翘，加珍珠母30克。14剂，服法同上。

4月14日四诊：服上方后，头痛失眠消失，能睡8个多小时，两目平视有神，面色红润，狂乱无发作，情感正常。其他狂人举止皆未作，舌质红，苔淡黄，脉弦滑，仍按三诊方服14剂，服法同上。后断续服药近2年，各种症状消除，且停所有西药，随访2年病情稳定，无复发。

按语：本案患者因情志不遂，暴怒、思虑、忧郁、劳倦伤及脏腑，精血内耗所致，其本为虚，但体内有宿痰之郁，酿为痰热，壅遏于中，痰火上扰心神，神志不宁而致发狂。《丹溪心法·癫狂》认为"癫属阴，狂属阳"。证属痰火扰心，治宜镇心涤痰，清肝泻火，疏肝解郁，宁心安神。方选解郁宁神汤与温胆汤加减，效如桴鼓。本方值得深入研究，可惠及更多患者。

总之，从以上案例可以看出，癫病的发生可归纳为以下三个方面：①思虑过度，劳伤心脾，心脾两虚，血不养心，心神失养而成癫。②情志抑郁，肝气郁滞，木郁乘土，土虚生痰，痰气郁结，蒙蔽清窍而成癫。③气滞血瘀，阻滞脑络，神灵失用而成癫。

而狂病常见于虚实两个方面：①暴怒伤肝，肝郁化火，痰火扰心，扰乱神明而成狂。②日久伤阴，阴液耗竭，津亏火炽而成狂。因此，本病多与情志刺激或思虑过度有关，二者皆能导致肝气郁滞，肝郁日久，化火炽津，克土生痰，阻滞脑络而发。其病理机制复杂，常与"气、火、痰"兼夹而为病。而临床常以心、肝、脾、肾内脏受损为主，肝气郁滞为本病的基本证型，采用中药调理，安全、有效、不良反应小、患者依从性好，具有临床应用价值，但需巩固治疗，否则容易反复发作，加重病情。而对躁狂症的治疗多从肝、心、脾、肺、肾五脏入手，效果良好。

第九章 调血液病

血液病是以血液和造血器官以及出、凝血机制的病理变化为主要表现的疾病。临床常见有慢性再生障碍性贫血、缺铁性贫血、白细胞减少症等。

中医学对血液病的描述，据文献记载："虚劳、血枯、急劳、血证、紫斑"属慢性血液病范畴。临床表现复杂多端，据不同疾病、不同阶段症情，归纳为四大基本证候，虚证、血证、热证、瘀证。本病之因，不外正虚、血瘀、热毒三个方面。正虚气机不畅，蕴结气血津液而致瘀。诸虚皆可生热，热蕴、热极则生热毒。

治以虚则补之为大法，因本病虚者十居六七，虚实夹杂者十之二三，纯实证者少有之。

一、慢性再生障碍性贫血篇——温肾益髓生血汤

再生障碍性贫血（以下简称再障），是骨髓造血功能障碍引起的严重血液病。临床表现为贫血、出血、发热等症。《金匮要略》载："男子面色薄，主渴及亡血，脉浮者，里虚也。"又说"面色白，时目瞑兼衄，少腹满，此为劳使之然""男子脉大为劳，急需亦为劳"，与再障病的症状极为相似。本病属中医学的"血虚""虚劳""虚损""血证"等范畴。

中医学认为，再障的发病与脾、肾有关。肾为先天之本，藏精主骨生髓，经血互化，精足则血旺，若脾胃虚弱，运化失职，气血化生无源，可使气血双亏。《内经》曰："精气内夺则积虚成损，积损成劳。"《类证治裁》记载"凡虚损其余脾胃，劳瘵多起与肾经"，说明虚损因精气内夺，损伤脾肾而致气血两虚，容易招致感染。"邪之所凑，其气必虚"，"正气内存，邪不可干"。气虚不能摄血，阴虚生内热，外感发热，热伤血络或迫血妄行，可引起出血。这就是本病的发病机制。

慢性再障的治疗，以健脾温肾，益髓生血为主。自拟温肾益髓生血汤加减。

处方：黄芪 30 克，红参 20 克，枳壳 10 克，龙眼肉 12 克，紫河车（冲服）10 克，阿胶 10 克。

加减如下。

1. 精血亏虚者，加枸杞子 20 克、菟丝子 20 克、甘草 6 克。
2. 脾肾阳虚者，加鹿角胶 15 克、仙鹤草 20 克、炒菟丝子 20 克。
3. 气虚阴亏者，加黄连 5 克、竹茹 10 克、龟板胶（烊化）15 克，旱莲草 50 克。

方内黄芪、红参相须为用，倍增一身正气，提高免疫，同为君药。山茱萸，补益肝肾，涩精止汗，敛邪气不敛正气而且弘扬正气，与两君药同补正气，补肝护肝养肝救肝。紫河车为有情之品，含有二十几种氨基酸，可补充体内各种元素。而阿胶在补血类药中，专补因失血造成的血虚。两药同为补血专药，同两君药构成气血双补的最强阵容。龙眼肉是补血气药，同理脾胃之气药枳壳一起，构成理气组合，使整个方子补而不滞，理而畅行。

二、再生障碍性贫血医案

【病案 1】李某，男，26 岁。2014 年 3 月 5 日初诊。

头晕乏力、活动后气短 1 年余。1 年前因发热感冒后渐觉体力不支，食欲减少，睡眠多梦，经省级医院住院治疗，确诊为"再障"，治疗 20 天，症状缓解出院，一直口服西药。3 月 4 日血常规 WBC 1.32×10^9/L，RBC 0.9×10^{12}/L，Hb 37g/L，PLT 6×10^9/L。骨髓穿刺 BM 及活检示："骨髓高度再生不良，符合再障"。现症见：重度贫血貌，四肢皮肤有瘀点、瘀斑，食少、泛困，面色萎黄，唇爪色淡，头晕乏力，心慌气短，大便色暗，舌淡苔白，脉细数。证属精血亏虚，治宜健脾温肾，益髓生血。自拟温肾益髓生血汤加减。

处方：黄芪 30 克，红参 20 克，枳壳 10 克，龙眼肉 12 克，山茱萸 15 克，紫河车（冲服）10 克，阿胶（烊化）10 克，枸杞子 20 克，菟丝子 20

克，甘草6克。6剂。水煎服，日1剂，频服。

3月13日二诊：服上方后，自觉身上有点劲，食量少增，但食后胃胀，活动后可减轻，贫血仍重，四肢皮肤瘀点、瘀斑变浅，面色萎黄少转润，唇爪色淡，头晕乏力，心慌气短，舌淡苔白，脉细数无力。仍予上方14剂，服法同上。

3月28日三诊：服上方后，自觉有力了，贫血稍好，食欲增加许多，四肢皮肤瘀点、瘀斑变少，面色淡黄润，唇色淡红，爪色淡，头晕渐减，心慌气短也稍好，舌淡红，苔白，脉细数无力。仍按上方服14剂，服法同上。

4月15日四诊：服上方后，自觉有力，贫血稍好，食量增加，皮肤瘀点、瘀斑消失，面色淡红，唇色淡红，爪色淡红，头晕消失，心慌气短减轻，舌淡红，苔白，脉细数。仍按上方服14剂，服法同上。

4月29日五诊：服上方后，精神好了许多，贫血渐好，食欲食量渐增，皮肤瘀点、瘀斑未现，面、唇、爪色淡红，头晕消失，心慌气短未作，舌淡红，苔白，脉细数。按上方服14剂，服法同上。

5月15日六诊：服上方后，精神好，食欲、睡眠均可，皮肤无瘀点、瘀斑，面、唇、爪色淡红，头晕消失，无心慌气短，舌淡红，苔白，脉细数。按上方加14剂，服法同上。

5月30日七诊：服上方后，精神、气色、饮食、睡眠均可，皮肤无瘀点、瘀斑，唇、爪色淡红，无头晕、心慌气短，舌淡红，苔白，脉细数。按上方加14剂，服法同上。

6月15日八诊：服上方后，精神、气色、饮食、睡眠均可，皮肤无瘀点、瘀斑，面、唇、爪色淡红转润，无头晕、心慌气短，舌淡红，苔白，脉细数。按上方加14剂，服法同上。

6月30日九诊：服上方后，精神、气色、饮食、睡眠均可，皮肤无瘀点、瘀斑，面、唇、爪色淡红转润，无头晕、心慌气短，舌淡红，苔白，脉细数。按上方加14剂，服法同上。

7月15日十诊：服药4个月后所有症状改善，当天查血常规：WBC 3.42×10^9/L，RBC 2.9×10^{12}/L，Hb 72g/L，PLT 45×10^9/L。患者以上

方加减治疗近 2 年余，血常规均在正常范围后，慢停西药，又续服中药近 2 年，自我感觉良好，多次血常规检查均在正常范围。最后骨髓穿刺及活检均提示正常，又观察 1 年余未复发。

按语：本案为慢性再障，病机以元气亏虚为主，重用益髓填精、血肉有情之品，气血同治、阴阳并调、脾肾双补，补而不滞。红细胞属于精血物质，阳虚易治，阴亏难疗，只要医患结合，有信心、有耐心，保持乐观，加强营养，预防感冒，便可好转。虽病情有反复，2 次住院治疗，但血常规逐渐好转，三系均正常，最后骨髓穿刺及活检均提示正常，又观察 1 年余未复发。

【病案 2】李某，男，58 岁。2015 年 8 月 16 初诊。起病缓慢，病程较长。

鼻衄、齿龈出血，进行性乏力加重 2 年。WBC 2.5×10^9 g/L；PLT 18×10^9 g/L；RBC 3.5×10^{12} g/L，近十个月需每月 26 号输全血 600 毫升，否则头晕心慌，心跳难以支持。症见：头昏目眩，面色萎黄，体倦乏力，食少便溏，形寒肢冷，腰膝酸软，鼻衄、齿龈出血，舌淡，脉沉细无力。证属脾肾阳虚，虚劳血证，治宜健脾温肾，益髓生血。方选自拟温肾益髓生血汤加减。

处方：黄芪 30 克，红参 20 克，枳壳 10 克，龙眼肉 12 克，山茱萸 15 克，紫河车（冲服）10 克，阿胶（烊化）10 克，鹿角胶 15 克，仙鹤草 20 克，炒菟丝子 20 克。6 剂，水煎服，日 1 剂，早、晚 2 次温服。

8 月 22 日二诊：服上方后，头昏目眩稍轻，面色萎黄少有转润，体倦乏力明显减好，食欲略增，大便成形，怕冷缓解，腰膝酸软较前稍有改善，鼻衄、齿龈出血减少，舌仍淡，脉沉细无力。仍按上方加大生黄芪用量至 60 克，以补有形之血。12 剂，服法同上。

9 月 3 日三诊：上月末未输血，自感服上方后，头昏目眩渐轻，面色萎黄转润，体倦乏力明显好转，食欲大增，大便成形，怕冷消除，腰膝酸软有改善，鼻衄、齿龈出血未作，舌淡红，脉沉细。仍按二诊方予 12 剂，服法同上。

9 月 18 日四诊：服上方后，无心慌气短，头昏目眩渐轻，面色萎黄转润，体倦乏力明显好转，食欲大增，大便成形，怕冷消除，腰膝酸软大有改善，鼻衄、齿龈出血未作，舌淡红，脉沉细。仍按二诊方予12剂，服法同上。

10月5日五诊：服上方后，上月仍未输血，无心慌气短，头昏目眩消除，面色萎黄转润，体倦乏力明显好转，食欲、食量均可，大便日1次，无怕冷，想出去多运动，无腰膝酸软，鼻衄、齿龈出血仍未作，舌淡红，脉沉细有力。仍按二诊方予12剂，服法同上。

10月20日六诊：服上方后，无心慌气短，头昏目眩消除，面色萎黄转润，体倦乏力明显好转，食欲、食量均可，大便正常，无怕冷，精神气色明显好转，舌淡红，脉沉细有力。仍按二诊方服予12剂，服法同上。

11月5日七诊：服上方后，贫血症状持续改善，无任何不适，精神气色渐好，血常规复查：WBC 3.8×10^9g/L；PLT 68×10^9g/L；RBC 6.9×10^{12}g/L，舌淡红，脉沉细有力。仍按二诊方予12剂，服法同上。

患者以上方加减治疗近2年余，血常规均在正常范围后，慢停西药，又续服中药近1年，自我感觉良好，多次血常规检查均在正常范围。最后骨髓穿刺及活检均提示正常，又观察2年余未复发。

按语：本案为脾虚髓劳，气血虚极，治以温补肾阳，填精益髓，促进生血，恢复造血功能。方选自拟温肾益髓生血汤加减，以调补气血、培补脾肾，经温补脾肾之阳后，佐以补气，使无形之气，可补有形之血，意在补气生血，气为血帅，从阳补阴，阴得阳助则泉源不竭。

【病案3】李某，女，43岁。2014年4月12日初诊。

月经量大，提前1年，加重3个月。1年前因月经提前、量大出现休克，120急诊住院确诊为慢性再障，以后每至月初输血400毫升，持续9个月，否则出血不止，仍量大，其间也用过人工周期治疗，起初效果明显，近3个月人工周期无效。血常规：Hb 2.3g/L，WBC 1.3×10^9/L，N0.41，L0.59，PLT 18×10^9/L。彩超提示：子宫肥大、宫颈多发子宫颈腺囊肿。症见低热，T 37.8℃，月经时多时少第12天，食少，呕恶、头晕乏力，皮下紫点、齿龈出血，心悸气促，嗜睡懒言，恶风寒，眼结膜、指甲苍白，面色不华，午后烦热，大便溏薄，舌质淡嫩，形胖，苔薄白，脉虚大数。证属气虚阴亏,治以益气养阴、健脾温肾、益髓生血为主。方选自拟温肾益髓生血汤加减。

处方:黄芪30克,红参20克,枳壳10克,龙眼肉12克,山茱萸25克,紫河车(冲服)10克,阿胶(烊化)10克,黄连5克,竹茹10克,龟板胶(烊化)15克,旱莲草50克。6剂,水煎服,日1剂,早、晚2次温服。

4月17日二诊:服上方后,低热退至36.8℃,月经干净4天,但白带较多,食欲略增,呕恶消失,仍头晕乏力,皮下紫点减少,齿龈出血,心悸气促,乏力懒言,怕风寒,眼结膜、指甲苍白,面色不华,烦热减轻,大便略成形,舌质淡嫩,形胖,苔薄白,脉虚大微数。按上方减黄连至3克,加茯苓30克。12剂,服法同上。

5月3日三诊:服上方后,低热消失,白带减少,食欲增加,无呕恶,头晕减轻,皮下紫点变淡,少量齿龈出血,心悸气促渐好,乏力减轻,恶风寒,眼结膜、指甲淡白,面色稍滋润,无烦热,大便成形,舌质淡红、嫩,形胖,苔薄白,脉虚大数。仍按初诊方去黄连加茯苓30克、炒山药20克。12剂,服法同上。

5月18日四诊:服上方后,无低热,白带正常,食欲增加,无呕恶,头晕减轻,皮下紫点消失,无齿龈出血,心悸气促渐好,乏力减轻,恶风寒,眼结膜、指甲淡白稍有泛红,面色稍滋润,无烦热,大便成形,舌质淡红、嫩,形胖,苔薄白,脉虚大数。仍按三诊方。12剂,服法同上。

6月5日五诊:服上方后,无低热,白带正常,食欲增加,头晕乏力消除,无皮下紫点、齿龈出血消失,活动后心悸气促仍作,恶风寒,眼结膜、指甲淡白稍有泛红,面色稍滋润,无烦热,大便成形,舌质淡红,苔薄白,脉虚大。仍按三诊方。12剂,服法同上。以上方加减治疗近1年余,血常规均在正常范围后,慢停西药,又续服中药近一年半,自我感觉很好、多次血常规检查均在正常范围。最后骨髓穿刺及活检均提示正常,又观察2年余未复发,已正常工作。

按语:本案为气虚阴亏,而脾肾亏损是本病的发病机制。脾肾为先后二天之根本,此案发病因月经量大救诊时确诊为本病,长达1年,因血虚、出血、感染而低热，治疗时早期以补气摄血为主，佐加清热之药有利于改善发热、出血症状。温热补阳药能改善造血功能，解决血虚之根。叶天士认为柔剂阳药，能通补奇经而不滞，且血肉有情，栽培身内之精血。资其生化之源，治宜益气养阴，健脾温肾，益髓生血。方选自拟温肾益髓生血汤加减，治疗一年有余，各项症状明显好转，值得认真总结。

【病案4】王某，男，27岁。2015年4月12日初诊。

周身乏力，面色苍白，于2015年3月2日就诊于省级医院。血常规提示：白细胞（WBC）2.0×10^9/L，血红蛋白（Hb）55g/L，红细胞（RBC）1.9×10^{12}/L，血小板（PLT）21×10^9/L。骨髓（髂骨）穿刺示：三系增生不良，符合再障骨髓象，活检示：粒、红、巨三系细胞减少，脂肪细胞增多。给予口服安雄40mg，3次/日；环孢素4粒，3次/日；曲安西龙24mg，1次/日；3月9日输血400毫升，治疗20多天后，病情未见明显好转。血常规示：WBC 2.6×10^9/L，Hb 76g/L，RBC 3.0×10^{12}/L，PLT 28×10^9/L。现症见：面色苍白，周身乏力，四肢发冷，头晕，心悸，齿龈出血，纳呆食少，夜寐安，二便调，舌淡，苔薄白，脉沉细弱。证属脾肾阳虚，治以温肾益髓，健脾生血。方选自拟温肾益髓生血汤加减。

处方：黄芪30克，红参20克，枳壳10克，龙眼肉12克，山茱萸25克，紫河车（冲服）10克，阿胶（烊化）10克，当归15克，龟甲（先煎）15克，山茱萸15克，菟丝子15克。6剂，水煎服，日1剂，早、晚2次温服。

4月19日二诊：服上方后，面色苍白转稍淡润，头晕心悸、全身乏力渐好，肢体渐温，齿龈出血减轻，食谷知香、食量稍增，舌淡，苔薄白，脉沉细弱。按上方予12剂，服法同上。

5月3日三诊：服上方后，面色苍白转稍淡红，头晕心悸、乏力渐好转，四肢发冷消除，齿龈出血未作，食谷香，食量渐增，舌淡红，苔薄白，脉沉细。仍按上方予12剂，服法同上。

5月18日四诊：服上方后，贫血貌较前有明显改善，面色淡红，头晕消除，休息状态下不觉心悸，乏力渐好转，无齿龈出血，食欲、食量均恢复正常时的七八成，舌淡红，苔薄白，脉沉细。仍按上方予12剂，服法同上。

6月3日五诊：服上方后，面色红润，无头晕、心悸、齿龈出血，食欲、食量全恢复正常，舌淡红，苔薄白，脉沉细。仍按上方予12剂，服法同上。

6月18日六诊：服上方后，血常规提示：WBC $4.6×10^9$/L，Hb 10.5g/L，RBC $4.5×10^{12}$/L，PLT $68×10^9$/L。面色红润，无头晕、心悸、齿龈出血，食欲、食量正常，舌淡红，苔薄白，脉沉细。仍按上方予12剂，服法同上。

7月3日七诊：服上方后，面色红润，精神好，无不适，舌淡红，苔薄白，脉沉细。仍按上方予12剂，服法同上。以后仍以上方加减治疗近半年余，血常规均在正常范围后，慢停西药，正常工作时，又坚持续服中药近2年，自我感觉良好，多次血常规检查均在正常范围。最后停所有西药近1年后，骨髓穿刺及活检均提示正常，又观察2年余未复发，正常工作。

按语：本案为青年男性，发病时间短，中西医结合治疗及时，稳定后，以中药温肾益髓，健脾生血，促进骨髓造血功能，因肾主骨，生髓，骨髓生血。方选自拟温肾益髓生血汤加减，治疗近3个月，稳定后渐停西药，更需巩固治疗，本患者坚持治疗近2年，至今随访无复发。

【病案5】张某，男，39。2013年8月5日初诊。

患者既往诊断再障11年，曾服司坦唑醇、肌苷、叶酸片、环孢素治疗，病情一度改善，近3个月因过度劳累致病情反复，外院查血常规示：WBC $2.1×10^9$/L，Hb 59g/L，RBC $2.8×10^{12}$/L，PLT $9×10^9$/L。骨髓检查示：粒系、红系增生均低下，未见巨核细胞，符合再障骨髓象。目前半月输血1次，已经3个月。现症见：面无血色，皮肤黏膜散在出血点，齿龈出血，头晕，耳鸣，腰膝酸软无力，时口干，食少，夜寐尚安，大便干燥，小便正常，舌淡暗，苔薄白，脉细数。肾阴亏虚，治宜滋肾益髓，健脾生血。方选自拟温肾益髓生血汤加减。

处方：黄芪50克，红参20克，枳壳10克，龙眼肉12克，山茱萸25克，紫河车（冲服）10克，阿胶（烊化）10克，龟甲（先煎）15克，当归15克，何首乌15，黄精10克，女贞子15克，墨旱莲30克，菟丝子10

克。6剂，水煎服，日1剂，早、晚2次温服。

8月12日二诊：服上方后，症状变化不大，但口干便秘减轻，舌暗红，苔薄白，脉细数。按上方予12剂，服法同上。

8月26日三诊：服上方后，21天未输血，自感腰膝酸软无力较前减轻，面色无华，皮肤黏膜散在出血点未见新出，且有的变浅，齿龈出血时有时无，头晕，耳鸣渐减，口干便秘消失，食欲渐好，舌暗红，苔薄白，脉细数。仍按上方予20剂，服法同上。

9月22日四诊：服上方38剂后，出血症状基本消失，血象恢复欠佳，47天未输血，症见贫血貌，皮肤黏膜陈旧出血点，未见新出血点，周身乏力稍好，头晕，耳鸣减轻，纳可，夜寐安，二便调，舌淡红，苔薄白，脉弱。血常规示：WBC 2.8×10^9/L，Hb 69g/L，RBC 3.7×10^{12}/L，PLT 27×10^9/L。仍按上方去女贞子，加大阿胶用量至15克。20剂，服法同上。

10月12日五诊：服上方后，仍未输血，自觉症状好转，贫血貌较前略有改善，皮肤黏膜无出血点，周身乏力好转，无头晕耳鸣，舌淡红，苔薄白，脉弱。血常规示：WBC 3.3×10^9/L，Hb 8.2g/L，RBC 4.0×10^{12}/L，PLT 37×10^9/L。仍按四诊方。20剂，服法同上。

11月2日六诊：服上方后，仍未输血，自觉症状好转，贫血貌较前有改善，皮肤黏膜无出血点，周身乏力大有好转，无头晕耳鸣，舌淡红，苔薄白，脉细弱。血常规示：WBC 3.3×10^9/L，Hb 8.2g/L，RBC 4.0×10^{12}/L，PLT 37×10^9/L。仍按四诊方。20剂，服法同上。

11月25日七诊：服上方后，仍未输血，贫血貌明显有改观，自觉症状好转，皮肤黏膜无出血点，周身乏力、头晕耳鸣消失，舌淡红，苔薄白，脉细弱。血常规示：WBC 3.9×10^9/L，Hb 9.8g/L，RBC 4.5×10^{12}/L，PLT 65×10^9/L。仍按四诊方。20剂，服法同上。

12月16日八诊：服上方后，一直未输血，贫血貌明显改观，自觉症状良好，皮肤黏膜无出血点，周身有力，无头晕耳鸣，舌淡红，苔薄白，脉细有力。血常规示：WBC 4.9×10^9/L，Hb 10.8g/L，RBC 4.5×10^{12}/L，PLT 88×10^9/L。仍按四诊方，20剂，服法同上。以后仍以上方加减治疗近半年，血常规恢复在正常范围后，慢停西药，等正常工作时，又坚持续服中药近 4 年，自我感觉良好，多次血常规检查均在正常范围。最后停所有西药近 2 年后，骨髓穿刺及活检正常，又观察 2 年余未复发，正常工作。

按语：本案患者患再障长达 11 年之久，属慢性再障，病程长，近 3 个月靠输血以治标，初诊气血虚弱兼肾阴亏虚较明显，证属气血不足兼肾阴亏虚，治疗时采用大量黄芪补气，从本出发，填精益髓，肾髓充足，气血方生，治宜滋肾益髓，健脾生血。方选自拟温肾益髓生血汤加减。本病治疗长达近 5 年，需长期坚持服药，不可"浅尝辄止"，以坚持效不更方获胜。

总之，再障虽有气血两虚的证候，仅是疾病的现象，本质与造血有关的心、肝、脾、肾脏腑功能障碍有关，其中肾起主导作用，因肾主骨、生髓、藏精，血为精所化，肾为先天之本，真阴元阳之所系，真阴受五脏六腑之精而藏之，元阳命门之火又与各脏腑的功能有密切的关系。可见气血两虚是现象，本质是肾虚不能生髓，影响造血，抓住治肾这个本质，填精益髓，益气生血。方选自拟温肾益髓生血汤加减效果显著。"壮水为主，以培肾之元阴，而精血自充"。待病情稳定后，再慢减西药，逐渐让中药发挥造血、生血主动权，但患者需长时间服药，否则前功尽弃。由于阴阳互根互用，若阳虚所致再障，多是阴寒内盛，冰伏精气，使精气难以化血，治之当以温热克冰、冰去则阳气得复。而阴虚所致者，多为虚火内灼、精涸髓干，无精以生血，无血以养精，形成恶性循环，治之虽以填精养阴为目的，但干涸之精恐难速生，因此，疗效欠佳，这是"阳易回而阴难复"在慢性再障中的体现。取血肉有情、厚味之品填充奇脉肾脏之功，即"精不足者，补之以味"，所谓"精足则髓充而生血"。《内经》云"肾生骨髓"，"肾不生则髓不能满"，"五谷之津液和合而为膏者，内渗入于骨空，补益脑髓……"，肾与骨髓的关系密切，骨髓造血功能的恢复与维持，取决于肾气的旺盛或肾精充盈，故血肉有情之品补肾填精以治再障，病情能得到及时治愈者，大多需坚持巩固治疗，远期疗效甚好。

三、缺铁性贫血篇——补铁生血汤

缺铁性贫血是因机体对铁的吸收、利用发生障碍，或对铁的需要增加而引起的一种小细胞低色素性贫血，是一种常见病、多发病。西药铁剂治疗虽然有效，但胃肠道副作用常使患者不能坚持治疗。贫血的症状，早在《内经》中已有记载。本病属于中医学的"血虚""虚劳""血证""黄肿""萎黄""疳证"等范畴。中医学认为，本病的发生与脾、肾关系密切，"血者水谷精微化生于脾"，"脾为气血生化之源"，"肾主骨生髓，藏精"，"髓生血"，"精血同源"。血之源头在于肾，肾虚精亏则血必虚少。脾依赖于肾之阳气的温煦，方能正常化生精微变化为血。当肾精亏损时，血液化生不足而现本病。证属气血两虚，治宜益肾、健脾生血。方选自拟补铁生血汤加减。

处方：红参30克，白术20克，熟地黄15克，阿胶10克，黄芪30克，枸杞子20，制何首乌10克，甘草6克。

加减如下。

1. 气血两虚，脾胃不和者，加鸡内金6克，谷、麦芽各15克。
2. 气血亏虚伴出血者，加墨旱莲30克、黑荆芥15克、贯众炭15克。

立方中，补气之参、芪、术、草全用上了。说明补益正气对调治缺铁性贫血的极其重要性。红参30克，黄芪30克，白术20克，甘草6克，补气药总共86克，占方中总量141克的60%以上，表明缺铁性贫血重在补气，气为血帅。气就是火车头，拉着满车厢的乘客（血分）向着补铁生血的大道上迅跑。

熟地黄、阿胶，为补血组合，熟地黄重在填精，守而不走；阿胶重在峻补血虚。枸杞子、何首乌补益肝肾，肝肾同源。肝又为藏血之脏，肝肾足，血液运行通畅。熟地黄、阿胶、枸杞子、何首乌四味补血良药，同心同德，和参、芪、术、草四兄弟一起，成为调治缺铁性贫血的最佳组合。

四、缺铁性贫血医案

【病案1】李某，女，3岁半。2018年4月5日初诊。

反复感冒，面色萎黄，食少3个月。近3个月反复发热、鼻塞、流清水样鼻涕，食少盗汗，面色萎黄，唇淡少华，精神不振一直服用中西药，病情不减。血常规提示：Hb 8g/L，RBC 3×10^9/L，舌淡，苔薄白，脉象细弱，证属气血两虚，脾胃不和，治宜益脾补肾、和胃。方选自拟补铁生血汤加减。

处方：红参15克，白术10克，熟地黄9克，阿胶（烊化）6克，黄芪15克，枸杞子9克，制何首乌6克，甘草6克，鸡内金6克，谷芽15克，麦芽15克。6剂。水煎服，2天1剂，分4次服完，吃6天休1天。

4月20日二诊：服上方后，面色转润，精神渐振，前后服药2个月，口唇面色已转红润，血红蛋白增至12g/L，红细胞升至4×10^9/L，体质增强，2个月中未曾有过感冒、流涕。1年之后复查血红蛋白仍维持在12g/L左右，红细胞在4×10^9/L以上。

按语：本案早期因肺气虚弱，卫表不固的反复感冒长达3个月，继则汗出、流涕，一直服用中西药，损伤脾胃而成食少、精神不振，唇淡少华，气血乏源导致患儿机体对铁的吸收、利用发生障碍，使肺、脾、肾俱虚，治宜益脾补肾、和胃。方选自拟生血补铁汤加减，肺、脾、肾强健，症状很快得到改善，最终获效。

【病案2】张某，女，40岁。2015年5月12日初诊。

头晕乏力1个月余，加重1周。近1年来月经不规律，月经量大，行经天数多，持续13天左右，偶服止血药，效果也不太好。血常规提示：Hb 61g/L，MCV 77.3fl，MCH 23.7pg，MCHC 307g/L，铁蛋白1.74ng/ml。激素六项：E_2 85.29pg/ml，LH 4.54U/L，FSH 8.08U/L；P 0.29ng/ml，T 0.20ng/ml，PRL 11.93ng/ml。症见：头晕乏力，精神不振，气短懒言，活动后加重，面色苍白。月经淋漓不净1个月余，近10天经量增多，色红，腰酸，食欲不振，睡眠可，二便正常，舌淡，苔薄白，脉细弱。证属气血亏虚证，治宜健脾补肾，生血，止血。方选自拟补铁生血汤加减。

处方：红参30克，白术20克，熟地黄15克，阿胶珠10克，黄芪50克，枸杞子20克，制何首乌10克，甘草6克，墨旱莲30克，黑荆芥15克，贯众炭15克。6剂，水煎服，日1剂，早、晚2次温服。

5月20日二诊：服上方3剂后，月经干净，但白带增多，色黄，食物有味但量仍少，其他症状同前。按上方去黑荆芥、贯众炭，加干姜6克、鸡内金6克、谷芽15克、麦芽15克。12剂,服法同上。

6月15日三诊:服上方后,白带正常,食欲食量增加,头晕乏力减轻,精神尚可,气短懒言,活动后加重较前有改善,面色转淡,舌淡红,苔薄白,脉细弱。按初诊方加干姜6克、鸡内金6克、谷芽15克,麦芽15克。12剂,服法同上。

7月6日四诊:服上方后,6月25日经潮,5天干净,色、量均正常,行经停药,白带正常,现食欲食量增加,头晕乏力渐减,精神尚可,气短懒言活动后加重较前有改善,面色转淡红,舌淡红,苔薄白,脉细弱。按三诊方。12剂,服法同上。

8月5日五诊:服上方后,7月25日经潮,5天干净,色、量均正常,行经停药,食欲、食量正常,头晕乏力消失,精神佳,气短懒言活动后加重消除,面色红润,舌淡红,苔薄白,脉细有力。仍按三诊方。12剂,服法同上。后来患者复诊,仍按上方加减用药,持续服至半年后,多次复查血常规与微量元素均在正常范围,随访2年病情稳定,正常工作。

按语:本案头晕、乏力,月经不止1个月余,量多,日久亏耗气血。气血互根互化,气虚不能生血,血虚不能化气。证属气血亏虚证,治以健脾补肾,生血,止血。方选自拟补铁生血汤加减。《脾胃论》:"血不自生,须得生阳气之药,血自旺矣。"本方心、脾、肾同治,治脾为主,使脾旺则气血生化有权,气血双补,重在补气,使气旺而益于血生,疗效可靠。

总之,本病的发生与脾、肾有关,结合辨病与辨证相结合的原则,以健脾益气,辅以补肾养血之药,注重整体调理,是治疗缺铁性贫血可行的方法。脾胃受纳腐熟水谷,产生精微物质,为血的生成提供物质来源。"中焦受气取汁变化而赤是谓血",脾胃为气血生化之源。肾为先天之本,脾、肾是互相资生,相互促进的,脾的化生功能是血液生成的动力。因此,注重脾(胃)、肾的调理,能够促进胃肠功能,能够促进铁的吸收和利用,是治疗缺铁性贫血较为理想的方法,也显示出中医治疗见效快、疗程短、疗效高、毒副作用低的特点,取得了令人满意的临床疗效。

五、白细胞减少症篇——益气生白汤

白细胞是人体免疫系统的重要组成部分,具有极其重要的免疫功能。

白细胞减少症,以各种原因导致的白细胞持续低下,因放、化疗,肝炎,抗甲状腺功能亢进,精神病药物所致的白细胞减少为多见。西医对白细胞减少症的治疗尚无十分满意的特效药物,中医对此疾病的认识和治疗,具有独到之处,对白细胞减少症的临床治疗研究,具有十分重要的价值。白细胞减少症属祖国医学"虚劳""血虚""血证"等病证范畴。中医学认为,本病主要是由于素体不足,劳欲过度,肾气受伤;或饮食失节,劳倦内伤,损及脾胃;或情志失调,劳心太过,心肝亏虚,或接触毒物,误中药毒,脏气受损;或大病久病,耗伤气血等导致脏腑阴阳气血虚损。其基本病理为脾肾两虚,气血不足。本病多属本虚标实证,其病机以阴阳气血亏虚为本,热毒、痰浊、瘀血、外邪等为标,治宜标本兼顾。采用健脾益肾、补肺治疗效果较好。方选自拟益气生白汤加减。

处方:人参 20 克,黄芪 30 克,白术 10 克,茯神 15 克,龙眼肉 12 克,当归 10 克,甘草 6 克。

加减如下。

1. 偏于精血不足者,加枸杞子 20 克、茯苓 30 克、炒酸枣仁 15 克、鸡内金 6 克、炒谷芽 15 克、麦芽 15 克。

2. 偏于心血不足者,加酸炒枣仁 20 克、龟板胶(烊化)10 克、茯苓 20 克。

3. 心、肺、脾三脏俱虚者,加川桂枝 15 克、制黄精 10 克、防风 10 克。

4. 卫表不固,营血亏虚者,加酸枣仁 15 克、炒防风 10 克、桂枝 10 克、炒柴胡 5 克。

5. 脾肾阳虚者,加川桂枝 6 克、制附片 10 克、淮山药 20 克。

6. 脾肾虚弱,湿毒瘀滞者,加酸枣仁 20 克、半枝莲 15 克、白花蛇舌草 15 克、八月扎 15 克。

此方参、芪、术、草补益气分药 66 克,加上补益心气的药龙眼肉 12 克共 78 克,占全方总药量 103 克的 75% 以上,也就是说,生白汤重在调气,"一身正气,邪不可干",老祖宗早有遗训。而茯神在这里,既可调脾,又可调心神。至于 10 克当归,一味动血药,画龙点睛。白细胞减少症患者本来血就少，不可大动血分，不可活血，以免造成虚虚之害。

此方统帅一身正气的黄芪为主帅，为君药。与补中气的人参、补脾胃的白术、补血分的气药龙眼肉和补心脾的甘草，共同组成相须为用的补益方阵，相须配伍之后，药力数倍极增。人参、茯神和甘草组成调补中气的最佳组合，体现了谢文英教授行医组方不离中气的指导思想，中气充，正气足。当归乃这万花丛中的一点红，和君药黄芪组成当归黄芪汤，同时，又和所有的气药组成相须相使相向相同的关系，达到白细胞减少症患者气血同补、正气足血气充的终极目的。

六、白细胞减少医案

【病案1】卢某，女，22岁。2015年2月6日初诊。

月经提前、色淡，面色苍白，乏力，自汗5年。白细胞常低至$2.7 \times 10^9/L$左右，自幼体质就很差，1.67m，体重45千克，经常感冒、食少、咳嗽、腹泻，每次发病，就近医院西药治疗。症见：食少乏力、面色、口唇、爪甲淡白、头晕眼花、怕光、心悸失眠，汗出，时有手足麻木，怕冷，午后低热，舌淡，脉细无力。证属气血不足（精血亏虚），治宜健脾益肾、培土生金。方选自拟益气生白汤加减。

处方：人参20克，黄芪30克，炒白术20克，茯神15克，龙眼肉12克，当归10克，甘草6克，枸杞子20克，茯苓30克，炒酸枣仁15克，鸡内金6克，炒谷芽15克，炒麦芽15克。6剂，水煎服，日1剂，早、晚2次温服。

2月13日二诊：服上方后，食量稍增，面色淡红，口唇、爪甲淡白转淡润，头晕眼花、畏光减轻，睡眠时间增加两个多小时，仍有心慌，汗出减轻，手足麻木，发作时间较短，怕冷较前有改善，午后低热时有时无，舌淡，脉细无力。按上方予12剂，服法同上。

3月2日三诊：服上方后，2月22日经潮，行经5天净，提前5天，食量增加，面色、口唇、爪甲转淡红，头晕眼花减轻，畏光稍好，睡眠5个多小时，心慌汗出未作，手足麻木、午后低热、怕冷等症消失，舌淡红，脉细。按上方予12剂，服法同上。

3月16日四诊：服上方后，食欲、食量增加，体重增加3千克，面色、口唇、爪甲转淡红，头晕眼花、畏光消失，睡眠6个多小时，心慌汗出、手足麻木、午后低热、怕冷等症消失，舌淡红，脉细有力。按上方予12剂，服法同上。

4月2日五诊：服上方后，3月24日经潮，行经4天净，本月经期无提前，查 WBC 5.2×10^9/L，食欲、食量正常，精神转佳，面色、口唇、爪甲淡红，睡眠7小时，无心慌汗出，手足麻木、午后低热、怕冷等症消失，舌淡红，脉细有力。仍按上方12剂，服法同上。后以上方服用近3个月，症状持续好转，坚持巩固治疗近1年，身体完全康复。随访2年，病情稳定。

按语：本案患者因先天禀赋不足，后天失调，加之经常感冒、食少、咳嗽、腹泻，造成元气亏损，脏腑功能衰退。脾胃气虚，生血不足，营血消耗。采用健脾益肾、培土生金之法。方选自拟益气生白汤加减，在改善体质、增强机体免疫力、提高生活质量，提升白细胞的同时，与西药相比，具有作用平稳持久、价格便宜、副作用小等优点，且能够体现中医整体论治的优势和特色。

【病案2】林某，女，47岁。2015年2月6日初诊。

头晕、乏力、低热反复发作1年。1年前，因感冒高热住院治疗20天后，一直头晕乏力，多次血常规提示 WBC 2.41×10^9/L，红细胞与血小板均正常。月经先期，20余天一行，量多，色淡，淋漓一周方净。孕7，成3，4次人工流产。现症见：头晕、乏力、低热（T 37.8℃），面色少华，舌质淡，苔薄白，脉细弱。证属气血不足，治宜健脾益肾、养心。方选自拟益气生白汤加减。

处方：人参20克，黄芪30克，炒白术20克，茯神15克，龙眼肉12克，当归10克，甘草6克，炒酸枣仁20克，龟板胶（烊化）10克，茯苓20克。6剂，水煎服，日1剂，早、晚2次温服。

2月13日二诊：服上方3天，低热渐退（T 36.2℃），头晕、乏力稍轻，面色少华，舌质淡，苔薄白，脉细弱。按上方予12剂，服法同上。

2月28日三诊：服上方后，2月22日经潮，提前7天，量较前减少，

5天干净，低热消失（T 36.1℃），劳累加重时头晕、乏力，面色转润，舌质淡，苔薄白，脉细弱。按上方予12剂，服法同上。

3月15日四诊：服上方后，低热消失（T 36.1℃），头晕、乏力未作，面色淡红，舌质淡红，苔薄白，脉细弱。按上方予12剂。服法同上。

3月29日五诊：服上方后，3月22经潮，周期正常，量、色均可，5天净。查白细胞升至$5.1×10^9/L$，自觉症状好转，苔薄白而腻，脉细弱，按初诊方加佩兰10克、藿香10克。12剂。服法同上。

4月15日六诊：服上方后，诸症悉除，诊其脉仍细弱，舌苔薄白，效不更方，仍按五诊方予12剂。后以上方服用近3个月，症状持续稳定，坚持巩固治疗近半年，身体完全康复。随访2年，病情稳定。

按语：本案患者劳伤（大产、小产）过度，营卫受损，伤及脾、肾，侵及骨髓，以五脏俱虚为主。此案属脾肾两虚、肾精亏虚贯穿于本病的全过程。因肾为先天之本，藏精生髓，精血同源，精不足则血亦亏虚。证属气血不足，治宜健脾益肾、养心。方选自拟益气生白汤加减，对补益气血、提升白细胞、增强机体免疫力是一个很好的选择，且远期疗效甚好。

【病案3】王某，男，48岁。2014年5月6日初诊。

高热、身痛、头痛20天。20天前因患重感冒，住院7天，当时高热（T 40℃）、身痛、头痛，在省级医院住院治疗，经解热镇痛、抗炎等治疗症减，继则低热、乏力，汗出，身体不适，求治中医。诊见：神萎，语言乏力，面色少华，夜寐不安，食少，脉细稍数，舌苔薄白，舌淡。查WBC $2.0×10^9/L$，证属心脾两虚，肺气亦亏，心、肺、脾三脏俱虚，治宜健脾养心、益肺。方选自拟益气生白汤加减。

处方：人参20克，黄芪30克，炒白术20克，茯神15克，龙眼肉12克，当归10克，甘草6克，川桂枝15克，制黄精10克，防风10克。6剂，水煎服，日1剂，早、晚2次温服。

5月13日二诊：精神好转，低热、汗出已除，仍有身体不适，食少，夜寐欠馨，诊脉细弱，苔薄白，上方加仙茅10克、淫羊藿10克，补骨脂10克，再服12剂。

5月28日三诊：自诉诸症好转，疾病如释。诊其脉仍细弱，舌苔薄白，舌质淡胖。复查血常规：WBC 3.8×10^9/L。上方效验，效不更方，再服14剂。随访白细胞恢复正常，各种症状痊愈，后随访2年，病情无复发。

按语：本案患者肺、脾、肾俱虚，发病时间短，中药服用及时，体现了中医对虚性疾病的优势与疗效，虚由滞生。"肾为先天之本，藏精生髓"理论认为，肾不健则髓不充，使精血化生无根，治宜培补脾肾益肺。方选自拟益气生白汤加减治疗效果好。

【病案4】吴某，男，48岁。2014年3月15日初诊。

心悸、眩晕、面色无华，易外感3年，加重月余。血常规示：WBC 1.8×10^9/L。近因工作压力大，心悸、眩晕、面色无华，时有昏倒，动则气喘，纳欲欠香，夜寐不安，大便溏薄，易外感，汗出，舌质淡，苔薄白，脉细略数，证属卫表不固，营血亏虚，治宜健脾养心、益肺。方选自拟益气生白汤加减。

处方：人参20克，黄芪30克，炒白术20克，茯神15克，龙眼肉12克，当归10克，甘草6克，酸枣仁15克，炒防风10克，桂枝10克，炒柴胡5克。6剂，水煎服，日1剂，早、晚2次温服。

3月22日二诊：服上方后，精神稍增，夜寐稍安，纳谷欠香，大便已成形，脉细弱，舌苔薄白。查血常规提示：WBC 2.8×10^9/L，服药有效，按上方予12剂，服法同上。

4月8日三诊：服上方后，面色红润，食欲馨，能休息，体重增加，诸症消失。查血常规提示：WBC 5.2×10^9/L。予以巩固治疗12剂，服法同上。

按语：本案患者因思虑过度，暗耗心血，思虑伤脾，且气虚证明显，表现为肺、脾两虚，临证表现为中气下陷，清气不升，脑所失养，时有昏倒，肺与大肠相表里，大便溏稀等清气下陷。治宜健脾养心、益肺。方选自拟益气生白汤加减，有土生金、"母能令子实"之用。

【病案5】张某，女，49岁。2015年7月20日初诊。

面色少华，乏力1年余。平时易感冒、咳嗽，常用消炎药治疗，血常规提示：WBC 2.1×10^9/L。症见：面色少华，乏力、神疲、咳嗽、少痰，耳鸣、腰痛、畏寒、纳差、失眠少寐，心烦易躁，下肢水肿，大便溏薄，时有五更泄泻，舌质淡，苔薄白，脉细沉。证属脾肾阳虚，治宜健脾温肾。方选自拟益气生白汤加减。

处方：人参20克，黄芪30克，炒白术20克，茯神15克，龙眼肉12克，当归10克，甘草6克，川桂枝6克，制附片10克，淮山药20克，6剂，水煎服，日1剂，早、晚2次温服。

7月27日二诊：服上方后，乏力、夜寐、咳嗽症状好转。耳鸣时作，仍腰痛转侧不利，心烦易躁，时心悸，饮食稍馨，大便成形，夜寐欠馨，下肢水肿已消，脉弦细，苔薄白，复查血常规：WBC 3.1×10^9/L，按上方加酸枣仁20克。14剂，服法同上。

8月12日三诊：服上方后，饮食减少、乏力、夜寐、咳嗽、耳鸣、腰痛、心烦易躁、心悸均消除，下肢水肿消退，大便日1次，苔薄白，脉弦细，复查WBC 4.2×10^9/L，效不更方，继予7月27日方。14剂，服法同上。

8月26日四诊：服上方后，自觉症状良好，时有心烦，易躁，轰汗出，此为"更年期综合征"所致，按初诊方加菟丝子20克。14剂，服法同上。后诸症悉除，给予上方巩固治疗近2个月，多次查血常规白细胞均在正常范围，随访2年病性稳定。

按语：本案患者脾肾阳虚，偏于脾气虚弱，清阳不升，血不上荣于脑则头晕乏力，脑失健运，水湿内停，肾气不化则便溏，五更泄泻，下肢水肿，肾精亏损，髓海不足则耳鸣腰痛。治宜健脾温肾。方选自拟益气生白汤加减，对易外感、咳嗽属脾肾阳虚者效果好。

【病案6】李某，女，48岁。2015年5月15日初诊。

9个月前，行右侧乳腺癌切除术，术后化疗，后因白细胞减少而中断化疗。血常规提示：WBC 2.0×10^9/L，诊断为白细胞减少症。症见：乏力、神萎、面色晦暗，语言低微，唇干口燥，饮食不思，大便稀溏，夜寐欠安，腰膝酸软，乳房手术处时有疼痛波及右侧腋下不舒，舌质淡紫，苔薄白，脉细涩。证属脾肾虚弱，湿毒瘀滞，治宜健脾温肾，活血化瘀，解毒。方选自拟益气生白汤加减。

人参20克，黄芪30克，炒白术20克，茯神15克，龙眼肉12克，当归10克，甘草6克，酸枣仁20克，半枝莲15克，白花蛇舌草15克，八月扎15克。6剂，服6天休1天，第7天复诊，水煎服，日1剂，早、晚2次温服。

5月22日二诊：服上方后，乳房手术处疼痛仍作，精神较前有好转，胃纳稍增，夜寐已宁，舌苔薄白而腻，脉弦细，面色少华带晦暗，其他症状如前。查WBC 2.8×10^9/L。服药见效，效不更方12剂，服法同上。

6月16日三诊：服上方后，乳房手术处疼痛未作。精神尚可，纳谷欠香，夜寐馨，二便调，腰膝酸软好转。仍有动则气喘，乏力，舌质淡，苔薄白，脉弦细。左腋下淋巴结未触及，查WBC 3.5×10^9/L，病情好转，仍按初诊方加枳壳10克。12剂，服法同上。

7月2日四诊：服上方后，精神好，情绪稳定，纳、眠均佳，舌苔薄白，脉弦细，查WBC 4.5×10^9/L。12剂，服法同上。为巩固治疗，上方又加减服用2个月后，症状稳定，多次查血白细胞均正常。随访至今，病情稳定。

按语：本案患者因乳腺癌术后化疗，体内骨髓造血功能受到抑制，湿毒内陷致脾肾两虚形成气滞血瘀。《素问》云："邪气盛则实，精气夺则虚。"单用填精生髓不足以振颓弃废，因患者术后元气大伤，毒瘀胶滞，阻塞化源之道，瘀血不祛，新血不生，唯以"衡法"，平衡阴阳，调和气血，佐以活血通络，祛湿解毒，化痰散结，改善骨髓造血通路，方能治验。

总之，白细胞减少症临床表现，轻者可无明显症状，重者可现头晕、乏力、面色苍白或萎黄、四肢酸软、纳差、易感冒、心悸、失眠等症，属"虚劳""温病""诸虚不足"等。白细胞减少症不仅出现中医学的虚性病证，如乏力、头晕、纳差、咳嗽、反复感冒等病症，而且可致机体免疫力明显下降，成为多种疾病的发病原因。因此，中医对白细胞减少症的治疗，以辨证为基础，改善患者的全身症状与提升白细胞的同时，具有平稳、持久、副作用小、远期疗效好等优点，并能体现中医整体论治的优势和特色。

综上所述，血液病属于疑难性疾病，证候虽多，但总不离乎五脏，而五脏之伤，又不外乎气、血、阴、阳。中医治疗血液病有其独特的方法和显著的疗效，尤其是对一些老弱患者，应首选中医调理，采取急治标缓治本，中西医结合的方法，则能更全面、更有效地治疗血液系统的常见病、多发病。

第十章 调免疫杂症

免疫性疾病是由患者免疫系统功能下降所产生的临床症状。这种免疫性疾病表现在临床医学的各个系统和各个学科。本章重点就免疫性不孕、红斑狼疮、类风湿和强直性脊柱炎等疾病进行探讨。

中医药蕴含着预防医学的思想，对免疫性疾病有着显著的疗效，更有其特点。一是中医的整体观，强调人是一个有机的整体，重视免疫功能的调节，实现抵抗力的增强。二是中药复方能多靶点、多途径地提高免疫力。

中医调免疫杂症，实质上是纠正人体之偏，恢复阴阳的相对平衡，达到体内阴平阳秘。面对诸多的疑难重症，中医药通过整体观念指导下的辨证论治，采用平衡阴阳、和解表里、温寒清热、补虚泻实等方法选方用药，会收到较为理想的治疗效果。

一、免疫性不孕症篇——增免助孕汤

免疫性不孕症是临床上常见的一种妇产科疾病，其发病与患者体内存在抗精子抗体、抗卵巢抗体及抗子宫内膜抗体等有关。中医学认为，免疫性不孕不育症属"无子""滑胎""坠胎"的范围，其主要原因是精血不足，气血调和不畅、产后不洁，湿热邪毒乘虚内侵胞宫，损伤冲任，导致气血失和、胞脉瘀阻、肾虚血瘀，以致难以成功受孕。治疗本病，可采用调节女性免疫功能，阻断异常抗原增生，有效恢复女性机体正常生殖功能，改善宫内环境，提升患者的受孕概率的方法，治宜补肾活血。方选增免助孕汤加减。

处方：太子参30克，菟丝子20克，枸杞子20克，丹参15克，当归10克，香附10克，玫瑰花10克，柴胡6克。此方益气补肾、活血解毒。

加减如下。

1. 气血失和、胞脉瘀阻者，加蒲公英20克、赤芍12克、黄芩10克。

2. 肾虚血瘀者，加山茱萸15克、巴戟天15克、鹿角霜15克、淮山药15克。

3. 气血两虚者，加黄芪30克、炒白术15克、茯苓15克、墨旱莲20克、阿胶（烊化）10克。

4. 肝肾阴虚、冲任血少者，加牡丹皮10克、炒酸枣仁20克、益母草20克、甘草6克。

5. 中气不足，脾虚湿盛者，加炒白术15克、柴胡10克、升麻6克、茯苓20克。

参类家族中辈分最低的为太子参，作为君药推出，笔者还是第一次见到。太子参气阴平补，作用在肺和心、脾，非常受儿科和妇科医生的欢迎。因此，太子参又叫童参和孩儿参。由于它平补阴阳，又不作用于肾，不会像人参、西洋参那样，用多了会产生儿童性早熟。而免疫力的下降是要长期调理的，太子参就是这样走上君药舞台的。研究谢文英立方，处处都是学问。

菟丝子和枸杞子也都是阴阳平补。补阳药都是热药，菟丝子除外，是说菟丝子是补阳的平性药。补阴药都是凉药，枸杞子除外，枸杞子是平性的补阴药。菟丝子和枸杞子相须而用，平补阴阳的效果倍增。二者用量相等，说明同等重要，双双称臣，共同在君药太子参帐前效力！柴胡重在提升，为调理免疫增加动力。

生血活血的当归、血中气药的香附和理气解郁的玫瑰花，三药等量组成生血活血、理气解郁的阵容。至于15克丹参，功同四物，方中担任平补气血阴阳、斡旋活血化郁的总司。此足见谢文英教授组方功力。

二、免疫性不孕医案

【病案1】李某，女，30岁，已婚。2016年4月26日初诊。

结婚5年，2年前流产后不孕。2年前因意外怀孕，加之发热误服西药，行人工流产术，性生活正常，至今未再孕，初潮18岁。4月16日经潮，平素月经3~5天/23~25天，量偏少，色暗红，有少量血块，经行感觉少腹隐痛坠胀，伴腰膝酸软，经前乳房作胀，易疲劳，平素白带偏多，色微黄，无异味。曾查B超，示子宫附件未见异常，同时监测排卵有成熟的卵泡。子宫输卵管造影提示双侧输卵管通畅。抗精子抗体阳性，抗子宫内膜抗体阴性，抗磷脂抗体阴性，男方精液及抗体检查均未见异常。自诉行经的第10天，无腹痛，白带增多，大便偏干，舌质红，苔微黄，脉弦数。证属气血不调、产后不洁，湿热邪毒乘虚内侵胞宫，损伤冲任，导致气血失和、胞脉瘀阻、肾虚血瘀，治宜补肾活血。方选增免助孕汤加减。

处方：太子参30克，菟丝子20克，枸杞子20克，丹参15克，当归10克，香附10克，玫瑰花10克，柴胡6克，蒲公英20克，赤芍12克，黄芩10克。6剂，水煎服，日1剂，早、晚2次温服。嘱见月经停服，用药期间避孕。

5月3日二诊：服上方后，疲劳改善，白带量增多，色白，无味，舌质淡红，苔微黄，脉弦缓。按上方予12剂，服6剂，休1天，续喝，服法同上。

5月26日三诊：服上方后，5月16日经潮，3～5天/30～31天，量较前增多，色红，无血块，经行少腹隐痛坠胀减轻、腰膝酸软未作，经前乳房作胀消失，精神转佳，现白带偏多，色白，无异味，大便日1次，成形不干，舌质淡红，苔薄白，脉细有力。按上方予12剂，服法同上。

6月10日四诊：服上方后，无不舒，精神好，舌质淡红，苔薄白，脉沉细有力。上方去蒲公英、黄芩，加大活血之当归用量至15克、赤芍至15克。6剂，服法同上。

6月22日五诊：服上方后，月经按时来潮，量、色、质均可，经前无任何不适，复查抗精子抗体转阴性。舌质淡红，苔薄白，脉细有力，嘱患者于月经第10天始监测卵泡，隔日一查，按四诊方加覆盆子20克、鹿角霜20克。6剂，服法同上。调理2个月后，成功怀孕，十月生产一男婴，母子平安。

按语：本案患者初潮较晚，为先天禀赋不足，复因流产后劳累导致肾中精气不足，湿热之邪乘虚内侵胞宫冲任，毒留而血络受损，致瘀血湿热内阻，冲任、胞脉通畅受阻，纳精失常而致不孕。治以补肾为主，补肾活血。方选增免助孕汤加减。本方能有效改善女性内分泌、免疫功能，改善微循环，能够通调气血冲任而助孕，在治疗免疫性不孕方面，无论是原发性还是继发性不孕疗效均显著，值得临床推广应用。

【病案2】范某，女，31岁，已婚。2016年8月18日初诊。

结婚3年，未避孕而未孕。平素月经5～7天/24～28天，量偏少，色暗红，有少量血块，行经腹痛下坠，腰膝酸痛，大便偏干，3天1次，经前乳房作胀，自幼身体较弱，易疲劳，食少，喜欢熬夜，小便赤，白带发黄。B超提示，子宫、附件、排卵均正常。子宫输卵管造影提示双侧输卵管通而不畅。抗精子抗体阳性，抗子宫内膜抗体阳性。男方检查未见异常，性生活正常。症见：月经第5天，经量少，色暗红，无腹痛，大便偏干，每3天1次，舌质暗红有紫点、斑，苔黄，脉弦数。证属肾虚血瘀，治宜补肾活血。方选增免助孕汤加减。

处方：太子参30克，菟丝子20克，枸杞子20克，丹参10克，当归10克，香附10克，玫瑰花10克，柴胡6克，山茱萸15克，巴戟天15克，鹿角霜15克，淮山药15克。6剂，水煎服，日1剂，早、晚2次温服。

8月25日二诊：服上方后，月经第12天，腰酸痛减轻，食量较前稍有增加，疲劳减，白带增多，透明状，舌质暗红，紫点、斑变淡，苔淡黄，脉弦缓。按上方予12剂，服法同上。

9月9日三诊：服上方后，小腹胀痛下坠，乳房胀痛，性情急躁，舌质红，苔淡黄，脉弦。按上方去山茱萸、巴戟天、鹿角霜、淮山药，加桑寄生20克、炒杜仲15克、赤芍15克、桃仁12克、红花12克。5剂，服法同上，嘱见月经停药。

9月19日四诊：服上方后，9月13日经潮，量较前增多，小腹胀痛下坠消除，乳房无胀痛，精神好，舌质淡红，苔薄黄，脉弦细。按初诊方予12剂，服法同上。

10月5日五诊：服上方后，精神转佳，食欲、食量较前明显改善，大便日1次，无乳房、小腹胀痛下坠，舌质红，苔薄黄，脉弦细。按三诊方予7剂，服法同上，见月经停服。

10月20日六诊：服上方后，10月12日经潮，量、色、质均正常，经前无不舒，精神好，食欲、食量正常，体重增加3千克，体力、气色较前大有改善，大便日1次，复查抗精子抗体阴性，抗子宫内膜抗体阴性，舌质淡红，苔薄白，脉细有力。按初诊方予12剂，服法同上。

11月6日七诊：服上方后，无不适，舌质红，苔淡黄，脉细数。按三诊方予7剂，服法同上。

11月20日八诊：服上方后，11月13日经潮，量、色、质均正常，无其他不适，舌质淡红，苔薄白，脉细有力，按初诊方加紫河车（另冲）10克。12剂，服法同上。

按语：按照上述方案又续调3个月，期间嘱其避孕。3个月后于月经第10天监测排卵，待卵泡成熟试孕，12月5日复诊，基础体温（BBT）上升第16天，患者仅觉乏力，余无特殊不适，舌淡，苔薄黄，脉滑。查血HCG 86U/ml，P 23ng/ml，给予中药保胎治疗，42天查B超，宫内见孕囊，可见胎心搏动。十月后顺产一女婴，母女平安。

本案患者以肾虚为本，瘀血湿热为标，属虚实夹杂，气滞则血瘀，瘀血内停，经行不畅。治以补肾为主，结合舌脉，补肾活血。方选增免助孕汤加减。在治疗期间，用药灵活，活中有补，补中有活，动静结合，补而不滞，温而不燥，标本兼治，效果理想，值得研究。

【病案3】剂某，女，31岁。2016年4月10日初诊。

结婚4年一直未孕，夫妇双方多次经西医生殖科和其他三甲医院检查，男女双方都未查出问题。症见：面色稍显萎黄，暗淡无华，自觉乏力，倦怠。末次月经4月2日，月经量少，色淡、质稀，后错3~5天，舌淡苔白，脉沉细无力，证属气血两虚，冲任空虚，治宜补气养血，滋肾调经。方选增免助孕汤加减。

处方：红参20克，菟丝子20克，枸杞子20克，当归10克，香附10克，柴胡6克，黄芪30克，炒白术15克，茯苓15克，墨旱莲20克，阿胶（烊化）10克。6剂，水煎服，日1剂，早、晚2次温服。

4月17日二诊：服上方后，面色淡黄，略有光泽，仍有乏力，倦怠，月经色淡量少，舌淡苔薄白，脉细弱，余证如前。按上方加龙眼肉12克、生姜3片、大枣5枚,以增强健脾养血、调和营卫的功能。12剂。服法同上,嘱见月经停服。

5月9日三诊:服上方后,5月4日经潮,月经周期、量、颜色基本正常。面色红润,无乏力,倦怠等不适症状,舌淡红,苔白,脉象和缓。按二诊方予12剂,服法同上。

5月25日四诊:服上方后,无不适,舌淡红,苔薄白,脉和缓有力。按初诊方加紫河车(另冲)10克。12剂,服法同上。嘱其汤剂用完后服用乌鸡白凤丸和调经促孕丸善后,忌食生冷、油腻、辛辣、炙烤之品,且勿受凉。3个月后来诊,自述经早孕试纸检查属怀孕,彩超提示:胎孕正常,遂停药。嘱其如有情况及时来医院保胎治疗。1年后随访,足月顺产一男婴。

按语:本案为免疫性不孕,证属气血两虚,冲任失养,胞宫不能养胎,治宜补气养血。方选增免助孕汤加减,获效满意。

【病案4】李某,女,30岁。2016年3月5日初诊。

结婚5年妊娠2次,都是妊娠2个月胎儿停止发育,3个月内自动流产或做人工流产。经三甲医院生殖科检查治疗,效果不佳。症见:形体消瘦,面色干红少华,口干咽燥,五心烦热,偶有失眠、眩晕、腰膝酸软症状,月经先期、量少,舌红苔白,少津,脉象虚细而数。证属肝肾阴虚,冲任血少,治宜滋肾填精,平肝潜阳,养血调经。方选增免助孕汤加减。

处方:太子参30克,菟丝子20克,枸杞子20克,丹参10克,当归10克,香附10克,玫瑰花10克,柴胡6克,牡丹皮10克,炒酸枣仁20克,益母草20克,甘草6克。6剂,水煎服,日1剂,早、晚2次温服。

3月12日二诊:服上方后,面色稍现润泽,五心烦热,腰酸膝软,失眠,诸症皆有缓解,舌红苔白,脉虚数。按上方加龟甲15克、石斛10克。12剂,服法同上。

3月29日三诊:服上方后,面色红润,稍有腰膝酸软,月经周期正常,量少色红,舌红苔薄白,脉细数。按上方去牡丹皮。12剂,服法同上。

4月16日四诊:服上方后,有精神,体重增加2千克,面色红润,无口干咽燥、烦热，睡眠正常，无眩晕、腰膝酸软，月经周期正常，量、色、质均可，舌淡红，苔薄白，脉细有力。按上方12剂，服法同前。嘱其汤药服完后继服定坤丹善后治疗。以其怀孕为准，必要时来院复诊。2个月后来院复诊，月经已过半个月未行，经彩超提示：已怀孕，胎孕正常。1年后，随访足月顺产一女婴。

按语：属肝肾阴虚，热灼津液，津血同源，阴血不足，不能养胎而致胎儿停止发育，用滋肾填精、养阴柔肝法治疗。方选增免助孕汤加减，而效如桴鼓。

【病案5】胡某，女，35岁。2015年9月12日初诊。

结婚5年，男女双方经在多个三甲医院检查，未有生理缺陷和激素水平问题，但始终未孕。症见：体形肥胖，面色苍白，稍带晦暗，月经周期正常，量少清稀，白带清稀无异味，倦怠，乏力，食少纳呆，舌淡苔白厚腻，多津，脉濡滑。证属中气不足，脾虚湿盛，治宜补中益气。方选增免助孕汤加减。

红参20克，菟丝子20克，枸杞子20克，丹参10克，当归10克，香附10克，柴胡6克，炒白术15克，柴胡10克，升麻6克，茯苓20克。6剂，水煎服，日1剂，早、晚2次温服。

9月19日二诊：服上方后，食欲大增，面色白，体重减3千克，倦怠、乏力症状稍减，舌淡，苔白，脉濡弱，余症如前。按上方加肉桂6克、炮姜炭10克，以温运脾肾之阳。取20剂，服法饮食宜忌如前。嘱其加强健身运动。

10月16日三诊：面色白里带红，体重减5千克，倦怠、乏力消失，饮食二便如常，月经基本正常。按二诊方加阿胶12克、熟地黄15克，以补血养血，取20剂。嘱其症状全部消失，月经正常后服用乌鸡白凤丸，直至怀孕为准，如有症状随来就诊。3个月后来院检查已怀孕。后电话告知已足月顺产，生一男婴，母子平安。

按语：本案患者中气不足，水湿痰涎内盛，外似康健，而内实为虚损，脾失健运，湿侵胞宫，遂化精为水，致其不孕。用补气健脾、化湿温运之法治疗，使气充、脾健而水湿自化，胎孕正常，体现了中医用同病异治的辨证论治原则，治愈免疫性不孕收到良好效果。

总之，免疫性不孕症多因气血不畅、产后不洁，湿热邪毒乘虚内侵胞宫，冲任损伤，导致气血失和、胞脉瘀阻、肾虚血瘀，以致难以成功受孕。调节女性免疫功能，阻断异常抗原增生，有效恢复女性机体正常生殖功能，改善宫内环境，提升患者的受孕概率，采用补肾活血之法。方选增免助孕汤加减，使脾肾精血充足、气血畅达无阻，湿热瘀结无处停留，使盆腔、子宫、附件内环境循环良好，才能早日孕育。适当参与体育锻炼，增强体质，提高免疫力，减少免疫排斥以助孕，效果更为突出。

三、系统性红斑狼疮篇

系统性红斑狼疮，指以免疫性炎症为突出表现的弥漫性结缔组织病，其血清中抗体以抗核抗体为主，多种自身抗体与多系统受累是本病的两个主要临床表现。中医学的阴阳毒与本病临床表现相吻合。《金匮要略》曰"阳毒之为病，面赤斑斑如锦纹，咽喉痛，唾脓血。阴毒之为病，面目青，身痛如被杖，咽喉痛。"指出本病病因有阴毒、阳毒之分。《诸病源候论·伤寒阴阳毒候》曰："阴阳毒病无常也，或初得病，便有毒……或十余日后不瘥，变成毒者。其候身重背强，咽喉痛，糜粥不下，毒气攻心，心腹烦痛，短气，四肢厥逆，呕吐，体如被打，发斑，此皆其候。"描述了本病的皮疹，关节炎，胃肠道、心肺病变等多系统受损，病程缠绵、病情复杂，症状变化多端。本病病机以本虚标实、虚实夹杂为主，病变脏腑多责之肝、脾、肾三脏，病邪多与风湿、热毒、血瘀、痰饮有关，辨证施治，宜扶正祛邪、攻补兼施。

四、红斑狼疮医案

【病案1】杨某，女，21岁。2015年3月6日初诊。

确诊系统性红斑狼疮2年，月经前病情容易加重，严重时出现昏厥，经西医大剂量激素联合丙种球蛋白及环磷酰胺冲击治疗后症状缓解。现口服甲泼尼松每天12mg，维持已经1个月余，环磷酰胺服7.2g，甲氨蝶呤每次10mg，每周1次，羟氯喹每次0.2g，每日2次。现症：大汗出（自汗、盗汗），失眠，月经量少，色暗，点滴即净，舌淡暗胖边有齿痕，苔薄白，脉沉细涩。证属阴阳两虚，营卫失调。宗建中之法，以建立中气，调和阴阳，予黄芪建中汤加减。

处方：黄芪 45 克，桂枝 15 克，炒白芍 30 克，淮山药 30 克，炙甘草 10 克，枸杞子 20 克，白术 15 克，炒酸枣仁 30 克，炒麦芽 20 克，首乌藤 30 克。服药 2 周后复诊，舌质较前转红润，齿痕亦较前减轻，汗出、失眠症状明显好转。

按语：本案患者阳气亏虚，卫气不固，故汗出；阴虚不能敛阳，虚火扰乱心神而致失眠；肾精亏虚，月经量少。证属阴阳两虚，营卫失调。宗建中之法，以建立中气，调和阴阳，予黄芪建中汤加减而获效。

【病案2】张某，女，18岁。2015年3月6日初诊。

系统性红斑狼疮 3 年余，血三系细胞减少，经大剂量激素冲击、免疫抑制剂治疗及输注红细胞、血小板治疗后好转出院。现激素减量至 12mg，吗替麦考酚酯每次 1g，每日 2 次，羟氯喹每次 0.2g，每日 2 次。最近出现头痛、夜间可痛醒，失眠，血压正常，脱发明显，月经延期，后脑头痛，舌淡红苔薄白，脉弦而大。初认为风邪袭表，予以祛风解表法无效，后审其脉症，应属精血亏虚，阴阳两虚。方用桂枝加龙骨牡蛎汤。

处方：桂枝 15 克，白芍 15 克，龙骨（先煎）30 克，牡蛎（先煎）30 克，大枣 15 克，炙甘草 12 克，补骨脂 15 克，枸杞子 15 克，神曲 15 克。服药 6 剂后，头痛症状缓解，夜间痛醒症状消失。

按语：本案属精血亏虚、阴阳两虚证，《金匮要略》曰："脉弦而大……此名为革，妇人则半产漏下，男子则亡血失精。"后脑为太阳经所过，太阳、少阴互为表里，少阴肾精不足，太阳之气失养，脑海空虚则痛；精血亏虚，冲脉失养，故月经延期；发为血之余，而精血同源，精血亏虚则有脱发；脉弦大则为革脉，为精血亏虚、阴阳两虚之征。《金匮要略》曰："夫失精家……目眩，发落，脉极虚芤迟……桂枝加龙骨牡蛎汤主之。"桂枝加龙骨牡蛎汤对本案患者效果甚好。

【病案3】郑某，女，21岁。2016年4月16日初诊。

系统性红斑狼疮 1 年余，1 年前突发面部红斑，全身关节疼痛，食少、低热、乏力，经省级医院确诊。现口服甲泼尼龙每日 20mg 控制病情。月经后错12天就诊，排除妊娠，服用5天活血药，效果不显。症见：月经后期，颜面部痤疮，双颊为重，色红略痛，纳差，小便可，大便溏，舌质红，苔薄白微黄，根部略腻，脉细。证属冲任虚寒之月经后期，予温经汤加减。

处方：吴茱萸6克，麦冬10克，当归15克，芍药15克，川芎10克，红参15克，桂枝10克，阿胶（烊化）10克，牡丹皮10克，生姜3克，甘草6克，半夏10克。6剂，水煎服，日1剂，早、晚2次温服。

4月23日二诊：服上方后，腹胀腹痛，心烦急躁，月经仍未至，舌质红，苔薄白微黄，根部略腻，脉弦细。脉证合参，证属上热下寒、寒热错杂。因患者长期服用激素邪毒未清，而脾阳已伤，肝胆气机疏泄不利，脾胃气机升降失常，治以寒温并用、肝脾同治的柴胡桂枝干姜汤。

处方：柴胡12克，桂枝10克，干姜6克，瓜蒌根15克，黄芩10克，牡蛎（熬）15克，炙甘草6克，通草1克，益母草15克。6剂，水煎服，日1剂，早、晚2次温服。嘱月经量大停服。

4月30日三诊：服上方后，4月25日经潮，量偏少，腹胀腹痛消除，心烦急躁减轻，舌质红，苔薄白微黄，根部略腻，脉弦细。按上方续服12剂，服法同上。

5月15日四诊：服上方后，发热未作，面部痤疮较前减轻，食欲略增，舌质红，苔白，脉浮弦尺弱，精血不足，病证仍属寒热错杂，气血瘀滞，食少纳差为脾胃虚寒所致。按二诊方加大桂枝用量至15克、通草至2克以温经。12剂，服法同上。

5月30日五诊：服上方后，发热未作，5月25日经潮，量可，月经前后发热未作，面部痤疮较前大减，食欲食量增大，舌质红，苔白，脉沉细数，尺部较弱。12剂，服法同上。后随证加减调理近半年，症状稳定后，慢减西药，直至停完，病情很稳定，随访2年，病情未复发。

按语：本案病程1年，服用大剂量的激素药。如此对在抑制免疫、控制病情方面，也会造成灼阴伤阳、动血耗气之弊。因本病是一种由于免疫功能紊乱引起的自身免疫性疾病，所以应用糖皮质激素及免疫抑制剂控制病情发展、降低死亡率是治疗本病的重要手段。但糖皮质激素及免疫抑制剂对患者生活质量的改善效果欠佳，且长时间大量应用还会产生代谢紊乱、胃溃疡、股骨头坏死等不良反应。中药协助治疗本病既可以达到抑制免疫、控制病情发展的目的，又可以降低激素及免疫抑制剂引起的不良反应，值得深入研究。

总之，系统性红斑狼疮，是一种自身免疫缺陷疾病，属于中医学"阴阳毒""赤丹""丹疹""温毒发斑""日晒疮""周痹""五脏痹"等范畴。中医治疗本病有着悠久的历史，采取标本兼顾、通经清热、温阳扶正之法，汤剂以补益脾肾、养阴清热为主。对发热、疼痛、皮肤红斑采用中医辨证施治，目的在于补益脾肾，重在治本，补益脾肾之阳，通过增强先后天之本，以增强脏腑运化，使紊乱的功能得以调整，使病损得以修复，显示了中医治疗慢性病的优势。

五、类风湿关节炎篇——补气养血消痹汤

类风湿关节炎，是一种原因不明的以对称性、慢性、进行性多关节炎为主要表现的自身免疫性疾病。关节滑膜的慢性炎症、增生形成血管翳，侵犯关节软骨、软骨下骨、韧带和肌腱等，造成关节软骨、骨和关节囊的破坏，最终导致关节畸形和功能丧失，具有高致残性，严重影响患者的生活质量。中医无"类风湿关节炎"的病名，但对此病的认识由来已久，据本病的临床证候特点，将其归属于中医学的"痹证""尪痹""顽痹""历节风"范畴。本病是由多种原因导致的以关节疼痛、肿胀、僵硬、活动受限甚或畸形、强直的一类疾病。《素问·痹痛》曰："风寒湿三气杂至，合而为痹也……痹在于骨则重；在于脉则血凝不流；在于筋则屈不伸；在于肉则不仁；在于皮则寒。""风寒湿三气合而为痹"是本病的主要外因。"荣者，水谷之精气也……卫者，水谷之悍气也……逆其气则病，从其气则愈，不与风寒湿气合，故不为痹"，明确指出营卫失和是此病发生的根本。清代林佩琴在《类证治裁·痹证》中也提到："诸痹……由营卫先虚，腠理不密，风寒湿乘虚内袭，正气为邪所阻……久而成痹。"明确指出气血不足，营卫失调，易感外邪致痹；脏腑功能衰弱，精血不足，也可导致邪气内侵筋骨肌肉而为痹。孙思邈认为"风热毒流入四肢，历节肿痛"，

"热毒流入肢节，深入营血，血脉瘀滞不通"，强调"风寒湿邪""正气虚损""瘀邪"等邪实正虚，临床不同阶段，症状各异：如急性期（活动期）患者表现的特点多为病势急、邪气盛；稳定期者，表现为气血不足、肝肾阴虚、湿热伤阴夹风、夹寒、夹湿。治崇"固本培元"，扶正祛邪，因"脾胃为后天之本，气血生化之源；肾为先天之本，为五脏六腑阴阳之根本"，宜祛风除湿，逐痰散寒，补气行血滋阴。方选自拟补气养血消痹汤加减。

处方：黄芪 30 克，当归 15 克，白芍 15 克，丹参 15 克，生甘草 6 克，乌梢蛇 15 克。

加减如下。

1. 湿热伤阴夹风、夹湿者，加羌活 15 克、徐长卿 15 克、秦艽 20 克、炙穿山甲（代）15 克。

2. 寒湿痹阻，筋骨不利者，加炙全蝎 10 克、制川乌 10 克、制草乌 10 克、秦艽 10 克。

3. 气滞夹瘀，经脉痹阻者，加柴胡 10 克、黄芩 10 克、紫河车 10 克、半夏 10 克、生姜 10 克。

4. 肾虚夹寒盛者，加鹿角 10 克、桂枝 15 克、制附片 12 克。

5. 肝肾不足者，加熟地黄 10 克、山药 10 克、覆盆子 10 克、金樱子 10 克。

六、类风湿关节炎医案

【病案 1】王某，女，62 岁，2013 年 8 月 16 日初诊。

全身关节疼痛 1 年，1 年余前无明显诱因出现双手多个近端指间关节，腕、肘、肩、膝、踝、足趾等关节疼痛，低热，体温最高 37.5℃，夜间加重。住入省级医院，检查提示：类风湿因子（RF）323U/ml，C 反应蛋白（CRP）26.2mg/dl，血沉（ESR）45mm/h，确诊为类风湿关节炎，经口服、静脉用药（具体不详）症状好转出院。一直口服帕夫林白芍总苷胶囊，每次 0.6g（2 粒），每日 3 次，口服。近一个月无明显原因的关节疼痛加重，呈游走性窜痛，遇风加重，低热，体温 37.8℃，双腕、肩 X 线检查符合类风湿关节炎改变。症见：双手多个近端指间关节，腕、肘、肩、膝、踝、足趾等关节疼痛，遇风加重，夜间低热，有时周身疼痛，口干喜饮，纳可，眠差，大便干，2～3日1次。双手指间关节有压痛，双肘、肩关节活动受限，双手握拳不利，双膝下蹲困难。舌淡红略暗，薄白苔，脉沉细略弦滑。证属气血不足，肝肾阴虚，湿热伤阴夹风、夹湿，治宜扶正祛邪，祛风除湿。方选自拟补气养血消痹汤加减。

处方：黄芪30克，当归15克，白芍15克，丹参15克，生甘草6克，乌梢蛇15克，羌活15克，徐长卿15克，秦艽20克，炙穿山甲（代）15克。6剂，水煎服，日1剂，早、晚2次温服。

8月23日二诊：服上方后，夜间发热消失，全身关节窜痛略减轻，双肩、肘、腕、膝、双手小关节仍疼痛，口眼干、乏力，舌淡红暗，白苔少津，脉沉略滑细。上方去秦艽，加川续断30克、山茱萸15克。14剂，服法同上。

9月6日三诊：服上方后，各关节痛较前明显减轻，双腕、膝发酸，无肿胀，不怕冷，纳可，大便每日1次。舌淡红略暗，白薄苔少津，脉沉细弦。上方去白芍、丹参，加杜仲20克、淫羊藿15克。14剂，服法同上。

9月20日四诊：服上方后，关节疼痛缓解，无其他明显不适，饮食、睡眠均可，二便调。复查：RF 0～5U/ml，ESR 21mm/h，CRP 0.1mg/dl。诸症缓解，改服2天1剂中药、帕夫林白芍总苷胶囊减至每次0.3g（1粒），每日2次，继续巩固治疗，上方加减断续服药近7个月后，已停服帕夫林白芍总苷胶囊3个月，症状稳定，随访3年无复发。

按语：本案为肝肾阴虚、精血不足，湿热伤阴夹风、夹湿。肾藏精、生髓、主骨，肝肾同源，共养筋骨。肾虚则髓不能满，真气虚衰，风、寒、湿三气杂至入肾，深袭入骨，痹阻经络，血气不行，关节闭涩，肾为肝母，筋骨失养，渐致筋挛骨松，关节变形不得屈伸，甚至卷肉缩筋，肋肘不得伸，几成废人。治宜扶正祛邪，祛风除湿。方选自拟补气养血消痹汤加减，加强补肾和祛风寒湿力度，切断传变途径，使肝肾精血充足，抗病能力增强，不复感于邪，改善预后，轻则康复，重则阻滞"痹病欲尪"

的进程，提高患者的生存质量。

【病案2】韩某，女，57岁。2013年3月18日初诊。

双手指关节疼痛、畸形3年，加重2个月。3年前全身关节疼痛、肿胀，屈伸不利，低热，乏力，住某大学附属医院，检查提示：RF 423U/ml，CRP 39.2mg/dl，ESR 65mm/h，确诊为类风湿关节炎。经口服、静脉用药（具体不详）症状好转出院。口服帕夫林白芍总苷胶囊，每次0.6g（2粒），每日4次。近2个月无明原因的全身关节肿痛加重，体温37.8℃，低热夜重，食少便秘，双肩、腕、膝关节冷痛，屈伸活动时关节发出咯吱声响，下肢抽掣，脑鸣，肢体酸痛，体力差。血糖增高4年，口服降糖药维持，空腹血糖5.8mmol/L。饭后血糖8.2mmol/L 苔薄，舌质淡红，脉弦滑。证属气血不足，肝肾亏虚，寒湿痹阻，筋骨不利，治宜扶正祛邪，祛风除湿。方选自拟补气养血消痹汤加减。

处方：黄芪30克，当归15克，白芍15克，丹参15克，生甘草6克，乌梢蛇15克，炙全蝎10克，制川乌10克，制草乌10克，秦艽10克。6剂，水煎服，日1剂，早、晚2次温服。

3月25日二诊：服上方后，关节疼痛、冷感均有缓解，双膝疼痛亦觉稍缓，下肢抽掣，头昏耳鸣，肢体酸痛，苔薄白，舌淡红，脉弦滑。按初诊方。14剂，服法同上。

4月9日三诊：服上方后，周身疼痛已止，唯手指关节仍觉轻痛，舌质淡红，苔薄，脉滑。按上方。14剂，服法同上。

4月24日四诊：服上方后，手指骨节疼痛未作，仍觉僵硬，活动欠利，右下肢踝关节抽掣感，脑响，体力稍差。苔薄，舌质淡红，脉弦滑小数。按上方加大全蝎用量至15克。14剂，服法同上。复查提示：类风湿因子（RF）转阴，ESR 15mm/h。后以上方加减服用近1年，症状稳定，随访3年无复发。

按语：本案患者年近六旬，患消渴病四余载，已是气血不足，肝肾阴虚所致全身关节疼痛、屈伸受限时轻时重，双手指骨关节疼痛、畸形、冷感，为寒湿留滞、痰瘀痹阻筋骨之象。《济生方·痹论》曰："皆因体虚，腠理空疏，收风寒湿气而成也。"正气虚弱，气血津液运行涩滞，从而形成痰湿瘀毒。《景岳全书·风痹》曰："痹者，闭也，以气血为邪所闭，不得通行而病也。"故治以扶正祛邪，祛风除湿。方选自拟补气养血消痹汤加减，效果好。

【病案3】刘某，女，56岁。2013年2月7日初诊。

周身多关节肿痛反复发作2年，加重10天。2年前出现双手多个小关节肿痛，曾在省级中医院风湿免疫科门诊诊断为类风湿关节炎，经中药汤剂治疗，症状一度缓解。停药后逐渐出现周身多关节肿痛。曾服"雷公藤多苷"控制病情，7个月后因出现肝功能损害而停用，后间断口服中药汤剂治疗，病情时轻时重，10天前关节肿痛加剧。检查：谷丙转氨酶（GPT）213.6U/L，谷草转氨酶（GOT）236.3U/L，γ-谷氨酰转肽酶（GGT）170.10U/L，超敏C反应蛋白（HSCRP）8.66mg/L，RF 96.00U/ml，ESR 55mm/h。症见：左右手第2、3、4掌指及近端指间关节肿痛，双肩、双膝及双侧足大趾关节疼痛，蹲起、抬肩、行走困难，口苦口干，心烦，善太息，纳呆，时有恶心，夜眠欠安，二便调，舌暗红，苔薄黄微腻，脉沉弦。证属气血不足气滞夹瘀，经脉痹阻，治宜扶正祛邪，祛风除湿行瘀。方选自拟补气养血消痹汤加减。

处方：黄芪30克，当归15克，白芍15克，丹参15克，生甘草6克，乌梢蛇15克，柴胡10克，黄芩10克，紫河车10克，半夏10克，生姜10克。6剂，水煎服，日1剂，早、晚2次温服。

2月12日二诊：服上方后，周身关节肿痛均较前好转，仍有蹲起、抬肩、行走受限，无明显晨僵，口干、心烦均减，纳食转佳，夜眠欠安，二便调，舌暗红，苔薄黄，脉沉弦，按上方。12剂，服法同上。

2月26日三诊：服上方后，双手小关节及双膝关节肿痛渐减，纳食佳，口干喜饮，夜眠欠安，二便调，舌暗红，苔薄黄，脉沉细。复查提示：GPT 11.2U/L、GOT 12.3U/L、GGT 86.7U/L，肝功能已基本恢复正常，上方去紫河车，加炒酸枣仁25克。12剂，服法同上。

3月10日四诊：服上方后，双手小关节及双膝关节肿痛消除，纳食佳，口不干，夜眠安宁，二便调，舌暗红，苔薄黄，脉沉细。按三诊方。12剂，服法同上。后以自拟方加减服药近半年，病情稳定，随访2年无复发。

按语：本案为类风湿关节炎（RA）合并肝功能损害，情志抑郁致肝气郁结，气郁日久不愈而化湿生热，气为血帅，气滞则血瘀，湿、热、瘀三者互结于经脉，发为关节肿痛。肝失疏泄，肝胆互为表里，少阳胆火上炎，心烦、口苦口干，胆热犯胃，胃失和降，气逆于上，纳呆喜呕。证属气血不足，气滞夹瘀，经脉痹阻，治宜扶正祛邪，祛风除湿行瘀。方选自拟补气养血消痹汤合小柴胡汤加减，疗效确切，值得探讨。

【病案 4】王某，女，29 岁。2014 年 3 月 6 日初诊。

手足关节对称性肿胀、疼痛半年。类风湿因子阳性，背部僵痛，每日晨僵时间 2 小时，乳房肿块，畏寒喜暖，手足关节肿痛，屈伸不利，舌暗红，苔白，脉沉细。证属肾虚夹寒盛，治宜温肾祛寒，化湿，疏风，通络。方选自拟补气养血消痹汤加减。

处方：黄芪 30 克，当归 15 克，白芍 15 克，丹参 15 克，生甘草 6 克，乌梢蛇 15 克，鹿角 10 克，桂枝 15 克，制附片 12 克。6 剂，水煎服，日 1 剂，早、晚 2 次温服。

3 月 13 日二诊：上方服后，脊背痛较前减轻，颈椎、手足关节痛尚未减轻，舌暗红苔白，脉沉弦。按上方加蜈蚣 3 条。14 剂，服法同上。

3 月 27 日三诊：服上方后，双手关节及背部已不痛，嘱其续服上方加减，巩固治疗近 3 个月，症状稳定，随访 2 年健康无反复。

按语：本案为产后气血亏虚，肝肾受损深侵入肾，肾主骨，故出现手足关节肿痛，四诊合参，属肾虚寒盛，治宜温肾祛寒，化湿，疏风，通络。方选自拟补气养血消痹汤加减，使肾气旺，精血足，则髓生骨健，关节筋脉得以淖泽荣养，可使已失去正常功能的肢体、关节渐渐恢复功能。抓住补肾祛寒，随症结合化湿、散风、活血、壮筋骨、利关节等标本兼顾，效如桴鼓。

【病案 5】藤某，男，63 岁。2013 年 3 月 12 日初诊。

全身关节疼痛反复 6 年，诊断为类风湿关节炎，肺间质纤维化明确。曾服用甲氨蝶呤、雷公藤等，间断使用小剂量激素。近年来关节肿痛反复，主要累及双手近端指间关节、掌指关节、双膝关节，伴腰酸、双下肢乏力感，小便不禁，稍咳少痰，纳食不馨，大便正常，舌质淡暗，舌体淡胖紫，苔薄腻，脉细滑尺弱。嘱西药继用，加中药治疗。证属于肝肾不足，脾胃亏虚，痰湿内生，治宜调肝益肾，健脾通络。方选自拟补气养血消痹汤加减。

处方：黄芪30克，当归15克，白芍15克，丹参15克，生甘草6克，乌梢蛇15克，熟地黄10克，山药10克，覆盆子10克，金樱子10克。6剂，水煎服，日1剂，早、晚2次温服。

3月19日二诊：服上方后，尿失禁改善，关节疼痛仍存，按上方减金樱子，加秦艽10克。12剂，服法同上。

4月5日三诊：服上方后，关节肿痛明显缓解，咳嗽、咯痰略有减轻。按上方继续加减调理巩固治疗。近几年患者病情平稳，生活能自理。

按语：本案为老年人患类风湿关节炎多年，病程长，日久伤及肝肾，复因长期服药，致脾胃受损，湿浊内蕴。痰浊上干于肺则为咳嗽。肾气不足，膀胱气化失司则小便不禁。肝主筋，肾主骨，肝肾不足，筋骨失养，不荣则痛，久病入络。本案病机复杂，治疗棘手。痰、浊、瘀血为标，肝、脾、肾亏虚为本。治宜调肝益肾，健脾通络。方选自拟补气养血消痹汤加减，肝、脾、肾同调，标本兼治而收良效，如此方能使病情长期得到控制，患者有较好的生活质量。

总之，类风湿关节炎是临床难治性的疾病，主要临床表现为小关节滑膜炎所导致的关节疼痛，出现软骨破坏、关节之间的缝隙变得狭小，晚期会因严重骨质出现破损，致关节出现变形、僵硬等功能性障碍。中医学认为，本病以风、湿、寒、热等为基本病因，阳虚气弱为基础，瘀血凝聚在全身关节为病因。风、寒、湿邪侵及会加重病情，身体关节出现疼痛、肿胀、屈伸不利早期类风湿症状时，中医从整体辨证治疗，可保持关节功能，防止后期出现病变，有效地修复受损关节，为患者减轻疼痛，阻滞病情发展。关节肌肉出现疼痛、肿胀、麻木，遇寒冷或阴雨天加重，得温、活动后疼痛减轻，是本病较为常见的症状，若得到及时有效的治疗，会很快痊愈。中医治疗本病安全、可靠，能够有效地缓解肿胀疼痛。类风湿关节炎用中医治疗是正确的选择，亦可体现中医药更加经济、环保、天然、有效等优势。

七、强直性脊柱炎篇——补肾强脊汤

强直性脊柱炎，指主要侵犯以骶髂关节为主的慢性进展性炎症疾病，逐渐累及脊柱软组织及外周关节，出现骶髂及脊柱关节僵硬疼痛，以夜间为主。晚期表现为脊柱关节强直、纤维化或畸形，甚至功能障碍，伴有不同程度的眼、肺、肾等靶器官损害。本病与遗传、感染、免疫、内分泌、饮食及环境等因素相关。治疗主要以抗炎镇痛、抗风湿、生物制剂为主，但疗效不稳定，有较大的不良反应。而中医药疗效稳定，副作用小，有明显的优势。

中医将强直性脊柱炎归属于"痹证""大偻""腰痛""骨痹""龟背风"等范畴。《素问·生气通天论》曰："阳气者……开阖不得，寒气从之，乃生大偻。"《素问·长刺节论》曰："病在骨，骨重不举骨髓酸痛，寒气至，名曰骨痹。"《医学衷中参西录》曰："凡人之腰痛，皆脊梁处作痛，此实督脉主之……肾虚者，其督脉必虚，是以腰疼。"本病发病隐匿，病势缠绵难愈，肾虚督滞是本病的病理机制，可从"肾"论治。《素问·骨空论》曰："督脉为病，脊强反折。"说明本病与肾、督脉有关。肾虚是发病的基础，"风寒湿三邪杂至合而为痹也"，外邪侵袭、肾督亏虚，痰饮、瘀血、毒邪为主要病理因素，而"补肾强督、扶正祛邪"为本病治疗大法。以补肾强脊、祛寒除湿为原则。方选自拟补肾强脊汤加减。

处方：狗脊20克，杜仲20克，续断20克，怀牛膝30克，桑寄生30克，熟地黄12克，羌活12克，独活10克。

加减如下。

1. 素体亏虚，寒湿阻络者，加炒山药30克、茯苓30克、紫河车（另冲）10克。

2. 肾虚督寒者，加全蝎6克、桂枝10克、白术15克、鸡内金10克、麦芽20克。

3. 督脉空虚者，加鹿角胶（另炖）10克、龟甲（先煎）15克、桂枝6克、炮姜6克、仙茅10克。

我们来看补肾强脊汤的阵容。

狗脊：祛风湿、补肝肾、强腰脊。用于遗精遗尿、下肢无力。抗骨质疏松，抗血小板聚集，镇痛消炎。

杜仲：补肾阳、强筋骨、止痛、安胎。民间有一句顺口溜；"腰杆痛，吃杜仲"。"藕断丝连"，而杜仲的丝不知要比藕丝多多少倍，因此，从树上剥下来后必须用炒，才能分块。杜仲是个人名，相传常吃杜仲树皮后此人成仙了，仙人即名曰杜仲。

续断：补肾阳、强筋骨、补肾、安胎。这个功效同杜仲一模一样。而且治疗肾虚腰痛、筋骨痿软、胎动不安，二者常相须为用，效能倍增。中药学认为，杜仲的补肾阳作用比续断强，阳痿患者常用杜仲。但续断常用于活血通络、续接筋骨。

怀牛膝：活血化瘀，补肝肾，强筋骨，主风湿痹痛。引血下行，引气下行，饮水下行，引其他分泌物下行，而且下行能力猛峻。

桑寄生：祛风湿、补肝肾、强筋骨、安胎元。用于抗炎镇痛、抗肿瘤，抗高血压，抗心律失常。还可治疗风湿痹痛、筋骨无力、腰膝酸软。

谢文英教授几乎把中药学中祛风湿、补肝肾、强筋骨无坚不摧的猛将全部动员起来，主攻强直。这使人想到了韩信将兵，也看到了谢教授的坚强决心。五虎上将（上述五味药）齐出动，主攻强直建奇功。五味相须而用的药放在一起，数倍于它们量的叠加，其威力大大增强。至于羌活、独活祛风胜湿，通全身经络，更是如虎添翼。方中还有一味熟地黄，大家要特别注意，在大部分祛风湿、强筋骨的队伍里，加上活血填精之品，会使整个立方严丝合缝，更加严谨。立方中常有点睛之笔，这也是谢文英立方的特征。

八、强直性脊柱炎医案

【病案1】钱某，男，24岁。2016年3月12日初诊。

腰骶部疼痛伴僵硬半年余，加重1周。半年前无明显原因出现腰骶部疼痛，夜间加重，明显晨僵，经省级医院检查：ESR 42mm/h，CRP 10.2mg/dl，抗"O"（－），RF（－），人类白细胞抗原（HLA－B27）

(＋)，骶髂关节CT：骶髂关节炎，Ⅱ级；脊柱CT：2～4腰椎间可见椎体间骨桥。患者自行服用双氯芬酸钠、塞来昔布等抗炎镇痛药，疼痛有所缓解。近1周腰脊部疼痛僵硬明显加重。症见：腰骶部疼痛明显，昼轻夜重，翻身困难，明显的晨僵，畏寒喜暖，疲困，食少便溏，夜寐欠安，二便尚调，腰部前屈、后伸、侧弯受限，骶髂关节及2～5腰椎棘突压痛，舌淡苔白微腻，脉沉细，尺脉无力。证属素体亏虚，寒湿阻络，治宜补肾强脊，祛寒除湿。方选自拟补肾强脊汤加减。

处方：黄芪30克，狗脊20克，杜仲20克，续断20克，怀牛膝30克，桑寄生30克，熟地黄12克，羌活12克，独活10克，炒山药30克，茯苓30克，紫河车（另冲）10克。6剂，水煎服，日1剂，早、晚2次温服。

3月19日二诊：服上方后，腰骶疼痛较前减轻，乏力亦缓解，但仍感腰部冷感明显，舌脉同前，按上方加桂枝15克、淫羊藿30克。14剂，服法同上。

4月5日三诊：服上方后，精神转佳，食量增加，腰骶疼痛及晨僵明显缓解，可前屈后伸。上方后续加减调理近半年，逐渐减停西药后2年症状稳定，随访3年健康，无复发。

按语：本案为青年男子患病早期，因禀赋不足，病久亏虚，髓不能满，骨失濡养，则脊柱关节强直、痿废。治宜补肾强脊，祛寒除湿。方选自拟补肾强脊汤加减，以益肾填髓，使筋骨强健，关节肌肉得到濡养，症状消除。

【病案2】胡某，男，21岁。2014年3月4日初诊。

腰部僵硬疼痛，活动受限2年余，加重1个月。母亲怀孕时7个月早产，出生后，经常感冒、发热、咳嗽，平时很少吃早饭。2年前无明显原因出现腰骶部僵硬、疼痛，休息及受凉后加重，活动后减轻，口服双氯酚酸30mg，日3次，疼痛症状稍缓解。实验室提示：HLA－B27（＋），ESR 55mm/h，CRP 35mg/L。影像检查：骶髂关节MRI平扫示双侧骶髂关节，考虑强直性脊柱炎改变。因常服止痛消炎药胃痛，减服双氯酚酸，疼痛加重，现腰骶部僵硬、疼痛，恶寒怕冷，活动受限，直腰翻身困难，晨起腰脊部僵硬，全身乏力，下蹲困难，食少便溏，眠差，舌质淡，苔薄白，脉沉弦。证属肾虚督寒，治宜补肾强督、温经散寒。方选自拟补肾强脊汤加减。

处方：黄芪30克，狗脊20克，杜仲20克，续断20克，怀牛膝30克，桑寄生30克，熟地黄12克，羌活12克，独活10克，全蝎6克，桂枝10克，白术15克，鸡内金10克，麦芽20克。6剂。水煎服，日1剂，分4次服。

3月11日二诊：报上方后，食量增加，腰骶部僵硬、疼痛、乏力等症状稍缓解，他症如前。按上方。12剂，服法同上。

3月25日三诊：服上方后，食欲、食量均正常，腰骶部僵硬、疼痛、乏力等症状缓解，髋关节活动受限及下蹲困难等症状稍好转，舌质淡红，苔薄白，脉沉弦。按上方。12剂，服法同上。

3月25日四诊：服上方后，各方面症状明显缓解。继续以上方加减调理近半年，实验室检查一切正常，又巩固治疗近7个月，嘱注意保暖，适当运动，加强功能锻炼。3年后随访，身体健康，已成家生子，正常工作，无不适。

按语：本案为青年男性，患病2年。多因禀赋不足、后天失养，加之素体虚弱，精血不足，督脉失于濡养，肾督亏虚，而风、寒、湿之邪乘虚深侵肾督，邪痹郁久生痰化热致瘀，经脉痹阻。督之脉，源胞中，出会阴，循脊达项，上巅顶，贯鼻柱。本案属强直性脊柱炎初期，"项如拔，脊痛，腰似折，髀不可以曲"，《素问·骨空论》曰："督脉为病，脊强反折。腰痛不可以转摇。"因"肾虚督亏，邪痹络滞"。治宜补肾强督、温经散寒。方选自拟补肾强脊汤加减，效果甚好。

【病案3】方某，男，35岁。2016年4月6日初诊。

腰骶疼痛延及少腹，反复发作5年。因家中经济困难，整天干力气活7年（搬家公司），一直口服西药美洛昔康，7.5mg，2次/天。疼痛剧烈时步履艰难，屈伸不利。症见：精神萎靡，面色白，畏寒尤甚，加衣不减，腰脊酸痛，自臀部放射两下肢，肌肤皮色不变，舌淡，苔薄白，脉沉细无力。CT提示：骶髂关节炎。实验室报告：人类白细胞抗原（HLA-27）

呈阳性，确诊为强直性脊柱炎，证属肾阳不足，督脉空虚，治宜补肾强督，温经散寒。方选自拟补肾强脊汤加减。

处方：黄芪30克，狗脊20克，杜仲20克，续断20克，怀牛膝30克，桑寄生30克，熟地黄12克，羌活12克，独活10克，鹿角胶（另炖）10克，龟甲（先煎）15克，桂枝6克，炮姜6克，仙茅10克。6剂，水煎服，日1剂，早、晚2次温服。肾阳不足。

4月13日二诊：服上方后，疼痛减轻，其他症状同前，按上方。12剂，服法同上。

4月27日三诊：服上方后，腰骶疼痛明显减轻，畏寒肢冷，舌淡苔白，脉沉细，上方加全蝎10克。12剂，服法同上。

4月27日四诊：服上方后，面色荣润，精神转佳，腰脊疼痛消失，步履灵活，屈伸自如，畏寒消除，加衣不减，舌淡，苔薄白，脉沉细有力。按上方续服，待病情稳定，始减美洛昔康，渐停，后又以上方加减服药近10个月，上述症状未反复，随访3年，病情稳定，正常工作与生活。检查提示一切正常。

按语：本案因肾督亏虚，劳累、感寒，痹久伤阳，督脉空虚，气血亏损，而最虚之处即容邪之所，寒湿久留督脉，《素问·生气通天论》曰："阳气者，精则养神，柔则养筋，开阖不得，寒气从之，乃生大偻。"证属肾阳不足，气血两亏，寒湿久痹，治宜补肾强督，温经散寒。方选自拟补肾强脊汤加减效果好。

总之，从以上典型案例可以看出，强直性脊柱炎的病机，多为肾气不足，肝肾亏虚，督脉无力，正气不固，阴阳失调，风、寒、湿邪直中伏脊，以致气血不通，筋骨不利，加之外邪、痰浊、瘀血而引发，因而本病缠绵、迁延难愈。《素问·骨空论》曰："督脉为病，脊强反折，腰痛不可转摇。"《难经·二十九难》："督之为病，脊强而厥。"说明脊柱病与督脉病变关系密切。《医学衷中参西录》记载："凡人之腰痛，皆脊梁处作痛，此实督脉主之……肾虚者，其督脉必虚，是以腰疼。"《诸病源候论·背偻候》："肝主筋而藏血，血为阴，气为阳，阳气精则养神，柔则养筋，阴阳和同，则气血调适，共相荣养也，邪不能伤。若虚则受风，风寒搏于脊膂之筋，冷则挛急，故令背偻。"表明"阳气不得开阖，寒气从之"是脊柱病的主要发病原因。因此，治疗本病宜补肾强督，温经散寒。方选自拟补肾强脊汤加减以通经强骨。

调免疫杂症，中医学不仅具有独特的理论体系，而且蕴藏着丰富的免疫学理论和实践。以中医理论为指导，及时采纳现代医学中符合中医理论的先进检测手段，发挥中医药整体调节的优势，对于研究中医药的免疫作用及机制将是一个重要的研究方向。我们可以将中医药与现代免疫学研究进展紧密结合，坚持客观、严谨的科学态度，进一步揭示中医药调节整体免疫的分子机制。而中医杂症，是研究基础医学理论的前沿和热点，具有极高的学术价值，而且还有广阔的实际应用前景。从调免疫杂症的角度来探讨中药的作用机制，符合中医学现代研究思路，也必将促进祖国医学的推广和发展。

第十一章 从中西医文化的比较中,看谢文英调病养生的时代意义

毋庸置疑,谢文英在调病养生中获得了巨大的成功。在调咳喘领域,她抓住咳、痰、喘、闷四个证型,理气为先,重在治本。气逆则咳,气乱则喘,气瘀则痰,气郁则闷,气顺则平。谢文英把葶苈子这味被历代医家畏之如虎的泻肺猛药,运用得风生水起,上至九十多岁的高龄喘家,下至两三岁的娃娃,常常药到病除。

在调经孕领域,她遵循月满则亏、月晕必风的规律,紧紧抓住情志这个调经的中心环节,把影响月事的风、暑、湿、燥、寒的天因,巧妙地转化为治病、调理的天时,把木、火、土、金、水分主的肝、心、脾、肺、肾这些内因,转化为相生相克的地利。进而把郁郁寡欢之情志,转化为人和,把祖先之智慧运用到治病救人中,为家族调精英,为国家调英才,被誉为"调经能手,送子观音"。

在调理脾胃领域,她紧紧抓住"土生万金"的古训,在所有的疏方中培土、松土、运化土,不使脾土缺失、板结、干渴。在脾阴脾阳中常得神效。在嘈杂、吞酸、泄泻、呕逆中和胃健脾。在人类所有疾病中突出脾胃功能,"百病不治,求之于脾"。健脾必先理气,胃气和则脾胃调,把枳壳、鸡内金、生麦芽黄金三组合,运用到所需要的病方中去,常常事半功倍。

本章将从东、西方文化的视角,在中、西医文化的分析比较中,总结出谢文英调病养生的重大意义及其对当代人类医学所做的贡献。

一、东西文化的比较

东西方世界犹如人类大脑的两半球,由于各自特殊的地理环境条件的

水土不同，逐渐形成了各自不相同的心理、思维类型和不同的文化精神。西方文化主要是以实验和观察为基础的归纳法和演绎法，因而具有很高的抽象性和逻辑思辨性。

中国文化从一开始的"绝对预设"就与西方文化不同，中国文化主要不是与科学相联系，而是与伦理学相联系，阴阳五行的变化和变化之理，形成中国文化形上最高的形象——"道"。谢文英认为，"五行"既是宇宙一切物质元素的最高概括，又表明它们在运动中具有自我调控自我约束的机制，即"相生相克"。"仰以观于天文，俯以察于地理"，不以数推，而以物象。将天、地、人和在一起，去体悟天之道、地之道和人之道。

中国文化的表达接受方式是一分为三的，遵循中庸之道。认为宇宙万物并不是黑白分明的对错、是非单一关系，而是你中有我、我中有你、相互依存、相互生成的整体关系。这种认知关系，决定它常常不是去解决问题，而是去化解问题，使万事万物的对立双方相生相克，和谐统一，不断向更高的阶段发展。这就是具有中国智慧"和而不同"、和谐共生的"命运共同体"。

解决问题常常会使问题越来越多，穷于应对，治标不治本。而化解问题，却可从根本上解决问题，达到治本的目的。

二、对西方医学的现代反思

以解剖为基础的认识论，成了西方医学的基本理论和研究手段。西医学把绝大部分精力用来认识和对抗疾病，因此被称为疾病医学。

1993年，世界卫生组织就指出，当今世界的医疗危机，主要来自现代医学模式长期针对疾病的诊断技术对医学统治的结果。诊断技术就是努力用日新月异新发明的仪器，千方百计地找病，然后又不断发明新药来治病，结果是医疗费用不断攀升。这种医疗模式又造成了新的疾病，即医源性和药源性疾病，这成了人类健康的新公害。

同时还指出，慢性疾病的根源在于细胞损伤、失活、缺氧导致代谢紊乱，因此，如何修复细胞，改善新陈代谢，激活细胞，将是未来医学发展的新方向。

英国著名博士在《别让医生杀了你》中不无忧虑地说道，今天的药品正受着利欲熏心的制药商的全面控制，今天的医生成了制药公司市场的附庸。根据临床经验，至少有三分之二的化验单是不必要的，常规的血液和尿液检查仅有1%在诊断中有用。许多化验和检查还可能是危险的，甚至还可能致命。抗生素对病毒无任何作用。有专家研究表明，50%～90%的抗生素是没有必要的。由药物带来的疾病，其严重程度超过了原发病。该专家指出，保持健康的最佳方式，就是自然疗法，即自己的身体是最好的医生，食物是最好的药物，均衡的营养是健康之本。

赵美娟教授在《医学与哲学》杂志上发表的《医学人文困境与反思》一文中，有很好的总结，把药物造成的困境归纳为四个方面。

1. 抗生素耐药有两个后果，一是细菌传染的传染性疾病，又有重新流行的趋势；二是不断加大用量。这不但使医疗费越越来越高，而且细菌、病毒"道高一尺，魔高一丈"的抗药性的提高，将会给人类的健康带来更大的危害。

2. 药源性疾病。药害胜过病害，已成为公害。据世界卫生组织公布的资料，全世界每年患者死亡病例中，约有三分之一是由药物使用不当引起的。在我国，每年死于药物不良反应的有三分之二是抗生素造成的，经常使用抗生素可造成耳聋、肾癌、胃癌、膀胱癌、乳腺癌等。

3. 病毒性疾病没有特效药。我们在治疗疾病的同时，也在培养疾病，一旦病毒无法抗拒，人类将面临灭顶之灾。

4. 慢性病已经成为替代传染性疾病，成为威胁人类健康的新疾病，已占到人类疾病的70%以上。这是一种文明病、环境病、生态病、生活方式病，西方现代医学对此根本无能为力。

同时，赵美娟教授对医源性疾病，从两个方面进行了反思。一是替代疗法，造成了高消费、高成本、高风险的严重后果。介入疗法和器官移植，是在回避了病因分析前提下的治疗，是地道的"头疼医疼、脚疼医脚"。器官移植是以"身体的高创伤、经济的高支出、精神的高压力"来换取生存。二是高误诊率。有资料显示，中国临床医疗总误诊率为27.8%，其中恶性肿瘤的误诊率为40%，器官移位的误诊率高达60%

以上。

美国学者在《医生对你隐瞒了什么》中说，医源性辐射，是人类所造成的最严重的放射性损害，X 射线可以损伤肌体细胞，可以损伤正在发育的胎儿，造成胎儿死亡或畸形，可以损伤精子或卵子，从而可以导致生殖缺陷。CT 扫描比 X 射线对人的伤害更大，电磁场可以刺激肿瘤细胞生长，超声波可以引起 DNA 的改变，重复滥用抗生素可破坏肌体平衡，最终导致糖尿病、肿瘤等。

美国有人统计，有 30%～40%的手术是不该做的，在成千上万种药物中，确切有效的仅占 10%，可有可无的占 30%，根本无效的占 60%。而英国的研究表明，确实有效的药物，只占 15%。

通过对医源性和药源性疾病的认识，很多医生开始相信，医学的未来，可以通过机体自身条件战胜疾病，通过机体自身天然防御系统的调节，保持平衡，控制疾病。因为许多疾病都有自愈的可能，关键是如何挖掘这个潜力。

英国哲学家李约瑟在比较中、西方医学的不同特点之后说："在世界文化当中，唯有中国的养生学是其他民族所没有的。"中、西方医学结合起来，各自发挥自身优势，共同构建人类医学的"合题"，将是未来医学发展的大趋势。西方医学的科学性，在检查、手术、急救等方面占最大优势，中国医学的人文性，将在养生、保健诸方面做出更大贡献。中西医学优势互补、逐步融合，将是人类的福音。

三、祖国医学的精髓和使命

中国医学的祖宗是《易经》和《道德经》，"道以医显"，"从医入道"。万物源于道，道法自然。道就是规律，自然规律是总规律。《黄帝内经》依据阴阳五行揭示人体结构和生命机制，认为"阴阳者，天地之道也，万物之纲纪，变化之父母，生杀之本始，神明之府也，治病必求于本"。"风热暑湿燥寒"是天之阴阳，"木火土金水"乃地之阴阳，而"肝心脾肺肾"就是情志脏腑之阴阳。祖国医学得天时之天之阴阳，拥地利之地之阴阳，占人和之情志脏腑阴阳，成为调病之最高境界。

西医科学主义态度，决定了它不重视人的精神和意志的能动作用，而只从生物学的角度，通过解剖、化验，用实证的方法找到疾病的靶点，然后进行对抗性治疗。西医学不重视器官的变化，只重视器官的状态。这样就把仪器检查前而浑身不舒服的亚健康排除在外，而非要等到出现疾病状态，再去对抗、切除、强行介入。这种情况，常常是既浪费金钱，又不利于疾病的痊愈。

祖国医学是从天、地、人的关系中，来把握人的健康的。天的四时形成不同的气候，地依据四时变化生发、生长、收敛、收藏。只要依据天之道、地之道去养生、养性情、进补，就能得到健康。因此，中医学认为，人得病有内、外两个原因：一是"外感邪气"，二是"内伤七情"。人应居处法天道，饮食法地道，又善于调节七情，凡是用"利导思维"，就不会得病。因为人体有天然的自诊断、自修复能力。因此，中医学认为，"有病不治，常得中医"。

《黄帝内经》的养生智慧，要求人有很高的文化修养，还要有钱、有闲，是普通老百姓可望而不可即的。汉代以后，为解决多数人的疾病问题，平民医学便逐渐发展起来。第一个最伟大的平民医学家是张仲景。张仲景抓住了《黄帝内经》的精髓，通过丰富的临床实践，总结出了112类病例，开出了112张药方，解除了无数患者的痛苦，挽救了许多人的生命。他的《伤寒杂病论》，后来成了平民的经典。此后，在《伤寒杂病论》的指导下，祖国医学进入了方剂期。

仲景以降，历代名医更如繁星闪烁，然最亮的一颗医星，当数清末民初的张锡纯。因为这位医家第一次系统地把东、西方医学思想融合，倡导了中西医结合的实践。这个思想集中体现在他的专著《医学衷中参西录》中。在"消灭中医"那个甚嚣尘上的民国初年，张锡纯昂首举起了中西医结合的大旗，维护了万代中医而不辍，实乃中医之幸。他为人治病，往往"力排众议，独任其责，群医束手之证，常能力挽沉疴，远近咸服其胆识"。他的中西医结合的思想，集中体现在他的治病救人实践中，此为第一贡献。

张锡纯为中医做出的第二个贡献，就是把中医从书本里、医家实践经验的脑海里搬出来，写成论文，发表在大众都能看懂的杂志上，倡导全民懂医、学医，从而打破了古来平民难学医的旧传统，使中医这个原本平民创制的医术，又重新回到她初创的原点。他的思想和医术最初都发表在一篇篇论文里，所以，他成了很多杂志的撰稿人。他的终生专著《医学衷中参西录》，就是一篇篇论文的结集。

难怪谢文英教授不止一次地对跟师抄方的学子说，对她终生影响最大的名医专著，就是《医学衷中参西录》。

把中医积累（文字形成前的口品相传）万年的防病治病的中庸平衡的养生智慧，有机地结合现代西医的科学思想，形成中西医相交的"合题"，应该成为当代人类医学的使命。

四、谢文英调病养生的现实意义

谢文英教授对患者说：能吃、会睡、二便正常，就不会有啥病，有病也能自愈。这朴素的语言，道出了祖国医学的真谛，也奠定了谢文英养生智慧的基础。

能吃，会睡，大小便正常。各自独立，自成一体，又互相联系，互为依托，缺一不可。三个养生理念科学严谨，构成了中医独特的联系性思维，这也是谢文英教授长期治病养生经验的总结，也是前辈医家的思想传承。口头用语，好记好用好学，老少皆宜，妇孺能记，雅俗共赏。三个口头语词组，语言朴素。能吃，能睡，体现了中医以调理为主，以调促通，以调促能。所有的身体都是调出来的，以调促理，不调不理。凡事调字当头，理是调的结果，调是理的原因，即有不理才需要调。大小便正常，正常是相对于不正常而言，不正常可反映出身体很多问题，而正常一词既是对大小便而言，又是对整个身体而言。只有能吃，会睡，大小便才能正常，能吃、会睡同大小便正常存在因果关系。而吃、睡和大小便又是身体运行的必要原件，这三个因素都具备正常了，整个身体各个部件才能运行正常。

能吃、会睡、大小便正常，是一个综合系统工程，博大精深，几乎涵盖生命运动的所有系统，涉及人体系统的各个领域，是我们认识和判断身体各个部位是否健康的引擎。掌握了这个引擎，我们就能窥视身体的各个部位、各个角落，事半而功倍。

其一，能吃的养生意义

人活一口气，嘴大吃四方，福从口入，垂涎欲滴。民以食为天。廉颇老矣，尚能饭否？古代人就把上年纪的将军，能否吃饭，能吃多少饭，作为是否能领兵打仗的标志。可见能吃对于生命是多么的重要。

然而，能吃，吃什么？怎么吃？什么时候吃？吃了能否消化吸收？怎样消化？怎样吸收？这里的学问可就太大了。

一要顺时而吃。中医学认为，吃也要遵循阴阳五行的法则，通过阴阳五行来指导我们的吃喝。经过长期的实践，中医总结出了十二时辰与人体五脏六腑的对应关系，用来指导我们十二时辰的养生。子时胆经当令，胆主升发，此时休息，可养生机。丑时肝经当令，肝主藏血主筋。肝为木，木生火，木旺则心火旺。卧以养肝。寅时肺经当令，肺主一身之气，凌晨三点到五点，人的气血开始重新分配，人睡得最沉。卯时大肠经当令，早上五点到七点天门开，对应人体，地门（魄门）也要开。肺与大肠相表里，肺气可推动大便。辰时胃经当令，此时，阳气已经升起，阳气气机旺盛，吃饭最易消化。请注意，早餐只有此时吃进去，才容易消化吸收！这时候吃饭才叫会吃。巳时脾经当令。脾主运化，把食物变成精血，输送到五脏中去，脾主肌肉。肌无力由脾病造成。因此，治疗肌无力，从脾从胃。脾在志为思，脾好，头脑灵活。午时心经当令。一阴生，阴阳相交，当略事休息，让阴阳交接。心的神明为神，肾的神明为志，此时休息能使心肾神志相交。睡眠不好的人，补个午觉，往往下午神清气爽。此时，应该记住了，补午觉能使心肾相交！心为"君主之官"，治疗心脏病的关键在于固摄真阳元气。未时，小肠经当令，小肠主吸收，先吸收被脾胃腐化后的食物精华，再分配到各个脏器，与心相表里，心有病，常见表现在小肠上。申时膀胱经当令，申时气血容易上输于脑，故学习效率高。"说朝而授业，夕而习复"，此时是复习功课最佳时段之一，膀胱与肾相表里，肾气足则膀胱经气足，小便就能畅通。酉时肾经当令，肾主藏精，肾神为志，元气藏于肾，肾最具创造力，心灵手巧是肾气足的表现。戌时心包经当令，可代君受过。晚上七点到九点，阴气正盛，阳气将尽。正是**歌舞升平**的好时段，唱歌跳舞，有助于心花怒放。亥时三焦经当令，三焦属少阳，是小火。亥时一天就要结束，要睡大觉，阳尽一阴升。等到五六点，新的一天又开始了，周而复始，新陈代谢，顺应节律，人体就会康宁。

一日三餐，早上吃辰时，中午吃午时，晚上吃酉时，不可错后，错后就容易引肠胃生物钟的分泌紊乱。

那么，吃多少有利于长寿呢？古人云，要想小儿安，三分饥和寒。这是说小儿在生长期，容易贪吃，活动量小，吃多了无助于消化。同时，适当的耐冻些，有助于生长期的小儿适应大自然。不可太过吃饱穿暖。其实，大人也是一样，饮食七分饱，有助于血液分布流通，有助于精气神的提升和脾脏的消化输布。否则，大吃海喝后，全身的血液都用去消化食物了，提不起精神，沉沉欲睡。

下面说吃什么。时间上吃节律，内容上吃四季。就是说春夏秋冬，啥下来吃啥，吃新鲜的季节菜、季节粮。萝卜、白菜、大米、小麦、红薯、玉米，这曾养育了我们的先民的稻粮薯稷，依然是我们的饮食最爱。那些反季节的所谓塑料大棚下的东西，每天都孕育出万千罪恶，催生出万千虚胖、万千发育不良。还是大自然恩赐的冬菠菜、齐齐菜、春茵陈等，这些看似不起眼的路边野菜，却是我们最好的养生。

盛夏酷暑，湿热难耐，绿豆凉茶，是降温解暑的最好选择，西瓜及其他水果都要少吃，吃多了会腹泻。一年四季不食冷饮，才能延年益寿。美国一著名肿瘤专家研究成果表明，所有的肿瘤都喜欢冷食，良性肿瘤喜冷食，恶性肿瘤也喜欢冷食。

有位专家曾断言，人类的发展，有赖于人类的养生。人类的损害，全在于人类的文明。当今动辄空调冷饮，一出门大汗淋漓，一根雪糕下肚，直中少阴。呕吐、不时腹泻，或上吐下泻导致胃肠紊乱，少则三两个月，多则一年半载形成疾病。仲景用了半夏泻心汤、生姜泻心汤、甘草泻心汤、大黄黄连泻心汤、附子泻心汤，整整五个泻心汤来调理脾胃，足见病从口入的危害，也从反面说明了能吃的养生意义。

能吃是一门大学问，风、暑、湿、燥、寒的天道，肝、心、脾、肺、肾的地道，以及情志郁瘀的人道，都会直接影响到吃的功效，影响到脾胃的消化和输布。善于把风、暑、湿、燥、寒这些天侵，把肝、心、脾、肺、肾的一脏独虚或一脏独胜，有机地变成时令滋养生灵的契机。春风万物生发，正是养肝好时光，多食青菜和青色食物便于疏肝理气。夏日消融，正是养心好时光，西红柿、红豆和适量的西瓜，都是好的选择。同时，要抓住阳气足的时令，冬病夏治、寒病热调。暑湿难耐，要借助时令除湿健脾，薏苡仁、红豆都是不错的除湿佳品，再借助中草药藿香、佩兰、砂仁、草蔻等，主动作为，往往事半功倍。到了秋燥时节，万木萧条，万物藏精，适时的滋润阴分而不使燥咳。香梨、百合、银耳和水中甲鱼类，可避免火锅辛辣。冬季严冷，地冻天寒，需进补营养。黑米、山药、冬枣、冬菇，这些都是冬令佳品。

如此，就可以把风、暑、湿、燥、寒的天侵，变成与人养生的天时。五行养五脏，把肝、心、脾、肺、肾这些个易虚的阴脏，变成承载长寿的地利。把情志抑郁这个精神因子，滋养成共生共荣的和谐人和。从而使身体各个器官都各得其所，阴平阳秘。

其二，会睡的养生意义

万物的运行规律是生、长、化、收、藏，循环往复。人体的节律也要随着天体的运行规律，日出而作，日落而息，周而复始。古人大多晚饭后睡觉，五更起床，所谓三更灯火五更鸡，正是男儿发愤时。儿歌中早早睡觉早早起，也是这个意思。违反了这个规律就容易上火、容易生病。

那么，怎样做到会睡呢？一是睡眠时间。一般来讲，晚上九点到十一点，是必须睡觉的时间，这时候睡觉肝脏开始分配血液，心、神能量得以有效补充，经历了一天劳作的困乏的肢体、劳损的经筋都能得以充分调整。早上五点到七点，必须起床，精气神得到一夜的休整，能量得到有效的补充，精神抖擞地迎接新的一天的生活。

二是睡眠质量。好的睡眠是倒头就睡，无梦无魇，无忧无虑，无惊无扰，一觉睡到天明。有的人眠难，翻来覆去睡不着，越睡不着就越想事，越想事就越睡不着，形成恶性循环。有的睡眠差，似睡非睡，似醒非醒，一夜处于半睡眠状态。有的一夜多梦，一闭眼就是梦，而且还多是噩梦，胡梦颠倒，胡说梦话，往往梦中惊醒。

三是睡眠效率。能否迅速进入深睡眠，是衡量睡眠效率的标志。三个小时到五个小时的深睡眠，使大脑得以充分的休息和能量补充，足以能够支撑一天的劳作。夜间子时的深睡眠，生血藏血，促进新陈代谢，交通心神。午间半小时的午休，补充体能，藏精运血，交通心肾。

睡眠就是养神。《怀南子》说："太上养神，其次养形。"在中医看来，养生必先养神，精神心理保健是人生保健的关键。如何养神？要洞悉人之常情，要明白事之常理，这样就少生闲气。很多失眠、眠差多梦，就是思虑过度，心血暗耗，导致神经错乱造成的。康熙皇帝在《庭训格言》中说："凡人之心只有所专，即养生之道。"陆游的养生体会是"病须书卷作良医"。书读多了就会想得很开，参得很透。

心理健康是安眠长寿的基石。世界卫生组织指出："健康的一半是心理健康"。拿破仑希尔说："积极的心态，就是心灵的健康和营养。"最好的药物是心情，心情好睡眠就好，心情不好睡眠就差。在地球上的一切生命中，只有人是灵与肉一体的存在。许多生命在正常情况下都能尽享天年，而人却很少能尽享天年的原因，就在于人的灵与肉常处于激烈的交战状态，很难实现和谐与统一。

科学研究表明，良好的心理状态能促进人体更多有益的激素、酶类的分泌，这些物质能把血液的流量、神经细胞的兴奋调节到最佳状态，最佳状态下的睡眠才是高质量的睡眠，才能增强机体抵抗力，才能促进健康长寿。

而负面的情绪，却会引起神经中枢、内分泌系统的功能紊乱、干扰各种器官组织的正常生理代谢过程，降低免疫力，最终引发各种疾病，导致严重失眠，影响身体健康。人的情商越高，回应挫折的能力越强，身心就会越健康。情商高的人，一般都有高质量高效率的睡眠，不容易患病。因此说，高情商是高睡眠的前提，是人生健康长寿的象征。

前不久，笔者治疗了一例牛皮癣患者。这种病复发率高，很难痊愈，因此，我给了患者一些精神上的和嘴巴上的禁忌。时值夏秋之交，患者发微说，过去一到夏天哪都不敢露，浑身是疤。今年不一样了，治好了，想露哪露哪。结果，八月十五去台湾旅游，在东海岸又是玩沙子，又是露腿照相，白天连续喝奶茶，一连三天都没有合眼，结果，一下子牛皮癣卷土重来。药白吃了，钱白花了。由此可知，良好的睡眠对于治病、对于健康是何等的重要！

临床上，失眠的情况很多，有高血压失眠，有颈椎病失眠，有经络病失眠，有倒时差失眠，有思虑过度失眠，有想不开失眠，有吃饭多失眠，有消化不良失眠，等等。但无论何种失眠都是情志受损而影响心神。

中医往往通过养情志来养神。"百病由心生"，人的心理活动制约着人的生理活动。好的睡眠一定是形、神相统一的结果。养生要首先立志，以理收心。理想和信念是人的"增寿剂"，修德养德，光明磊落，才能气定神闲，气血调和。俗语说，心中无闲事，不怕鬼敲门！高枕无忧才能睡好觉。仁可长寿，德可延年。药补不如食补，食补不如神补。高雅的情趣，是安眠的保证，是延年益寿的基础。

其三，大小便正常的养生意义

肺主大肠。大肠和肺通过经络的联系而构成表里关系。在生理上大肠接受小肠下注的糟粕，将其中剩余的水液吸收后，使之变化为粪便，最后经肛门排出体外。肺气肃降，大肠之气才随之通达，所以说大肠是传导糟粕的通道。在病理上二者也是相互影响的，若大肠燥气太过，可形成大便秘结的热证，而肺气虚弱或年老体弱，肺气不足的人，肺气不能正常肃降，也可导致大便秘结。反之，若大肠气滞热郁，也可引起肺气上逆而出现胸闷、喘满等症。病理状态下可见于感冒发热咳嗽患者大便不通。

正因为大肠是人体糟粕的排泄通道，所以，当饮食不当、消化不良或脾胃虚寒时，往往出现大便溏泻或便不成形。同时，肾主二便，肾领二便。大便正常与否，往往说明很多问题。联系呼吸系统、消化系统、泌尿系统，所以说，不用解剖和化验，根据大便就能知晓身体疾病。这就是中医学。

再说小便。心主小肠。小肠包括十二指肠、空肠和回肠,位于腹中。其上端接幽门与胃相通,下端通过阑门与大肠相连,小肠是机体对饮食物进行消化吸收的重要脏器,其主要生理功能是受盛化物和泌别清浊。"小肠者,受盛之官,化物出焉。"受盛,即接收,小肠主受盛化物,是指小肠接收胃腑下传的食糜,并对其进一步消化和吸收的功能。具体体现在两个方面:一是小肠接受经胃初步消化的食物而盛纳之;二是指食糜必须在小肠内停留一定的时间,在脾与小肠的共同作用下对其进一步消化,转化为精微和糟粕两部分。若小肠受盛化物的功能失常,可出现消化不良及腹胀、腹痛、泄泻等症。

所谓泌别清浊,是指小肠将经过消化的食糜,分为精微(包括水分)和残渣两部分,吸收精微物质和水分,把食物残渣下送大肠的作用。泌,即分泌;别,即分别。清者,即水谷精微和水液,由小肠吸收,经脾的转输和肺的宣发肃降而输布全身,其中水液代谢后下输于肾,经肾的气化作用下入膀胱,最后形成尿液排出体外。浊者,即食物残渣和部分水液,通过阑门传送到大肠,最后在大肠的作用下,形成粪便排出体外。

由于小肠参与了人体的水液代谢过程,故有"小肠主液"。"小肠居胃之下,受盛胃中水谷而分清泌浊,水液由此而渗入前,糟粕由此而归于后,脾气化而上升,小肠化而下降,故曰化物出焉。"小肠泌别清浊的功能正常,则水谷精微、水液和糟粕各行其道而二便正常。

若小肠泌别清浊功能失职,不仅影响水谷精微的化生和吸收,还可因清浊不分,水液与糟粕混杂而导致二便的异常,表现为便溏泄泻、小便短少色黄等。

由血脉和心主神志的生理功能可知,心的功能正常,舌体红活荣润,柔软灵活,味觉灵敏,语言流利。在经络上,心与小肠相表里,心属脏,脏属阴,脏为里;小肠属腑,腑属阳,腑为表,一脏一腑,一阴一阳,一表一里相互配合,并有静脉相互属络,从而构成了脏腑间的密切关系。心的经脉属心而络小肠,小肠的经脉属小肠而络心,二者通过经脉的相互络属构成了表里关系。病理上,心火亢盛,下移小肠可引起尿少、尿赤、排尿灼热疼痛等。如小肠有热,循经上熏于心,可引起心火亢盛,出现心烦、面赤、舌赤糜烂、生疮等症。

由于肾主纳气，人的呼吸之气虽然是由肺所主的，但呼吸的过程离不开肾的参与。在呼吸的过程中，肺是主呼气的，肾是主纳气的。

也就是说呼气是肺的功能，吸气是肾的功能。肺气不足的人为什么在痛哭时往往连续呼气，只呼气不吸气，呼气时双泪直流而发不出声。而肾虚肾冷喷嚏时，连续吸气，吸得肚子很大很饱，就是喷嚏不出来，而且连续喷嚏，那就是肾虚肾凉的征兆，得赶快补肾。

怒喜思悲恐，吼笑歌哭呻，肺志主悲主哭。而一些唱歌的人，经常练气，使得声音从丹田发出，以保证声音饱满，实际上练的就是肾主纳气的功能。

中医学认为，人衰老的原因在于脾、肾。在养生过程中，既要顾护肾脏，又要调理脾胃。肾为先天之母，脾为后天之母。

中医有丹田之说，脑为上丹田，是神的聚集处。心为中丹田，是气的聚集处，是精、气、神三种能量的转换之所。少腹为下丹田，是精的聚集处。肾为先天之本，是五脏中的老大，是五脏中的父母，是人从父母那里继承来的生命源泉。肾好，生命力就旺盛，人老先从肾开始，依肾、肝、心、脾、肺次序渐次衰竭。脾为后天之本，与胃同居中焦，为肾和全身提供所化生的精华和补养。

所以，养生先养胃，胃强则强，有胃则生，百病皆有脾胃衰而生。补元气最好的办法，就是吃饭、睡觉和不生气。

正因为此，能吃、会睡、大小便正常，就是衡量人体健康的标志。

其四，能吃、会睡、大小便正常的健康体检意义

现代的西医体检有两种。一是过度体检。不管有病没病，每年都要体检两次或多次，这种体检就是要千方百计地找病。新仪器来了，争抢着上检，像喝酒一样上瘾，有体检瘾，隔一段时间不体检就浑身不舒服。有个朋友，天天都要量几次血压，听听心脏。要知道，这种过度体检是要拿自己的健康开玩笑的。紧绷血管，造成对血管输血不利。现代体检医源性辐射所带来的放射性损害，对正常机体的伤害是极大的，过度辐射能激活癌细胞和亚健康细胞，能把人的元气伤害殆尽。为什么有的人体检着体检着病就来了？为什么有的人本来血压不高，量着量着就高了？20世纪河南某大医院院长夫人负责X线照相，有时还加班，患者多时家都回不去，是院里有名的劳模。二十年后病故，原因是长期强辐射，细胞变异。如此活生生的事实还不能说明问题吗？二是有病了，才去体检。这也占很大部分。先常规体检，后针对体检，查来查去，也没查出啥病。倒是浑身虚软了，啥原因？过度检查滥用仪器辐射造成了医源性疾病。实际上，很多不舒服就是身体某些地方有了偏差，中医给你纠纠偏就好了。好多大量的退行性疾病，或季节病，或劳损病，这些都是慢性病。而解决退行性病变的最好办法，就是适应性锻炼加上对症性理疗。

有的人，40多岁一切正常，到了45岁以后，肾囊肿，肝囊肿，子宫肌瘤，乳腺增生，等等，都出现了。医生也没办法，告诉你，密切关注，等大了割掉它。于是整天提心吊胆、惴惴不安，甚至彻夜不眠，急头怪脑，见谁都发火，好像要得大病似的。其实，这也是脏器退行性病变现象，而且这种囊肿根本就感觉不到，不影响你的生活，它是人到一定年龄的必然现象。而这种现象随着年龄的增大，会放慢增速甚至越来越小。你的无知造成了你的恐惧，你的淡定决定于你内心的强大，你内心的强大来自于你的中医智慧。

既然，西医仪器体检有辐射，有副作用，会带来医源性杀伤。那么，有没有办法使患者体检了身体，又避免了辐射的仪器损害呢？回答是肯定的。那就是谢文英教授"能吃、会睡、大小便正常"的中医体检法。

一是，这种体检易学易记好懂，妇孺皆知。但须一辈子的修调。

能吃、会睡、大小便正常，涉及身体八大系统，即消化系统、呼吸系统（能吃）、循环系统、神经精神系统、运动系统（会睡）、泌尿系统、生殖系统、内分泌系统（大小便）。有的系统（如内分泌系统）失调会涉及各个系统，引起所有功能性紊乱。

所以说，能做到这九个字，就是身体健康的标志，就根本不用去医院进行西医体检了。因为你的体检是要证明你的健康状况的，而不是证明你有病的。

真正的医生是自己，自己就是自己身体状况的最好医生。记住自己的身体状况，就是记住了健康养生。有的人生下来就肾不好，那就要注意养肾，有的人生下来就胆小怕事，那就注意养肝胆，到风浪中锻炼自己，在复杂事物中磨炼自己的决断。有的人素来脾虚，一吃就腹泻，那就注意一生不食冷，不吸凉气。还有的生就运动系统弱化，干不成重体力，那就多开发智力，用智用脑。

这九个字说起来简单，背起来容易，但真正做到就很难了。这比所有的西医体检指标都复杂、都难做到，需要一辈子努力调养。就说能吃。一日三餐要吃应时，早上七点到八点，中午十二点到一点，晚上六点到七点。早吃好，午吃饱，晚吃少。饭后百步走，活到九十九，这些祖先遗训，你都做到了吗？不食冷，不冷食，每餐七分饱。不食烧烤，不吃炸串，不吃化肥餐（含激素食品），不吃生气饭，不食隔夜餐，不干喳吃饭，这些能坚持一辈子吗？再说会睡，晚上十一点前必须睡觉，早上六点前后必须起床，一夜无梦少梦，不起夜，不存在入眠难、卧不安和失眠多梦，起床后神清气爽，还要有个半小时的午间小憩。这些，君能持否？

做到了能吃、会睡，基本就会养生了。而大小便正常与否，就是衡量身体是否健康的标准。大便在早上卯时二刻起解，便色黄，便成形，便不臭，便时爽，如千山万壑赴荆门之快感。

小便不憋尿，不淋漓，不潴留。夜不起尿，尿不涩、不痒、不浓、不臭、不甜、不酸，尿色为淡茶色。尿量夏天少冬天多，尿浓为火，尿淡为虚。

亲爱的朋友们，所有这些标准，您符合多少？能坚持多久？如有不符，请尽快调养，因为自己就是最好的医生，如自己进行了调理但还是不理想，那就去看中医，中医会让你风调雨顺。

二是，能吃、会睡、大小便正常的中医体检，足不出户，不排队，不费时，不花钱，更不会产生医源性疾病。

何谓医源性疾病？医源性疾病，是指在体检、诊治或预防疾病过程中，由于医护人员各种言行、措施不当而造成不利于患者身心健康的疾病。

出现医源性疾病的环节和涉及面较广，可发生在体检、防治疾病的任何环节中。

医源性疾病，大致可分为体检诊断性医源性疾病和治疗性医源性疾病两大类。

医源性疾病是世界各国的难题。1973年施梅尔在美国耶鲁大学做了8个月研究，发现在被普查的1252人中，240人患有与医院身体检查环境或接受的治疗相关的并发症，包括对检查诊断过程、药物、输血反应和医院感染。其中44人病情严重，16人死亡。1989年，斯蒂尔和助手在波士顿大学医学院中心做了5个月的统计研究，发现815名住院患者中，209人患有医源性疾病，其中15人死亡。医源性疾病的首要发病因素是药物，共有208种，其中发病于检查诊断和治疗过程之后。

我国随着医药科学的迅猛发展，各种检查仪器和新药纷纷面市，反映了人类在征服疾病方面所取得的新的成就。一些大型药厂的推销员实施了促销新招：临床医生给患者用药时，在不同厂家生产的疗效相同的药品中选用该厂的药品，即直接对有关医生给予奖励，医生用药量与受益的金额成正比。这种促销手段易致药源性疾病。这曾经造成医疗系统的政治大地震，直接导致一个卫生系统很多人锒铛入狱，还涉及很多领导。这里不便提及何人何事。

现在人们在医院就医，医生开一张西药处方列有四五种药品不为稀奇。有的患者因多种疾病集于一身，盼望疾病早日康复，要求医生多开药。事实恰恰相反，国内外大量临床医药研究表明，联用药物越多不良反应率越高。2~5种药物联用，其不良反应率为35%；6~10种药物联用不良反应率则高达78%。由此可见，药源性疾病与联用药物、医生多开药密切相关。

医源性疾病的发病因素，主要包括生物因素、物理因素、化学因素、医疗服务因素及机体因素五个方面。

生物因素是指各种微生物，包括细菌、病毒、真菌等。生物因素所引起的医源性疾病主要是医院内感染。就是你一去医院就会接受感染。

医院是患者集中的地方，他们所携带的微生物种类繁多，且密度高，而患者又是特殊的敏感人群,易感性高,所以生物因素是医源性疾病的主要因素。

医院中存在的物理因素主要是放射线和放射性核素。在健康体检、肿瘤治疗和疾病的诊断中,如果放射性核素和 X 射线使用过量,很容易给患者造成损伤而引起放射性疾病,导致终生不孕,或胎儿流产。

医院中存在的化学因素包括诊断消毒、体检诊断过程中所使用的各类药品,包括西药、中药和其他药品。化学因素所引起的医源性疾病主要是药源性疾病。

一是对患者健康的危害,增加患者家庭经济负担,二是对社会的危害,造成社会公害和不良影响;导致国家和集体的经济损失。

医源性疾病或医源性问题,是指由于医务人员处理不当而给患者造成的各种不良后果。医源性问题由来已久,可发生于临床工作的几乎所有的环节,且不能因医学的发展而完全消除。任何医源性问题的发生都会给患者造成不同程度的损害。因此,防范医源性问题的出现,实为每个医务人员在各自的工作中,随时随地必须严加重视的问题。医源性问题,与临床误诊误治及医疗差错事故间,在事实内容上往往互相交错涵盖,但从定义上说则不完全相同。医源性问题可能是误诊误治或差错事故的后果,但误诊误治却不一定是差错事故,也不一定导致医源性问题。在当前医患关系比较微妙或紧张的情况下,医务人员加深对医源性问题的认识,尽可能防范医源性问题的发生,就显得更加必要。

好了,咱也不说医源性疾病的那些个事了。在中国,那都是医疗经济、医疗产业所造成的。诸位看官,看了"能吃、会睡、大小便正常"的中医体检的原理,又学习了西医体检的医源性疾病的知识,相信您对两种体检会有一个大致的认知和选择。恭喜您,当你选择了中医,你就选择了养生。

三是,谢文英能吃、会睡、大小便正常的中医体检丰富了中医智慧,治未病的中医养生和西医治疗疾病的理念融合,必将带来人类医学的真正革命。

谢文英能吃、会睡、大小便正常的健康体检,是人们对自身状况的对照体检，自我体检，自我完善，自我纠偏。其体现了中医智慧，体现了中国传统文化的中庸、平衡、和谐一统思想。中医学认为，一脏独胜必有火，一脏独弱必有虚。中医思想就是阴平阳秘，万事皆休，这样便可生生不息。古代的无为而治，有所为有所不为就是这个意思。阴阳虚实水火，就是个天平，一头是阳是火，另一头是阴是水。阴水少了，我们就叫阴虚了，天平的另一端必然翘起，翘起就是火旺了，上火了。火旺就会出现红肿，就出现发热，热、红、脉数就是阳太胜了，就得补水滋阴来泻火。中医诊断学专家朱文峰把这种阴虚火旺现象，总结为热、红、干、数、乱，即身热、舌红、口干、脉数、神乱。反过来，天平的阳一端虚了，阴水多了，就会出现浑身无力，湿重困脾，湿困脾阳，不想动，消化不良，身体动力不足。中医诊断学专家朱文峰就总结为冷、白、迟、痛、倦。即身冷、苔白、脉迟、体痛、身倦。中医瞧病是一个整体观念，一处有状况，全身来考量。通过反向思维查找问题，尽快纠偏。有一次，我去上海闺女家，亲家很热情，给我做了拿手卤面。结果第二天早上起来，我发现嘴角起疱了。我就查找原因，看身体是哪地方偏了。想来想去，查到亲家的卤面上了。原来，亲家胡明坤是河南信阳人，做一手好菜，无论到哪都是美食家，让人无法抵抗其美食的诱惑。那天卤面特好吃，一贪吃就上火了，一上火就嘴角起疱。这就是中医体检，倒查原因。还有一次，和市美术家协会主席彭善喜一起吃饭，彭主席不食蟹，把三大只闸蟹蟹黄都挑给我吃了。第二天空腹体检，胆固醇严重超标！我百思不得其解，想来想去，三只螃蟹！吃三只富含胆固醇的肥大蟹黄，焉能不超标？这就是中医思维，反向回顾查找问题。

西方医学以疾病为目的，指向"治已病"。中国医学以健康为目标，强调"治未病"。当人体的疾病模式由传染性疾病转向以慢性病为主时，中国医学就有了更大的发展空间，将逐渐成为人类医学的主导模式。随着医学的发展，现代医学对疾病又有了新的认识，有了新的定义，说疾病"是保护人体的一种方法，是一种自我治疗的手段"，"疾病是机体对刺激的一种表达"。由此看来，疾病之于人体，非但无害，而且有益。我们要治的不是疾病，而是造成疾病的原因，即"治本"。

在现代，疾病产生的主要原因，以细菌和病毒感染为主。慢性病就是代谢综合征，主要是脂肪或糖的代谢出了问题。造成的原因，一方面是生活压力，另一方面是营养失衡。这两方面的原因主要靠调整思维和均衡营养来解决，这就是养生问题。因此，谢文英能吃、会睡、大小便正常的自我中医体检、自我养生理念，也将随着人类养生智慧的不断丰富，具有划时代的现实意义。西方医学在检查、手术、急救等方面的最大优势，结合中医的人文性，整体观、平衡、和谐和中庸，将在养生保健方面为人类做出更大贡献。中西医的优势互补，融合共通，将是世界医学上的真正革命。

参考书目

鲁兆麟点校：《中国医学名著珍品全书》
李　可主校：《圆运动的古中医学》
胡家才　著：《千年修炼　百年人生》
张锡纯原著：《医学衷中参西录》
明·龚信著：《古今医鉴》
王　剂　著：《疑难杂症八大证治》
张廷模编著：《临床中药学讲稿》
曹颖甫　著：《金匮发微》《经方实验录》
丁甘仁　著：《丁甘仁医案》
李东垣　著：《脾胃论》

鸣谢　百度网站
　　　搜狐网站
　　　搜狗网站

附：苏福根医案分享

医案分享之一：顽固性失眠伴半身不遂前兆

送这面锦旗的人，是我同学李天柱的同事。李天柱自幼聪明，开煤窑，生意做得很大，但要账难，最难时半月内没合眼，成了20年失眠顽症，经好多大医院的名医治疗，就是治不好。几个月前吃了我开的药，3剂病减，20年没睡过好觉的他睡好了。

病好了，人也年轻精神了，人见人夸。消息不胫而走，其女同事张某慕名邀天柱来我处瞧病。

原来，张某20年前在水库疗养院工作，夜班一人看一座楼，晚上桌子顶门，再加凳子。外面刮风下雨，风吹草动，遂缩成一团。寂寞恐惧造成彻夜难眠，20多年没少看病花钱，成了失眠痼疾。

刻诊：见其脸色苍白，心事重重。四肢厥冷，左半身多部位麻木。两手指肚时有疼痛刺麻，脚趾尖疼，怀疑自己得了癌症，整日惴惴！脉沉虚，寸尺尤细，舌淡苔白，舌尖红。全身一派虚寒！已出现半身不遂前兆！

应立马回阳救逆，否则，一遇中风（本人天天骑电动），随时可能半身不举！

面对这样患者，先治逆寒还是先治失眠，我心忐忑。在读河南中医药大学时，我曾对部版中药学教材有一番研究，所有的安神药都为平性药，所有的补阳药都是热性药，所有的滋阴药都是凉性药。

是热药救逆还是平药安神，抑或是回阳救逆定心安神同调同治？一番思索我采取了按摩、服药、泡脚三管齐下治法。

原来，上针灸课时，我总结出了前人十二经布经规律，所有的手经、足经无非胸腹两腔。如手太阴肺经、手少阴心经、手厥阴心包经，上身经络筋肌，离心脑最近，也对心脑最有益。由此，我根据手经经络、穴位和筋脉肌肉，揣摩出了一套按摩手法，柔、搓、抓、捏、拍、按融为一体。这套手法经过几年实践和改进，逐步形成了特色按摩法，取名"柔筋抓脉通经络"。这套手法，对颈椎病、乳腺增生、神经衰弱、高血压有明显疗效，对心脑血管疾病有辅助疗效。曾治一高血压患者，特色按摩后，顿觉眼明心亮，血压立马下降了20mmHg以上，患者喜不自禁。

患者经一番坐姿按摩后，立马就来了睡意。

紧接着，疏方如下。

处方：当归30克，黄芪30克，山茱萸40克，附子40克，干姜40克，炙甘草60克，焦山楂30克，焦麦芽20克，焦神曲30克，茯神30克，远志10克，节菖蒲20克，炒酸枣仁30克，炒柏子仁30克，首乌藤30克，合欢皮30克，茯苓12克，枳壳18克。生姜10片，大枣10枚。

嘱其附子先煎半小时后，入诸药合煎半小时。药渣睡前泡脚。先取3剂。

服药当天夜里，十点入睡，三点醒一次，又睡到天亮。服药第2天，一夜睡到六点，被附近教堂钟声吵醒。

3剂后，温通全身，麻木刺痛，症状消失，手指转动柔和。

效不更方，又服3剂，觉得浑身是劲。一天走了两万多步！

祖国医学只要辨证准确，治法得当，真的是效如桴鼓。

医案分享之二：脑梗死后遗症

患者，刘某，女，60岁。自幼多病，曾患破伤风抢救脱险。几年前丈夫肺癌从治疗到抢救去世，彻夜难眠的陪护，使她患上了高血压失眠症。半年前，她又因脑梗死住院抢救治疗。

自言住院半年出院后，两眼睁不开，目不识物，脑鸣，头晕目眩，头懵混沌不开，一盆糨糊，近乎痴呆。两腿软如踏棉，四肢无力难举。

刻诊：个头矮胖，脸色苍白。神情迷糊，神志尚清。脉虚细见涩，舌淡苔白尖红。血压高，血糖高，白内障。

面对这样的患者，治病从哪里切入？怎样才能化解混沌而立见成效？

我极力扫描所学知识和跟师教授抄方所疏方案。最后，脑海在一名医名方中悠然定格：镇肝熄风汤！

张锡纯的镇肝熄风汤，对我是有恩的。

2014年仲春，正值肝木疏泄旺盛时节，长期高血压的我，突现头重脚轻，大脑懵懂，深感血压急剧上升，脑充血症！急疏镇肝熄风原方，以锈铁末作引，一剂气下血降，三剂血压平稳，泻下黑便后，一切正常。

刘某所患症，分明是涎痰壅滞，阻塞神明。

就用此方，急解混沌。混沌一开，诸症改善。

于是，挥笔疏下此方。

处方：赭石30克，怀牛膝30克，山茱萸18克，生龙骨18克，生牡蛎18克，生山药30克，茵陈8克，玄参8克，附子20克，干姜8克，生麦芽18克，太子参30克，茯苓18克。尺长葱白7根作引。3剂，水煎服，日1剂，早、晚2次温服。

第2天得知，患者只取1剂。这是对我的医术不大放心。

第3天告知，1剂服后顿觉舒畅，又取了7剂。

7剂服后，顿觉神清气爽，眼也挣开了，脑也清醒了，能走了，会睡了，能每天到两公里外的镇上散步。

对于高血压引起的脑充血、脑出血、脑梗死，我的体会是：引血下行，引气下行，引火下行。此方对脑血管疾病都有意义。

李可先生言，血压上升必排挤大脑神经，导致大脑发病。此"排挤"二字，尽现大医妙理，一语中的！形象生动，是至理名言，是所有脑病的原因所在。

引血下行，就是引气下行。怒发冲冠，肝阳上亢就是肝气上冲、火气上冲。治压必治气，气降压自降。

以后，但凡遇到脑充血和脑梗死、脑出血而又无偏瘫者，以及顽固性高血压者，我都采用引血下行、引气下行治法，在镇肝熄风这张名方上加减上化裁。

医案分享之三：顽固性泄泻并面疹见症

同学侄媳，40岁。同学引见面诊。

刻见：瘦高脖长，骨消身单，四肢不温20年，浑身无力，无端发火，经期时常错后，大便常年溏泻。入秋来面腮出疹，面色不华。

自言甲状腺结节多年，经治疗控制发展，现常服夏枯草颗粒。

身为基层领导干部，常赴京维稳。京城大医院大名医都看过她的病，除甲状腺结节好转外，余病犹在，并有所发展。

脉虚尺甚，双手冰凉，舌淡苔白滑，唇白欠华。

面对患者，颇犯踌躇。仲秋过后，天人合一，圆运动规律，正是太阴肺金收敛最旺时节。旺人还易秋泻，原本溏泻的患者怎禁得肺金的敛气下行呢？自然会雪上加霜，此其一。

夏枯草散结清热，性本寒凉。常人常服也会身凉肠泻，何况常年泻家？必以助长泄泻。此其二。

脾主四肢，其华在面，芳于唇。今脾虚湿盛，一食辛辣，必汗出于面，当风则风疹，当湿则湿疹（汗后行水边尤甚）。

面疹满腮，势若燎原，已有肺、脾联手打破正气平衡之势。素体虚弱，难抵脾、肺内泻外袭。此其三。

病根在脾虚湿盛，滞泻大肠。脾主四肢故浑身无力，脾内充湿必出疹在面。肺主大肠，主一身正气、一身皮毛。今见面疹，肺气有责。

清上固下温中，齐头并进，方能治此顽症。疏方如下。

处方：芦根30克，杏仁15克，蝉蜕15克，地龙10克，乌蛇30克，白鲜皮10克，薏苡仁30克。焦山楂30克，焦麦芽30克，焦神曲30克，姜炭15克，附子20克，干姜20克，炙甘草20克。大枣10枚为引。常法泡煎。3剂，水煎服，日1剂，早、晚2次温服。

方中芦根，张锡纯谓之水中之真阳，清凉能清肺热，中空能理肺气，张锡纯治大头瘟病必用之引药。

芦根、杏仁、蝉蜕、地龙是谢文英教授治疹常用药。乌蛇、白鲜皮，又是名医李可皮科要药乌蛇荣皮汤（蜜丸先吞）之主药。方中干姜、姜炭齐用，取王付教授固本温通思路。

前几年我治一位22岁牛皮癣患者。牛皮癣长在脖颈，大如两枚铜钱。姑娘家正谈对象，见面必掩其颈。

当时就以芦根、杏仁、地龙、蝉蜕、乌蛇为主药，3 剂微汗苔平，10 剂见愈。

此病复杂！所有的症状都得考虑到。

几天后，同学来电复：患者 3 剂后，诸症皆愈。脾气也好了，皮肤也好了，溏泻也好了，心情也好了。现出差在外。

诸症向好。嘱其再取 3 剂，2 天 1 剂，再行巩固。

医案分享之四：胆气虚伴失眠顽症

张某，女，48 岁，招待所工作。自幼感觉脆弱，胆小，对外界事物敏感，时常提心吊胆，单独走路时，总是感觉有人在跟着自己，顾望四周又无人跟随。

张某事无俱细非常敬业，吃住在所。冬季所里无人也必亲躬。雪如鹅毛，风似狼嗥，张某时常独撑班上，顶住门窗，吓得魂飞魄散，一夜不敢合眼，自此落下病根。20 多年来，去过很多医院，总是轻轻重重，夜睡总觉魂魄在门外警戒，睡不实，卧不安。

吾研医久矣，先是跟师名医王付教授抄方，后又跟随名医谢文英教授抄方。跟师和独立从医，治失眠顽症也有百余例，像这样失魂落魄的失眠案例，还是第一次遇到。

刻诊：见中等身材，面色苍白而不华，眼光散乱，四肢无力而不温。

经期时常错后，经量多多少少无规律。一脸暮气，一身惊恐。使人想到失魂落魄，惊心未定，魂不守舍。

这是一起典型的情志失眠的案例。

长期惴惴，致三焦空虚。心神不定致失眠难安。魂魄失安致情志紊乱，动则发火。三焦失调带脉空虚，致经期杂乱无章，时多时少。发展下去，就是虚损不安的脱症！

需安神定志，安魂定魄，魂定则眠安。

当疏一方，嘱其水煎服，药渣泡脚。连取 6 剂。

处方：山茱萸 60 克，生龙骨 30 克，生牡蛎 30 克，全当归 30 克，生白芍 30 克，首乌藤 30 克，合欢皮 30 克，茯神、远志、节菖蒲各 18 克，炒酸枣仁20克，炒柏子仁20克，附子20克，干姜20，炙甘草20克。

方以山茱萸、生龙骨、生牡蛎为君药。山茱萸收敛元气，振作精神，且敛正气不敛邪气。龙骨质最黏涩，翕收之力强，人身阴阳将离，神魂浮越之征，皆能愈之。以其原为真阴真阳之气化合而成，所以能使人身之阴阳互根，气血相恋，神魂安泰而不飞越。牡蛎性善有敛合之力，肝胆得其助则惊恐自除，类金石有镇安之力！

张锡纯创制定心汤，用龙骨入肝以安魂，牡蛎入肺以定魄。魂魄者，心神以左辅右弼也。二药与山茱萸并用，大能收敛心气之耗散，三焦之气亦能因之而团聚。

方中茯神、远志、节菖蒲，乃明朝御医龚信《古今医鉴》安神定志之聪明汤，又名状元汤，主记不住并多忘。疏方之时，是用石菖蒲还是节菖蒲，曾电咨谢师，谢师答曰石菖蒲开窍豁痰，节菖蒲安神定志。又翻《古今医鉴》，果然在聪明汤后有"九节菖蒲者良"的记载。

一周后，张某兴冲冲来到诊室，满目神采，满面红润，告知病已愈。

又请笔者为其调理经血。一把脉，肾精将回，就用李可调理经血方，炒小茴香用到15克，将养气血。

5天后，消息传来，患者久违的月事又回来了。

医案分享之五：子宫摘除并更年期综合征

兰某，52岁。自幼因病服大量激素类药，致体形特胖，埋下祸根。

5年前，月经紊乱，经量减少，身体诸多不适。体检发现子宫囊性肌瘤。初不在意，一年内竟迅速猛长至十厘米大！不得已，3年前做了子宫肌瘤并子宫体摘除手术。

术后缺乏调养，元气尚未恢复，感觉一身尽痛，周身不舒，严重失眠，全身虚寒，四肢不举，右脚掌四季冰凉，怕风，见风出疹，两臂尤甚。

同学介绍来诊。刻见：无精打采，浑身极度疲惫，劳累已极而又精神无法安歇，两目呆滞对视神乱，是那种看一眼就无法忘怀的精疲神衰。舌淡苔白，六部十八脉虚细时似有似无，右寸独见沉实。

不难辨证，这是一个术后缺乏调理而致气机严重紊乱的病案，七七四十九，天癸已竭。更年期没过又遇子宫摘除，元气大衰，身体各项指征以虚衰细微为见。治当大补元气以灵动真阳。

方疏回阳救逆，宣肺提升一身正气。四逆汤合小青龙平剂化裁。先治阳虚气损，再调神衰失眠。

处方：附子40克，干姜40克，炙甘草60克，防风40克。太子参40克，蝉蜕30克，麻黄10克，芍药18克，桂枝10克，清半夏18克，细辛10克，五味子8克，大枣6枚。

先煎附子、干姜半小时，再入浸泡半小时的余药，合煎半小时。药渣泡脚。3剂，服药1剂后，失眠更甚，但感觉浑身活力渐复，气神渐回。3剂服后，感觉身上有了生气，走路说话，不再疲惫，身上风疹已不再出。特别是药渣泡脚，感到前所未有的舒适。体温神回，睡眠也在改善。温通经络温通血管的目的已达。

疏方如下调理睡眠。

处方：附子20克，干姜20克，炙甘草40克，防风20克，太子参20克。炒酸枣仁30克，炒柏子仁30克，生龙骨30克，生牡蛎30克，山茱萸30克，茯神18克，远志8克，节菖蒲12克，首乌藤30克，合欢皮30克，大枣6枚。

水煎服。药渣泡脚。3剂。

见到疗效，第二方开3剂，患者取了5剂。

煎药还没喝，闻到蒸汽就感到了睡意，患者说，可能是煎药蒸腾气味的作用。

药蒸治病，古来有之。此法对无法服药的患者，对神昏需醒脑开窍的患者，尤为重要。

两方服后，正气已回，笑颜已开。送锦旗时再度为其把脉，前后判若两人，音容笑貌悉如常人。嘱其再服几剂，以资巩固。

尤于春、秋两季，肝木疏泄和肺金收敛时节，倍加调养，再度疏方，确保其安度更年期。

医案分享之六：少儿遗尿顽症兼肠系膜淋巴结炎

看了我的医案分享，一位作家给我打电话，说她的小儿子今年七岁了，自生下来就一直尿床，平顶山中医、西医都看遍了，都没看好！

为看病，她把工作也辞了，从去年秋天给孩子看病到现在，到处求医，孩子病没好，自己还落下神经衰弱，长期睡不着觉。有时为挂专家号，三点就起床排队，排晚了就挂不上了，这个专家看不好就挂那个专家。一年下来钱没少花，药没少吃，孩子遗尿就是看不好，没任何好转。

电话描述，孩子生性怯懦，易过敏，易生病。发育不佳，很淘气，很聪明。

这是虚证，也是寒证，先天不良，后天失养。既是一年没看好，必是各种方法都用过了，缩泉辈、桑螵蛸散都用上了。得另辟蹊径，不能再走"专家"们失败的老路。

治遗尿如大禹治水，缩泉堵是堵不住的，但疏导怎样个疏法？既是虚寒证，而且长达七年之久，必有中气不足，脾气下陷，气陷日久，必排挤膀胱，致膀胱失约，尿禁无度。

《内经》云："中气不足，溲便为之变。"而这"变"字，是否也包括遗尿呢？中气不足，脾气下陷，补中益气，升陷托举。当即疏两方。

方一：生芪30克，当归、白术各10克，红参（另包）、柴胡、生麻各5克，陈皮0.5克，肉桂3克，鲜生姜3克，大枣4枚。

水煎服，浸泡半小时，煎半小时。早、晚饭后半小时服。先取3剂。

方二：油桂5克，吴茱萸5克，研粉，醋热炒。每晚贴肚脐中，次晨揭去。

当日煎药，当日就见效！

凌晨五点，孩子母亲发来信息：叫醒两次起尿，没有尿床！

然而，正当大家欢欣鼓舞的时候，第2天，尿了如鸡蛋大片，第3天又接着反弹！

对于顽症，我的经验是，第1天旗开得胜，接下来反弹，这是常理。因为顽症都有个正邪交争的过程。

第 1 天出奇致胜，病邪猝不及防，接下来就是邪进正退、正进邪退，交织附着，况且患儿还有个肠系膜淋巴结炎！

效不更方，再进 5 剂。出现连续 3 天不尿床的纪录。

接下来，内服药中吴茱萸改为 15 克，再进 5 剂，完美收官。

因吴茱萸大辛大热，乃纯阳之品，大破虚寒，15 克效显，30 克无往不胜。此为李可先生的经验总结。嘱其沸煎 5 分钟，捞出与余药同煎。

15 天后，孩子母亲来电告知其子病已痊愈。

治愈这案小儿遗尿，体会有三。

一是不走常规，果断用补中益气、升陷托举之法。

二是内外结合，顽症太顽固，也顽强，只取内服很难奏效。

三是母亲的配合。这点最重要。特别是外贴肚脐，往往是弄的全身都是，需要母亲的整夜守护。

顺便说一下，随着遗尿治好，孩子的肠系膜淋巴结炎也不疼了。

医案分享之七：刘教授的屁症、痰症和张老师的遗尿症

八十二岁的刘老教授是我大学恩师，夫人张老也是我的恩师。二老如约应诊。红绿灯下，隔路相望，刘老师、张老师互相搀扶，步履蹒跚，却不减矍铄，四十多年张老一眼认出了我！急步趋前中，学生泪眼相迎。

刘老师身腰依然硬朗。只是十多年来，老是屁多，有时响，有时不响。一天能放几十次。也看过很多医生，不见症减。这几年一到秋冬，嗓子便不舒服，老感觉有痰堵到这里，吐又吐不出来。看舌苔，红中带紫，苔薄白腻。一把脉，立感弦缓有力。

对于屁症，历代医家偶有论及且不够全面。因放屁排气属人体正常功能，非病理性产物，故多忽及。

然放屁意义重大，在屁中往往能观察肠胃病变，看出虚实寒热。响屁为实，不响为虚；臭屁为实，不臭为虚；便前为实，便后为虚。臭屁多热，虚屁多寒。有的肠鸣多年，就是少屁，这种人，大屁从口出，口臭难闻。有个患者常年屁少，口中奇臭。几剂镇肝熄风汤，才彻底治住。

肺主大肠。大肠病变多求之于肺。又想到刘老师咳痰不爽。一生喜爱体育运动，高年肺气已虚。

肺气虚必导致咳痰不爽，咳痰不出。想到一些老年患者，一有痰症便住院吸痰，最后割断喉管吸痰以挽救生命，可见咳痰不爽有多大危害。

肺气虚必导致大肠气机紊乱，矢气频仍。而刘老师患病多年，且年事已高，必得多管齐下，方能奏效。

法当宣肺化痰，疏肝理气，健脾和胃，疏方如下。

处方：芦根18克，杏仁12克，黄连2克，黄芩12克，清半夏12克，干姜10克，红参（另炖）6克，枳壳12克，莱菔子（生、熟各半）30克，香附12克，木香12克，五灵脂10克，蒲黄10克，生甘草6克。生姜引。3剂，水煎服，日1剂，早、晚2次温服。

方中芦根、杏仁是跟师抄方时谢文英教授宣肺常用的药对，屡试不爽。黄连、黄芩、半夏、干姜、红参为张仲景名方半夏泻心汤中的药物。五灵脂和蒲黄构成失笑散，言为服后扑哧一笑，药到病除！半夏泻心汤伍失笑散，是跟师抄方时王付教授治疗肠胃疾病的常用处方，疗效显著。而大剂莱菔子，且生熟各半，实为名医李可老先生的发明，谓之莱菔子生熟相激，常有"推墙倒壁"之功。考虑到刘老师年事已高，怕伤了脾胃，黄连用到2克，这也是谢师一贯用药，凉药要轻。为恩师疏方，不敢丝毫轻心。

张老师，病有点复杂。几十年的糖尿病，几十年的高血压，几十年的股骨头坏死。常年服药，吃坏了脾胃，从来不知道饿。伤害了肾脏，导致严重的遗尿、尿频，一有尿意，立马如厕。

对于这样的患者，健脾和胃，急补肾阴肾阳，是上策。二便异常，求之于肾。而糖尿病喝一斗尿一斗，遗尿、尿频也是常症。

为其疏方如下。

处方：怀牛膝30克，赭石30克，龙骨、牡蛎各15克。枸杞子20克，淫羊藿20克，菟丝子20克，补骨脂20克，益智仁6克，制山楂20克，制麦芽20克，制神曲20克，枳壳、清半夏各18克，天花粉30克，炙附子15克，炙甘草18克，生姜6片，大枣7枚。

方中怀牛膝、赭石、龙骨、牡蛎是降血压镇肝熄风汤的主药。"肾四味"和益智仁是峻补肾阴肾阳、提气缩尿的要药。而天花粉、制附子又是降血糖的寒热相激的药对。

一周后，消息传来：刘老师服药当天，咳痰已爽，一咳即出，两剂药后，放屁减少，已近正常。张老师服药无任何不适，遗尿、尿频已减，吃饭亦有味道，饭量增加。

药都对症，但顽症治理，需要时日。嘱其药吃完后复诊，再行调方。

医案分享之八：降龙伏虎调"三高"

上

同学弟，58岁。糖尿病20多年，空腹血糖大于20mmol/L。遗传性高血压30年，近20年日益严重，高压达230mmHg，低压160mmHg。中度脂肪肝。"三高"重症导致手脚冰凉、麻木5年。

糖尿病这一全身性代谢性疾病，几千年来，历代医家都做了有益的探索。古代医学对"饮一斗，尿一斗"的糖尿病叫"消渴"，并提出了著名的"三消分治"方案。

上消者，舌上赤裂，大渴引，人参白虎汤主之。

中消者，善食而瘦，自汗，大便硬，小便数，调胃承气三黄丸治之。

下消者，烦躁引饮，耳轮焦干，小便如膏，六味地黄丸治之。

医圣张仲景《金匮要略》曰："男子消渴，小便反多，以饮一斗，小便亦一斗，肾气丸主之。"

说明糖尿病消渴，烦热结聚，重在滋阴清润，健脾益气养阴。肺、脾、肾三脏同调。一句话，糖尿病以养阴润补为治疗大法。

然具体操作起来，绝非易事。究其原因，一是时代变了，人们饮食习惯与千年前大相径庭。二是治疗手段的影响，长期服药，酒前饭前打胰岛素，培养出的糖尿病越发顽固。三是恶性循环。原本糖尿病病因在肺、脾、肾，几十年长期服西药，又重创损伤了肺、脾、肾，导致雪上加霜，最后产生很多并发症，难以医治。最终，这一原本不难治愈的常见疾病，演变成为了如今中西医都感觉棘手的时代顽症。

糖尿病致病原因很多，大都与管不住嘴、迈不开腿有关。有些人胡吃海喝，全然忘记了"饭吃三分饱、酒喝三分好"的祖先遗训，以至出现了一手端杯喝酒、一手肚皮注射的现象，甚至走上了吃降糖药——注射胰岛素——透析——换肾的不归路。

患者如约来诊，观其体胖肚大，其面透黑，脉象宏大，弦数而空，左关尤甚。舌红腻而干，少苔。问其病史，已有20年之久。职业司机，吃饱就坐那开车，脂肪肚。家族有高血压遗传。近10年来，肾功能严重弱化，生理功能几近消失。所有降糖药都用了，血糖还是在20mmol/L上居高不下。这几年又出现并发症，手足冷凉，指尖麻木。长期失眠，12点前就没睡过觉。肝火旺盛，一不顺心，就想发火。肚胀如鼓，大便干结，尿多而涩。

面对这样的三高顽症，疏方颇有踌躇，是先治本病还先治并发症？先降血压还是先降血糖？这么高的血压，随时都可能发生脑意外，已刻不容缓，得立马降下来。血糖这么高，已经出现并发症，也决不能任其发展。

三高同调，血糖、血压同降。一番思忖，为其开出一方。

处方：怀牛膝30克，赭石30克，清半夏18克，生龙骨（先煎）30克，生牡蛎（先煎）30克，茵陈8克，乌梅12克，茯神18克，远志8克，节菖蒲18克，炒枳壳12克，生鸡内金8克，生麦芽20克，莱菔子（生、熟各半）30克，天花粉30克，附子20克，黄连10克，麻子仁18克。肉桂（研末生吞）3克，大枣8枚。3剂，水煎服，日1剂，早、晚2次温服。

我的疏方思路是：用名医张锡纯镇肝熄风汤急降血压，防止生变。用茯神、远志、节菖蒲调理神经。用天花粉、黄连、附子凉热相激而降血糖。生熟各半莱菔子"推墙倒壁"治肚胀。鸡内金、炒枳壳、生麦芽和大枣顾护胃气，防止降压药和降糖药冷热相激伤了脾胃。

麻子仁配合降压药治疗久病干结，并协助调理脂肪肝。肉桂研粉生吞，大补肾脏。

上方配伍精湛，对症下药，降龙伏虎调治三高。

一诊3剂后，患者来电，高血压已接近正常：高压140mmHg，低压90mmHg。血糖由26mmol/L降到10.6mmol/L。

我告诫患者,所有顽症,都会反弹。理想药效只能说明用药对症,方向对头。要彻底降服"三高",尚待时日。根治高血压、高血糖,医生和患者,都要有降龙伏虎的意志和耐心!

中

果然,二诊后,血糖照旧,血压又高了。

为其把脉,感觉患者手足冰凉;观其舌,舌淡苔白腻;观其色,紫中发青。当时已近冬寒,手足末梢神经已近结冰麻木,全身一派虚寒之象。

二诊急疏一方,意在温肾、破冰、通脉。

处方:菟丝子、枸杞子、淫羊藿、补骨脂各30克,炒枳壳18克,炒鸡内金12克,炒莱菔子15克,制附片(先煎)60克,干姜60克,炙甘草60克,肉桂(研粉先吞)3克。3剂,水煎服,日1剂,早、晚2次温服。

嘱其先煎制附片、干姜30分钟。再放入浸泡30分钟的余药,共煎30分钟。

附子有毒,这是共识。但调制得法,如若"救命仙丹"。医圣张仲景救厥、救逆、治水,多用此药,附子、干姜、炙甘草并用,温通血脉,多见奇功。这一方,重在温肾通脉,温热破冰。

3剂服后,手足冰凉麻木依旧,血糖高标依旧,血压又升到高压160mmHg,低压110mmHg。

患者情绪低落,我也感觉意外。手足冰冷麻木,这在我意料之中,冰冻三尺,非一日之寒。几十年顽症,绝非一朝一夕。依我经验,血压血糖会略有下降,或者稳在一诊疗效上,不至上飙。看来,治疗双高,是不能同时用温通剂的。

接着,又疏三诊方如下。

处方:怀牛膝30克,赭石(先煎)30克,清半夏18克,生龙骨(先煎)30克,生牡蛎(先煎)30克,茵陈8克,乌梅12克,茯神18克,远志8克,节菖蒲18克,炒枳壳12克,鸡内金8克,生麦芽20克,天花粉30克,黄连10克,甘草10克,附子(先煎)20克,肉桂(研粉吞服)3

克，枸杞子、菟丝子、淫羊藿、补骨脂各20克。3剂，水煎服，日1剂，早、晚2次温服。

嘱其赭石、生龙骨、生牡蛎另包先煎30分钟后，入余药共煎30分钟。肉桂另包，研末吞服。

三诊处方，跟一诊处方相比，就多了大补肾阴肾阳的"肾四味"。3剂服罢，血压是稳降了，血糖，还是在10mmol/L左右徘徊。

观其色，红中透润，知其向好。把其脉，弦大而有节律。

这种脉象，使我又喜又忧。喜的是，一切向好，所有并发杂症，都在向好处发展，一扫过去的全身不舒。忧的是，脉象如此洪大弦起，像脱缰野马，随时都有厥脱的可能，必须采取措施，防止虚脱。血糖也必须降下，因此，四诊非常关键！

仰望星辰，已故名老中医李可先生"傅山引火汤"映入眼帘："盖肾为先天之本，内寄命门真火，为水火之脏。肾中水火，共处一宅，水火相抱，阴平阳秘。水足，则火藏于下，温煦脏腑，统领一身之气化，是为健康无病。若因外感内伤，致水亏于下，则火失其制，古人喻为水浅不养龙，于是离位上奔；或肾水寒极，逼真火浮游于上，致成火不归原之症。"

名医所言，一语中的，入木三分，这个患者，四肢厥冷，长期尿糖，已造成肾精严重损伤，阴不抱阳，致肝阳上亢，动辄发火。肾精损耗是造成糖尿病患者高血压和脂肪肝的元凶，必须引火归元。以引火汤壮水引火，导龙归海。

四诊疏方如下。

处方：九制地黄100克，巴戟肉30克，茯苓30克，麦冬20克，天冬20克，五味子6克，生白芍50克，山茱萸60克，甘草10克。炒枳壳18克。3剂，水煎服，日1剂，早、晚2次温服。

3剂过后患者来电：身体各部位前所未有的舒服。饮食、睡眠、大便均正常。

降龙伏虎见奇功！顽固缠绵的"三高"，20多年的糖尿病，终于在祖国医学面前，乖乖低头。

患者约诊再来看病，感觉手足还凉。

下

又连服6剂"引火汤"加味方,"三高"指标已近常人,手足冷凉麻木也正在向好!

请大家注意,患者这时服用中药的同时,还在照常吃着西药,生怕反弹。可见"三高"是多么的顽固。

五诊疏方,九制地黄降至60克,去山茱萸、生白芍,加山楂、莱菔子,又开6剂,嘱其西药减半,缓缓减少,不可过急,给身体一个适应期,待减半月后,再停西药。

六诊,患者已如常人,手足见温。中草药、西药全部停用。开中成药八味肾气丸善后。

此案观察,已无反弹迹象。

此案"三高"顽症,历经六诊,服中草药30余剂,终将"三高"降服。归纳起来,体会有三。

一是治法要得当。第一诊,重调肝阳上亢和肺脾阴虚,重用"镇肝熄风汤"加味。顽固性高血压,特别是低压高,必须得用镇肝熄风汤,用之即效。但要想获理想的降压疗效,镇肝熄风汤还要加上调神经的药茯神、远志、节菖蒲,才能药到压降。所有的调理睡眠、调理情志、调降血压的病症,都要加调理神经的药,这是谢文英老师探索出来的经验,在此记取。第二诊,用大剂量的"四逆汤"和"肾四味",温通血脉,意在扫除外围,给最后的降糖决战打好基础。第三诊,又行镇肝息风降压,能用"肾四味"。意在调治肝阳,滋补肝肾阴虚。这一通一降实有深意,清扫雾霾,为以后的引火归元打下基础。第四诊,挥师猛进,大引龙雷之火,峻补肾精,100克九制地黄,引领60克山茱萸,50克生白芍,30克茯苓,犹如百万雄师,直导糖尿病老巢!大军所向,无不披靡,填补20多年糖尿造成的精津空亏,并取奇效。

二是用药要精妙。古代医家医治消渴,从肺从脾从肾,立"三消分治",亦有建功。然今日之糖尿病,已非千年之消渴,治糖也要与时俱进。糖尿病治调,一在治渴,二在治尿。治渴重在肺、脾。肺居上焦,犹如帝王之罗盖，主一身之正气，司生命之呼吸，通调水道，滋润万物。脾主一身之运化，消化道胃、大肠里无数吸盘，吸纳水谷以分送脏腑，固摄精微以输布全身。倘若肺不降精津，或水不养阴，或水道不通，或水气泛滥，或脾失健运，或湿盛伤津……凡此种种，都可导致病体消渴。伤阴必热，阴虚火旺。身体，就像是一个天平，一边是水，一边是火。水少火必旺，水多火必弱。水少火旺必阴虚怕热，水多火弱阳虚必怕冷。糖尿病患者就是水入体内不化生精津直接排出，不生精津必出现阴虚火旺，就需要清热泻火，生津解渴。于是降血糖药天花粉，在最初阶段立下首功。天花粉又名瓜蒌根，是瓜蒌壳、瓜蒌仁的块状根茎，既清肺热又清胃热，同时，又生津止渴。因此，历代医家都用它医治糖尿病消渴，药效理想。天花粉在清热泻火方面同芦根相似，但在生津止渴方面，却远胜芦根。因此，天花粉治糖尿病，为历代医家所推崇。因通肺、胃两经，天花粉被誉为中医之"胰岛素"。熟地黄峻补肾精，大补肾中元气，大剂量服之，能使阴血充足，又防虚脱。熟地黄补血和当归相同。因当归主动，熟地黄主静，动则活血，静则养阴精。在养阴补精方面，熟地黄屡见奇功，适用于"腰酸脚软、头晕眼花、耳鸣耳聋、须发早白等一切精血虚亏之症"。有些医家怕用多腻胃，此有茯苓辅佐运化，可放胆使用，填精而不伤脾胃。医方中重用肉桂研末吞服大补肾阳，重用熟地黄峻补肾阴，阴阳同补，精进而糖退。

三是调理得法。"三高"调理，不可急功近利，不可操之过急。在糖尿病的调治中，先用天花粉、黄连、附子加健脾药调肺脾阴虚，再用九制地黄等大剂引火汤填补肾精，有先有后，先后不可颠倒。若一上来就是大剂引火汤，上焦病变未消，肺脾阴虚犹在，势必引狼入室，恐有生变之忧。肾乃先天之本，司一身精津。封藏精液，又主二便。小便数，大便干，责之于肾。饮一斗，尿一斗，亦责之于肾！肾与肺同主水道，在治水上本是一家，肺阴虚不解决，峻补肾精，势必形成单兵作战，事倍功半。用天花粉治上焦，用熟地黄治下焦，上下分治，各得其所。但具体操作上，只用这两味药，也是不可能治好糖尿病的。得需要有打底的汤头。医家根据病情运用不同的汤头。例如，情志疾病，见瘀见虚见热，用小柴胡汤加天花粉，消化系统疾病用半夏泻心汤打底，肾虚极用八味肾气丸打底。

治糖，在中药完全控制局面之前，不可停服西药。在所有症状消失后，方可缓慢有步骤地停服西药。在中草药和西药都停服后，即便所有并发症状都消失悉如常人，也要再服3个月八味肾气丸，以妥善调理，方能长治久安。患过糖尿病的人，要多锻炼身体，多食粗食糙食，不可以食不厌细、食不厌精。所谓"迈开腿，管住嘴"是也。

医案分享之九：调治牛皮癣

上

香港一38岁女博士，看到我的微信医案，几经辗转，电话邀我诊治她的牛皮癣。说是12岁时，患上了皮肤病。先是肘部、腋部出一小块，后越来越大而连片。经当地庸医治以铅粉、雄黄外用，当时抹好，但迅速蔓延全身，晚上睡觉一脱衣服皮屑掉下一地。

26年来，全世界的中西医都看过了，内服的外用的，花费巨大，总是轻轻重重。还有人推销外用药，说是黄埔军校的名医名方，用后立马见效。半月后反弹如初，但总算是有了克星。其副作用非常大，不能常用。

皮肤病确实难调治，皮肤病难治的原因，在于基因被破坏，导致基因变异。要想根治牛皮癣、白癜风这些顽固性皮肤病，就得从重建免疫系统入手，改变变异基因，从皮质、气分、血分上综合调治，打破常理常规常法，而且要有长期作战的准备。

受尽了牛皮癣折磨的患者，听了我的分析，愿意接受我的治疗，并寄来两万港币酬金，药费再寄。我说我看病从不收一分钱，免费开方，你照方抓药就是。

先后服了五诊六十剂药。三天前，收到了她的如下信息：我现在一闻到药味都舒服。今年穿上了几十年没穿的裙子、几十年不穿的凉鞋。太感谢了！

此刻，我忽然想到我一患慢性肾病的同事的话：啥叫癌症，慢性病就是癌症，疑难杂症就是癌症！

中

牛皮癣这种病，往往发病在生长期，身体快速生长往往造成体内元素的缺失，分泌失调。有的失调达两年或更多时间。生长期喜欢食辛辣，因而造成体内湿热，这种湿热正是牛皮癣发生的土壤。为什么牛皮癣夏季南方地区会轻些？因夏季湿热和体内湿热相一致，同气相成！而冬季冷热相激而重，春秋季生发肃降而患病。

一开始，湿热互结而成毒。湿毒通过大便及时排出而无病。湿毒在体内寻找时机，或体虚，或食辣，或酒后，或浴后，遇风沐雨而发。

这种病舌质多红无苔，脉多虚数或滑数。睡眠差，性子急，脾气暴。湿毒致血燥，血燥致阴虚，便干黏滞。但是哪个脏腑哪里虚？就因人而异了。

治宜宣肺养血荣皮排毒。著名的湿毒清胶囊适用于初病，对于上年或数年、几十年的老病，已经深入血分、骨髓，破坏了免疫基因，得从免疫重建调起，因而需要更长时间。其原理就是内服排毒，在排毒中重建皮肤免疫系统。

六十剂见效，一百剂除病。三年内四季换季时再吃半月中药巩固。终身不食辛辣，不食海鲜和牛羊肉。如此坚持，才不致复发。鉴于电话不能把脉，为其先开三剂。清热凉血，燥湿荣皮。

处方：山茱萸30克，生地黄30克，当归30克，桂枝10克，赤芍15克，川芎10克，桃仁10克，红花10克，牡丹皮15克，紫草15克，白鲜皮30克，乌蛇30克，白蒺藜15克，生何首乌30克，皂刺15克，黑芥穗15克，太子参30克，炒鸡内金15克，炒枳壳18克，炙甘草10克。鲜生姜10克，大枣10枚。

上药先泡30分钟，沸后再文火煎30分钟。一日三次，早、中、晚饭后服。晚上若不吃饭，可先喝杯牛奶后服。

2剂服后，电话告知：睡眠、大便均好转。

效不更方，再进10剂！

下

二诊过后，患者服了23剂药，浑身舒服神清气爽。饮食佳，睡眠好，大便爽。

基础已经打好，得发起总攻。原方加地龙 10 克、蝉蜕 10 克。考虑到都是凉药，又加炒枳壳 18 克、生麦芽 20 克、炒鸡内金 10 克。这是谢文英老师顾护胃气的常用方，功过三仙。又进 10 剂。

三诊过后，患者反映，几十年的皮肤病不痒了，皮肤也平了。还发几张照片，皮肤悉如常人。

再进 10 剂。四诊后，患者回馈：由于去新加坡讲学，朋友盛情，就吃了点海鲜、牛肉，身上出了一些红点！

这是复发的迹象。不遵医嘱，管不住嘴，是皮肤病调治的大忌！

第五诊，加大力度，直捣黄龙。考虑患者鼻炎有复发迹象，电话就能听到，故加黄芪、半夏、辛夷，疏方如下。

白鲜皮 40 克，乌蛇 40 克，当归 30 克，生地黄 30 克，黄芪 18 克，辛夷 16 克，半夏 16 克，桃仁 10 克，牡丹皮 10 克，红花 10 克，赤芍 10 克，紫草 10 克，白蒺藜 10 克，地龙 10 克，生麦芽 20 克，炒枳壳 18 克，黑芥穗 10 克，桂枝 10 克，生何首乌 30 克，怀牛膝 10 克。大枣 6 枚。15 剂，1 剂 2 天 4 次。共服 1 个月。水煎服。

服后一切向好。但脸上仍时不时见过敏状。这其实还是牛皮癣。估计是过去常抹所谓黄埔军校的外用药，影响了透发之故。这一影响，估计还得内服 1 个月的药，才能痊愈。

先后五诊，63 剂药后，患者神清气爽，萧瑟秋风，犹如换了人间。

嘱其继续服药以巩固治疗。

本病医案辨证：气血阴阳辨证。

本病参考医案：李可医案、王付医案、谢文英医案。

医案分享之十：高龄危重病人回春记

上

2020 年 5 月 12 日，在这个特殊的时日，平顶山市新城区的高层楼房里，一个危重虚衰老人，正经受着一生中最难挨的病痛折磨。

那天一大早，接到好友的电话，说有位老人，最近"饮食欠佳"，想请我为其诊病。

上车一交谈,感到了患者不是简单病情。老太太已经82岁高龄了,而且已经好几天没吃东西了。老人家常年居住农村,一生要强,干农活做家务都是一把好手,积劳成疾,患上了老年气管炎,到了冬春季就复发。往年都在入春时打上几针,即可预防,今年疫情期间没法打,老人家气管炎就又犯了。在老家煎炸萝卜闲食,吃后就躺床睡下。谁知当夜胃里连连吐秽,胆汁都吐出来了,连吐了两天两夜,水米不进。

在新城区高层宅楼里,见到了躺缩在客厅沙床上的老人。两眼无神,骨瘦如柴,脖颈已不能支撑,肌肤甲错,两腿细得像擀面杖,说话断续无力,说说停停,交流已不连贯。嘴唇干咧,喉头痰鸣如拉锯般。把脉上部无脉,中部无脉,下部脉滑、弦、数搏指,脉沉。沉主里主寒,数主热。观舌苔,舌质暗郁,苔灰白厚,一副内火郁结、五脏失调、身体严重虚损之象。原本气管炎症发作,又遇免疫系统低下而加剧。连吐两天两夜,贲门、胃严重损伤,吐得炎症加剧。内有实热,大便干结如羊屎,解便时有孝心的女儿一粒一粒抠出。肺有实热,胃有实热,肠有实热,贲门有实热,全身就像个热葫芦。而且,两天两夜地吐秽,随时都有吐厥的意外发生,据她本人讲,昨天还又吐了一次。

面对这样的患者,应从哪里下手?哪里才是抓一发而动全身的主要矛盾?垂危极虚患者,随时都可能发生不测,随时都可能增补新的病情,面对全身火炉,随时都可能烧坏脏腑并发其他症状而厥脱。

解决此患者的主要矛盾就是消除内热,防止厥脱。

那么怎么才能消除内火全身实热呢?目光停在屋内空调机上,灵机一动,办法遂生。

老太太的一身实热,得靠风药来调。调贲门炎症、调胃热用啥风药最好最有效呢?枳壳、莱菔子是也!

河南中医药大学谢文英教授,把枳壳、鸡内金、麦芽作为调理脾胃的常用组合,屡试不爽。国内知名老中医李可先生用莱菔子生熟各半,发挥"推墙倒壁"之功效。承前人之经验,疏方如下。

处方:茯苓20克,白术12克,枳壳18克,鸡内金16克,生麦芽20

克,太子参30克,生姜汁30毫升,大枣3枚(作引)。1剂。

危重老人,一诊必须慎之又慎,先取1剂看看效果。嘱其上午十点和下午四点煎服。

因药房3剂才能代煎,而自家又一时没有煎药锅,于是直接取3剂。

第2天一早,家属电话告之:老太太早上五点,嚷着要吃东西,说是胃口从来没有过得舒坦。

中

人命关天!不能有半点差池。一诊夜晚,我又一次把白天所见所闻,从中医诊断到开方取药,各个环节都细细琢磨。考虑在哪些环节还有漏洞,以便及时弥补。湖南中医药大学知名中医诊断学教授朱文峰秘诀辨寒热,寒证冷、白、迟、滞、倦,即身冷、苔白、脉迟、行滞、倦怠。热证热、红、干、数、乱,即身热、苔红、便干、脉数、神乱。老太太的病,属热证无疑。

2020年5月17日为其复诊,把脉,还沉,还数,但已能分清六脉迟、数、浮、沉。看舌苔,还厚。观气,已渐回红,关键是两睛,已经回轮发光。看到老人家的病渐回春,我心中升起一股热流,能为病重病危高龄老人家做点事情,眼看着转危为安,这是人生最大的幸福,也是最高的奖赏。功不在我,在祖国医学!

一诊向好!二诊便加大药力,直捣黄龙!

现在主要治疗贲门的炎症。贲门乃胃之门户,饮食入胃,息息下行而把门守户,平起下行为顺,胃倒海翻江犹如狂风巨浪,直越贲门而出,吐秽如风暴成灾!高龄患者贲门炎症最容易癌变,这是最要害的地方。为其疏方如下。

西洋参20克,金钗石斛10克,炒枳壳18克,炒鸡内金16克,生麦芽20克,茯苓20克,白术10克,莱菔子(生、熟各半)20克,山茱萸30克,吴茱萸(另包,洗7次)6克。

另用鲜竹沥20毫升合生姜汁20毫升,大枣为引。鉴于老年气管炎咳痰不爽,二诊又加芦根12克、杏仁8克。

说起杏仁，可是肺经圣药。伍芦根，可清肺化痰；配麻黄，可宣肺平喘；加川芎，可降气化痰；配桃仁，可治咳嗽喘急。

中医讲急则治其标，缓则治其本！

一诊主要是救急救命救险。二诊则要解决贲门炎症，防止癌变。20克西洋参、10克金钗石斛，是治好贲门炎的理想药对，这在过去的医疗实践中已经证实：20克西洋参、10克金钗石斛，治疗贲门癌舌光滑无苔，7剂服后舌苔已出，炎症已下。

方中山茱萸就是鲁山的大树山茱萸，挤净内籽即可入药，固本防厥脱，固正气不敛邪气，正适合高龄虚衰患者。张锡纯救脱救危必用山茱萸，很多经典案例一味山茱萸即可回春。至于吴茱萸，就是古诗中"遍插茱萸少一人"的植物，对吐逆有特效，因有小毒，需热水洗药7次，方能入药。鲜竹沥专治气管中的痰饮，尤其是关节中的痰湿，非它莫属。古人取象比类原理，认为竹子结节处犹如人的膝盖，故特治关节、气管积痰。陈年老痰，20克生姜汁既能治吐，又能化痰，此为要药。

下

有人要问，老太太这病，消化系统、呼吸系统、免疫系统三大系统疾病，你怎么不用当归、熟地黄生血，不更好吗？

列位看官有所不知，当归生血活血，走而不守，在活血领域纵横驰骋。熟地黄生血活血领域是守而不走，活血填精非它莫属且当仁不让。但对高龄危重虚衰的老太太，却万不可用！

何也？该患者本来就血少，可怜那点血来顾护心脏，就连吃饭都不敢多吃，生怕饭多消化影响了血的分配和流通。举个例子吧，平顶山警力都抽出去各县维护治安去了，市中心谁来维护？

一用当归，势必活血走窜，心脏那点血，你用到腿上胳膊上，谁来管心脏？心脏最喜欢啥呀？血呀！心脏一缺血，可是雪上加霜了！

至于熟地黄，就更不能用了，原本消化能力差，加上熟地黄滋腻，容易阻碍脾胃运化！所以说，一张方子，就是一个和谐社会，哪点考虑不到都不行！古人不为名相即为名医，说的就是行医，要像名宰相那样，考虑问题周全、恰到、细密。不可疏漏。

二诊 3 剂，1 剂服 2 天，6 天服完。

谁知二诊药服完后的第二天，老太太女儿来电话，说老太太嚷着要走。原来，随着二诊药的服用，老太太身体大好，感觉已痊愈，要回老家。

现在只是危险期已过，气管炎、贲门炎症随时可能卷土重来。不能有丝毫疏忽，随时都会出现反复而前功尽弃。

我赶忙赶去把脉并急疏一方。

处方：西洋参 20 克，石斛 8 克，枳壳 18 克，炒鸡内金 18 克，生麦芽 20 克，茯神 18 克，远志 8 克，石菖蒲 18 克，节菖蒲 12 克，莱菔子（生、熟各半）20 克，芦根 18 克，杏仁 18 克，炙麻黄 6 克。鲜竹沥和生姜汁各 20 毫升，3 剂吃 9 天，3 天服 1 剂。继续巩固量，压住炎症不使反弹。嘱其西洋参、石斛单煎，药、参全服。

谁知服药期间，天气突变，在外来不及避风雨，病又加重了。身体所有症状都出现反弹，走路气不足，上气不接下气。西洋参和石斛也不吃了，一句话，闹情绪了。

反弹原因，一是患者外感免疫力下降了，二是方药的原因。

三诊是根据患者临床变化，感觉心悸，记忆力下降而疏的方。方中茯神、远志、石菖蒲，是古代一张名方，叫聪明散，也叫状元散。用来滋养心神的。

三诊方，要求西洋参、石斛两君药必须煎后吞下以补中气，缓解枳壳、莱菔子、菖蒲疏散耗气的弊端，进而形成身体内的平衡。二君药不吃，势必会打破平衡，形成中气不足而走路无力。

后同老太太女儿商定，每天服三次药汁改为两次，在上午十时下午四时后，把二君药碾成面，做成馍吃，以巩固疗效。

中医疏方为个性化一人一方，不可照抄照搬。

医案分享之十一：狂证患者康复记

上

夜半公园，叫街一族。

老乡妹，58岁。精神失常20年，严重失眠20年，脑梗死后遗症。那天，一帮中医爱好者，围着我要磕头拜师。饭间，家兄领着一位患者匆匆赶来，要我把脉。我一看来人，感觉很落魄！浑身上下像刚从田间回来一样。两眼直视，面情呆滞。一把脉，六部一十八脉就不照头！上部无脉，下部无脉，中部有脉但一道汤，分不出浮、沉、迟、数、弦、滑、涩，都是一个样，问头窍，答曰就是一盆浆子，说是头上老像是顶个桶，头沉得很。每天夜里睡不着，三点就起床，到湛河公园爬树，一棵树很容易就爬上去了。荡秋千，叫街，叫园，叫伙伴，这边喊那边答应，此起彼伏。披衣上房，登高而呼，典型的神经精神疾病。实则谵语，虚则郑声。火在头上，病在心里。

近期和导师谢文英教授共同写作谢师医案，刚刚研究到精神病章，这叫现"写"现卖。

历代名医对精神病都有涉猎，都有立方及医案举例。对于神经精神病患者，病因病机，先贤们各说一端，且都有道理，都能治好病！这就是中医的特色。现举三种说法，以飨读者。

一是心风说。以明朝太医龚信为代表。他认为此病为心风所为，风者疯也，心风就是精神错乱了。龚太医开出防风通圣汤通治精神病，"内病外病，防风通圣"。

二是痰结说。持这种观点的当数张锡纯，认为精神分裂症多有湿有火，湿火炼结成痰，结于神明，遂使精神失常！他开出的方子是甘遂荡痰汤。

三是情志说。持这种理论的是河南中医药大学教授谢文英，认为神经精神疾病患者，都因情志失常，或怀才不遇，或失恋失爱，或家道中落，急火攻心，精神瞬间崩溃。谢文英病因病机已明，治则为疏肝理气，宁心安神。立疏肝安神汤，加加减减通治精神病。

龚太医的心风说，病位在心。张锡纯的痰结说，病位在脾。脾为储痰之器。谢文英情志说，病位在肝，肝风则乱，肝结则郁，肝疏则顺。

这个患者，痴呆，两眼怔视，登高爬树叫街，符合精神病全部特征。为其先治失眠。睡眠足，病情稳。依据病情为其疏方。

处方：茯神18克，远志8克，节菖蒲12克，首乌藤30克，合欢皮30克，莱菔子（生、熟各半）20克，枳壳18克，鸡内金12克，生麦芽20克，炒酸枣仁30克，炒柏子仁30克，生姜引。5剂，水煎服，日1剂，早、晚2次温服。

方中茯神、远志、节菖蒲为明代太医龚信所立之状元散，古考状元书生，多有眠差，心血暗耗，夜不入眠，三更灯火。是故状元散调理失眠。枳壳、鸡内金、生麦芽为谢文英教授调脾胃的组合方药。整个方子按谢文英老师调理精神失常宁心安神的思路。

第二天一早，患者电话告知：我就喝了一煎，当晚九点躺下一气睡到第二天五点半！起床解手，又睡了2小时。

中

精神失常，求医路上辛酸泪。

话说20年精神病史，吃了一剂一煎，睡眠就改善了？那是假象。这不，第二天就又睡不着了。接下来睡眠是好一晚差一晚，今晚睡好，明晚一定睡不着，后天又睡得好了，很有规律。求医路上，精神失常患者往往经历很多痛苦，甚至是常人难以想象的痛苦。有的送到精神病院，难以忍受。有的间歇性精神病患者动辄杀人，成为法学界认定的难题。

5剂药服完，患者睡眠有所改善。问我咋办？我说，效不更方，再取10剂！或问，对这种神经精神疾病患者，不把脉，不看舌苔，甚至面都不见，望闻问切中医诊断过程都没进行，就能效不更方，是否有失大医精诚？列位看官有所不知，20年的慢性病，神经精神疾病，靠一两副药神医也治不好！一剂一煎改善当晚睡眠，说明医路对头，一晚好一晚差，睡眠也像神经病，说明病情顽固。

治病如打仗，一剂一煎，犹如偷袭病魔成功，接下来的反扑会更加疯狂，要想巩固阵地，必须加大投入，狭路相逢勇者胜！治病疏方也要有这种顽强气势。要严防死守阵地，就得效不更方，集中兵力，穷追猛打，直接打到完全睡眠，完全病愈。

而且，这种病，治疗过程中，什么事情都可能发生。

果然，二诊 10 剂，吃到第 8 剂时，患者又出状况了：一觉醒来，发觉脑袋"没了"。

下

一觉醒来，发现脑袋"没了"。

该患者经过一诊后，睡眠改善，二诊效不更方，又取 10 剂，病情日日好转。当服完第 8 剂药后，一夜醒来，顿觉浑身轻松，头上顶了 20 年的"桶"也不见了，感觉头部轻松许多，就像脑袋丢了一样。

第二天，在家兄住处，患者如约而至。患者推开房门，我一眼看到，双目传神，回到健康时的神韵。用药方向正确，思路对头。为其把脉，脉象有了起色，浮、沉、迟、数，各在其位，至数清晰，左手偏虚，知其血分偏弱。气分强，血分弱，为神经精神疾病患者的常见脉。患者说睡眠很好了，也不好一晚差一晚了，就是耳鸣。耳鸣有两个原因，一是肾精亏虚。肾主精，开窍于耳，耳鸣责之于肾。二是脑梗死血流不畅，排挤耳神经，导致耳鸣。

三诊疏方如下。

活磁石 30 克，生甘草 10 克，山茱萸 30 克，川芎 20 克，葛根 15 克，炒枳壳 18 克，鸡内金 12 克，生麦芽 20 克，菟丝子 20 克，补骨脂 20 克，生姜引。5 剂，水煎服，日 1 剂，早、晚 2 次温服。

活磁石和生甘草，构成调治耳鸣药对。山茱萸为养肝救肝要药，川芎、葛根重在调理脑梗死，川芎直通脑干，可清脑中瘀血。

3 剂过后，感觉头紧如箍，几分钟后前心后心大汗齐出，全身有说不出来的痛快！

考虑到患者患过脑梗死，剩下 2 剂药，就变成两日 1 剂喝 4 次。调病以缓。

四诊时，耳鸣已除，但一股气在脑袋周边走窜。知其大脑 20 年桶箍一般，一朝清阳上升，大脑需要调整。

四诊疏方如下：怀牛膝 30 克，川芎 20 克，生龙骨 20 克，生牡蛎 20 克，赭石 30 克，玄参 10 克，茵陈 10 克，莱菔子 20 克（生、熟各半）。

政法工作，就是综合治理！这个方子也是综合治理的路子。怀牛膝、川芎引头窍瘀血下行，引气下行，引水下行。枳壳、莱菔子，为怀牛膝打通下行通道，瘀血痰湿直从肛肠排出。赭石镇肝息风，和胃健脾。所有这些，只为一个目标，那就是让患者及早康复。